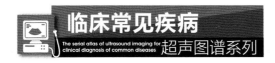

临床常见疾病

The serial atlas of ultrasound imaging for clinical diagnosis of common diseases 超声图谱系列

中国医药教育协会超声医学专业委员会 组织编写

尹立雪 丛书主编

超声诊断基础与临床应用图解

任卫东 马春燕 主编

U0194390

化学工业出版社

·北京·

本书是"临床常见疾病超声图谱系列"专著之一，由中国医药教育协会超声医学专业委员会组织国内近百名临床一线专家编写。本书分三篇介绍了超声基础、常规超声诊断技术原理及应用、超声新技术原理及应用，共20章。

第一篇主要讲解超声成像基本原理、超声探头分类及各探头适用部位。

第二篇介绍各常规超声诊断中使用技术的原理及应用情况。包括三维超声、频谱多普勒、彩色多普勒、超声造影、组织多普勒、能量多普勒、介入超声、经食管超声及超声弹性等。不仅详细阐述了基本成像原理、临床适应证，还讲解了仪器的基本操作与调节、超声伪像的形成与识别，方便临床医师尤其是低年资住院医师理解图像所体现的内容，有效排除伪像，提高疾病诊断的准确性。

第三篇介绍超声新技术，如二维斑点追踪技术、血管内超声、矢量超声及空间时间相关技术的成像原理及临床应用。新技术的应用为疾病准确诊断提供了更精确的成像方法。本部分包括从基础原理阐述到各类疾病的临床应用。

全书600余幅图片，其中超声图500余幅，图文并茂、言简意赅、系统全面地阐述从基础成像原理到超声伪像的辨认及临床技术的应用。本书内容适合各级医院超声医师阅读参考。

图书在版编目（CIP）数据

超声诊断基础与临床应用图解/任卫东，马春燕
主编．—北京：化学工业出版社，2019.11（2022.1重印）
（临床常见疾病超声图谱系列）
ISBN 978-7-122-35281-1

Ⅰ.①超…　Ⅱ.①任…②马…　Ⅲ.①超声波
诊断-图解　Ⅳ.①R445.1-64

中国版本图书馆CIP数据核字（2019）第215825号

责任编辑：陈燕杰　　　　　　　　　　　　文字编辑：何　芳
责任校对：刘曦阳　　　　　　　　　　　　装帧设计：王晓宇

出版发行：化学工业出版社（北京市东城区青年湖南街13号　邮政编码100011）
印　　装：北京捷迅佳彩印刷有限公司
710mm×1000mm　1/16　印张23　字数479千字　2022年1月北京第1版第2次印刷

购书咨询：010-64518888　　　　　　　　　售后服务：010-64518899
网　　址：http://www.cip.com.cn
凡购买本书，如有缺损质量问题，本社销售中心负责调换。

定　　价：268.00元

刘广健　中山大学附属第六医院

刘庆华　山东大学齐鲁儿童医院

孙颖华　复旦大学附属儿科医院

何　文　首都医科大学附属北京天坛医院

邹如海　中山大学肿瘤防治中心

张新玲　中山大学附属第三医院

陈　琴　电子科技大学附属医院·四川省人民医院

林　洲　深圳市儿童医院

赵博文　浙江大学医学院附属邵逸夫医院

袁建军　河南省人民医院

高　峻　武汉儿童医院

唐　杰　解放军总医院第一医学中心

常　才　复旦大学附属肿瘤医院

彭玉兰　四川大学华西医院

舒先红　复旦大学附属中山医院

詹维伟　上海交通大学医学院附属瑞金医院

主　编　任卫东　马春燕

副 主 编　常　才　尹立雪

编写人员

马春燕　中国医科大学附属第一医院

王　辉　吉林大学中日联谊医院

王文平　复旦大学附属中山医院

王　芬　复旦大学附属肿瘤医院

王永槐　中国医科大学附属第一医院

尹立雪　电子科技大学附属医院·四川省人民医院

任卫东　中国医科大学附属盛京医院

刘艳君　中国医科大学附属第一医院

孙菲菲　中国医科大学附属盛京医院

孙　璐　中国医科大学附属盛京医院

张　颖　中国医科大学附属盛京医院

苏　畅　辽宁省人民医院

肖杨杰　中国医科大学附属盛京医院

李光源　中国医科大学附属第一医院

陆　景　电子科技大学附属医院·四川省人民医院

杨　军　中国医科大学附属第一医院

陈　昕　中国医科大学附属第一医院

娄　喆　中国医科大学附属第一医院

唐少珊　中国医科大学附属盛京医院

黄丽萍　中国医科大学附属盛京医院

黄　瑛　中国医科大学附属盛京医院

常　才　复旦大学附属肿瘤医院

舒先红　复旦大学附属中山医院

董丽莉　复旦大学附属中山医院

秘　书　孙　璐　张昕彤　中国医科大学附属盛京医院

超声医学是半个多世纪以来对人类生命健康和疾病控制影响最为深远的临床医学交叉学科之一。其便捷的可视化人体解剖和功能观测能力为临床疾病的诊断和治疗提供了丰富的系统性信息，有助于人类疾病病因的快速确定以及病理生理机制的精准把握，其在临床的广泛应用已经深刻地改变了整个临床医学的面貌。

与世界同步，超声医学在我国的临床应用已有近60年的发展历程。超声医学作为一个重要的临床平台学科，其临床应用已经深入到许多临床学科和专业的多个诊疗环节，为各个临床学科的业务开展和发展提供了坚实的保障。随着超声医学学科的不断发展，其已经从临床辅助学科逐步发展成为指导临床各学科进行更为精准诊疗活动的重要前导性临床学科。

如何在我国基层医院充分应用好超声医学技术，以促进基层医疗机构各学科的专业技术体系建设，快速提升基层医疗机构的临床诊断和治疗服务能力，更好地服务于我国基层的医疗改革战略部署，是我国每一个超声医学学术组织和专家所面临的重大课题。

中国医药教育协会超声医学专业委员会组织全国百余名知名专家，编写了"临床常见疾病超声图谱系列"专著。该图谱系列专著分为超声基础、心脏、血管、腹部、儿科、浅表器官、妇科、产前诊断与胎儿畸形等分册。编撰该系列的目的是以较为通俗易懂的方式，为基层医疗机构超声医学医师对临床常见疾病的临床诊断，提供简洁明了的技术指导。参与编写的超声医学专家把他们多年的临床工作经验凝聚成为本图谱系列的精华，与全国基层超声医师进行分享。在此，对各位专家的辛勤工作和付出表示衷心的感谢！

相信"临床常见疾病超声图谱系列"专著的出版和发行会为促进我国超声医学在基层医疗机构的规范化、标准化和同质化应用，保障基层医疗机构的医疗质量和医疗安全发挥重要的作用。

中国医药教育协会超声医学专业委员会主任委员

四川省超声医学质量控制中心主任

尹立雪

2019年8月于成都

前言

超声医学涵盖内容广泛，除了医学之外，还包括声学、物理学、流体力学、电子学、数学和计算机等。了解和掌握相关的基础知识有助于临床更好地理解和应用各种超声诊断技术，有助于分析和判断各种超声图像，有助于开展和应用各种超声新技术，有助于提升超声诊断和鉴别诊断能力。

本书是"临床常见疾病超声图谱系列"专著之一，由中国医药教育协会超声医学专业委员会组织国内临床一线专家编写。《超声诊断基础与临床应用图解》系统介绍了各种超声诊断技术，尤其是新技术的基本原理、技术特点、应用领域和临床价值。在了解每一种超声技术的前提下，使广大超声工作者能够更好地选择和使用每一种超声技术，发挥各种技术的优点，取长补短，相辅相成。

本书邀请了国内十余位知名超声医学专家共同编写，每位专家充分发挥各自的专业特长和丰富的临床经验。在繁忙的工作之余编写，反复斟酌，不断修改，付出了大量的劳动和心血，最终将本书呈献给广大读者。在此向各位编委表示最崇高的敬意和最衷心的感谢。

本书的编写思路紧紧围绕临床应用，力求简明扼要、重点突出，结合实际病例，图文并茂，阐明重点与难点，便于读者学习和掌握，尤其适合规培研究生和在岗超声医师。

因编者时间及能力有限，书中难免有不足之处，恳请广大读者批评指正。

任卫东

2020年5月

目录

第一篇　超声基础

第二篇 常规超声技术

第三篇 超声新技术

第一篇

超声基础

第一章　绪论

第一节　超声医学概述

　　超声医学（ultrasonic medicine）是近半个世纪以来发展最为迅速、普及最为广泛、临床应用最为深入的医学诊断技术，其突出的优点是无损伤性、准确性、实时性、可重复性和便捷性。随着科技的飞速发展，超声医学的技术与方法也日新月异，从传统的二维超声到时空相关的四维超声（图1-1），从频谱多普勒分析到彩色多普勒血流显像（图1-2），从解剖结构的观察到超声造影下的组织微循环灌注的评估（图1-3），从组织多普勒到应变率成像和矢量超声成像的定量计算（图1-4）。

　　这些新的技术和方法各有优势，相互补充已成为循证医学的有力工具，为临床提供了大量真实可靠的信息，极大地提高了疾病的早期检出率和诊断准确率。同时超声医学的应用领域也从单纯的诊断技术发展为诊断和治疗相融合的技术，超声微创治疗已成为临床治疗的一个重要组成部分，超声微泡介导的靶向药物治疗也成为目前研究的热点领域。

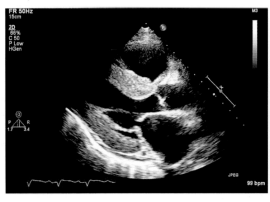
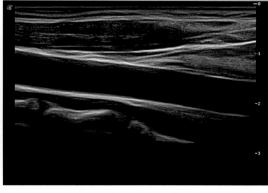

　　　　　　　（a）　　　　　　　　　　　　　　　　　　　（b）

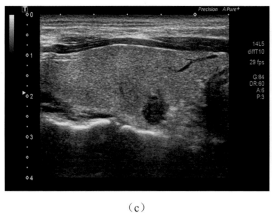

（c）

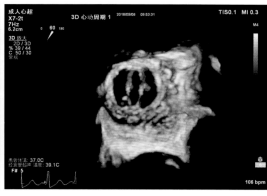

（d）

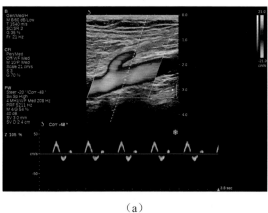

（e）

图1-1　从传统的二维超声到时空相关的四维超声

（a）二维超声心脏图像；（b）二维超声血管图像；（c）二维超声甲状腺图像；（d）三维超声金属二尖瓣图像；（e）时空相关四维超声胎儿心脏图像。MV—二尖瓣；TV—三尖瓣

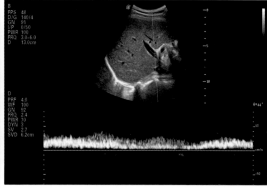

（a）　　　　　　　　　　　　　　　（b）

图1-2

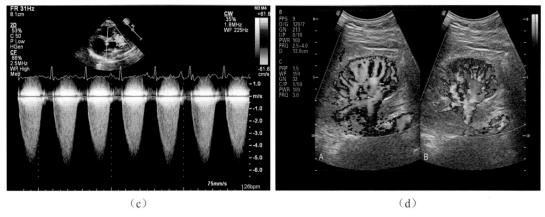

（c）

（d）

图1-2　从频谱多普勒分析到彩色多普勒血流显像

（a）血管脉冲多普勒图像；（b）门静脉脉冲多普勒图像；（c）心脏连续波多普勒图像；
（d）肾血管能量多普勒（A）与彩色多普勒（B）对比图像

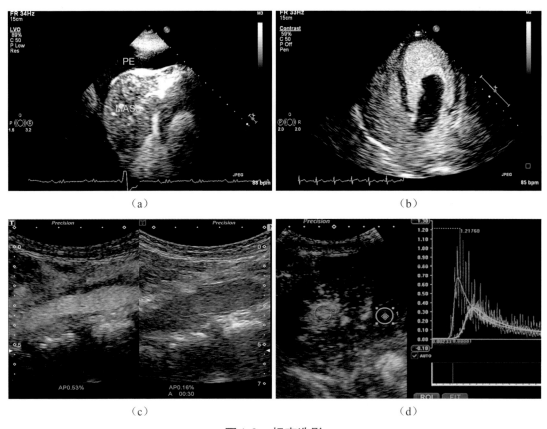

（a）

（b）

（c）

（d）

图1-3　超声造影

（a）、（b）心脏造影图像；（c）血管造影图像；（d）肝脏肿物造影图像。MASS—肿块；PE—心包积液

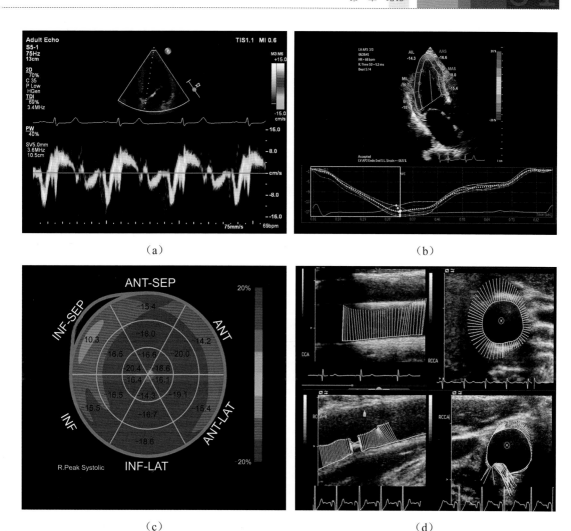

（a）　　　　　　　　　　　　　　　　　（b）

（c）　　　　　　　　　　　　　　　　　（d）

图1-4　从组织多普勒到应变率成像和矢量超声成像的定量计算

（a）二尖瓣环组织多普勒图像；（b）左心室应变率曲线图像；（c）牛眼图；（d）矢量超声成像

超声医学是应用超声波进行临床诊断和治疗的一门学科。

超声波是指超过20kHz的机械振动波，它们在人体内传播过程中会产生大量有价值的回声信号，通过专用的信号处理器和不同的显示方式，可以清楚地显示人体的组织结构和血流，并具有较高的分辨率，用以评价脏器的位置、解剖结构、血流动力学和功能变化，还可以辅助完成多种介入性治疗，成为临床早期诊断、鉴别诊断、疗效判断和预后评估的重要首选方法，已广泛应用到上至大型综合性医院、下至乡镇卫生院的各级医院。

在高等医学院校，超声医学已进入专业系统教学内容，并形成了较为成熟的5个亚专业学组，同时编著和出版了各种相关的标准化超声检查规范和临床应用指南，标志着超声医学的快速发展与进步。

　　超声医学的种类很多。有早期的振幅型超声（amplitude-modulation，简称 A 型），属于一维结构显示。M 型超声（motion-mode），主要用于心脏随时间的动态结构显示。二维超声（two dimensional ultrasound），早期也称之为 B 型超声（brightness modulation）或灰阶超声，特指应用于腹部，而用于心脏的二维超声称之为扇形扫描。二维超声能实时、动态显示脏器和组织的形态和解剖结构，同时还是频谱多普勒、彩色多普勒血流显像和组织多普勒等特殊显像的基础。

　　多普勒超声（Doppler，简称 D 型），包括频谱多普勒超声、彩色多普勒血流显像、组织多普勒和能量多普勒超声等，主要用于检测血流信号和组织运动信号，也是超声医学的重要检查方法和内容，与二维超声共同组成了日常超声检查工作的主体。

　　三维超声（three dimensional ultrasound）是近年来逐渐应用到临床的新方法，采用的是容积成像技术，以立体的方式显示，能更全面地显示和观察人体脏器、组织结构和血流，其图像与真实的解剖结构极其相似，更有利于认识、理解和交流，尤其是让临床医生和患者更易读懂超声检查报告。随着技术水平的进一步提高，三维超声检查必将成为常规的日常超声工作。

　　根据解剖结构和临床需求的不同，超声检查的方式亦有不同。常用的方式是经皮肤检查，如常规的心脏、腹部、乳腺等检查。其他的方式包括经阴道的腔内超声检查、经食管超声检查、经直肠超声检查和经血管内超声检查等。此外还有在手术过程中应用的介入超声、术中超声和在床旁应用的床旁超声。

　　超声诊断学的应用领域很广，检查已从早期的腹部脏器和心脏扩展到全身各个脏器和组织。根据中华医学会超声学会和中国医师协会超声医师分会的专业划分，目前超声医学专业可大致划分 5 个亚专业领域，包括腹部、心脏、妇产、浅表脏器和介入学组。其中浅表脏器学组的内容较宽泛，包括乳腺、甲状腺、血管、肌骨、神经、眼、淋巴结和男性外生殖器等。

　　超声医学的主要内容包括以下几方面。

　　（1）解剖学检查　　二维和三维超声检查可清晰地显示脏器的位置、形态和断层解剖结构图像，同时可以显示病变组织的位置、病灶的数量、回声的高低程度、几何形态、有无包膜等声学特点，同时还可以通过变换体位动态观察病变情况，判断其有无活动度及其与邻近组织的关系。

　　（2）血流动力学检查　　应用多普勒技术动态显示心脏和血管内血液的流动状态，可以判断血流的方向和性质，定量测量血流动力学指标，如血流速度、跨瓣压差、加速时间等，在评估心血管内狭窄性病变、反流性病变和分流性病变方面发挥着重要作用。此外，最新的超声造影技术还可用于实时观测组织内的微循环变化，显示微循环的分布、数量及实时流动过程。

　　（3）功能性检查　　结合应用二维和多普勒超声，可以对特定脏器和结构进行功能性测量。主要应用于心脏的收缩和舒张功能的评估，其他的还包括胆囊收缩功能和胃排空功能等。

（4）介入性超声（interventional ultrasound）是指以临床诊断和（或）治疗为目的有介入性质的超声应用，包括超声监视下或引导下完成的各种穿刺活检、药物治疗和物理治疗，也包括术中超声、经阴道的腔内超声检查、经食管超声检查、经直肠超声检查和经血管内超声检查等。

超声诊断的特点如下。

① 无放射性损伤，可视为无创伤性检查方法，临床应用一般不受限制。

② 准确性，超声解剖与人体解剖结构一致，且二维切面图像质量高，现代高端仪器可检测出毫米级病灶。多普勒超声可探测小于10cm/s的低速血流和大于5m/s的高速血流。

③ 实时动态性，更符合人体的生理性。

④ 便捷性，所占空间小，可移动，可携带，适于床旁危重患者和突发事件。

⑤ 经济性，费用较低，受检者易接受。

⑥ 即时报告结果，如需要可短时间内重复检查。

⑦ 检查时与受检者面对面，可及时了解患者信息，有助于正确诊断。

⑧ 高度的操作者和仪器依赖性，超声医生的诊断能力差异较大，仪器质量对诊断亦有较大的影响。

第二节　如何学习掌握超声医学知识和提升超声诊断能力

超声医学知识的范围很广，包括超声医学相关的专业知识和基础知识，了解和掌握这些知识需要有一个系统培训过程，比如超声专业的研究生教育阶段，和毕业后连续性的终身教育，包括各种继续教育学习班、学术会议、到上级医院进修学习、网络学习和自学等。

（一）超声专业知识

第一方面的内容就是超声波的物理学知识。

超声波在人体里的传播过程会遇到各种不同的介质和界面，其回波信号极其复杂，因此首先要理解和掌握超声波的各种物理特性和术语，如探头（声源）、介质、声速、波长、声场、声衰减、超声分辨力和超声生物效应等。

探头是超声仪器中最重要的部件之一，它既发生超声波，同时也接收各种回声信号，包括反射、散射、基波和谐波等。根据临床的需要，扫查不同的脏器或组织配置了不同频率、不同结构和不同种类的探头，包括腹部探头、心脏探头、线阵探头、凸阵探头、二维探头、三维探头、小儿探头、腔内探头和术中探头等。

诊断用探头的频率多在2～20MHz，与探查深度成反比，小儿和浅表器官的探头频率多在10MHz以上，扫查腹部和胸部脏器的探头频率一般是2.5MHz或3.5MHz。为了减少扫查时切换探头的频率，目前多采用宽频探头技术，在单个探头上可以调节2～3个不同的中心频率。

超声波的纵向分辨率与探头的发射频率成正比，频率越高，纵向分辨率越高，而横向分辨率与探头发射的声束宽度成反比，声束越窄，横向分辨率越高。超声波的衰减也与探头频率密切相关，频率越高，衰减越严重。

二维超声的成像原理是反射，频谱多普勒超声和彩色多普勒血流显像的成像原理是背向散射，谐波成像原理是二次谐波，这些物理信息都要经过数字波束形成器和数字信号处理技术的提取、分析和转换，最终以视频图像的形式显示在屏幕上。

第二方面的内容是超声医学的临床应用。

超声医学的临床应用是一个系统、复杂且又专业性极强的实践过程，包括明确检查目的、检查前的准备、仪器和设备的选择、设置和条件的调解、规范和科学的超声检查方法、超声图像分析与描述、超声诊断标准及鉴别诊断和超声报告的规范化格式与书写等。

国内主要的行业学会和协会，包括中华医学会超声医学分会、中国医师协会超声医师分会和中国超声医学工程学会分别制定了不同专业学组或不同脏器的超声检查指南和规范，进一步完善了超声检查的流程，统一了检查方法，规范了测量标准，提高了超声检查质量。

超声医学的临床应用包括各种具体的超声技术方法，其中最基础、最常用、最重要的是二维超声和多普勒超声方法。

二维超声图像上可以显示和观察正常脏器和组织结构的部位、形态、大小、回声特征和功能变化等，或病变的部位、数目、形态、大小、边缘、包膜、回声特征和动态变化等。除此之外，其他的超声技术方法都会在二维超声图像上进一步完成，比如频谱多普勒取样、彩色多普勒血流显像、能量多普勒、组织多普勒、应变或弹性成像和矢量成像等。因此，二维超声图像的质量优劣将决定其他超声技术方法的应用和效果。

频谱多普勒超声包括脉冲波式和连续波式两种方法，脉冲波多普勒超声主要用于定位，连续波多普勒超声用于定量分析，比如压差和流量。彩色多普勒血流显像可直接显示心脏和血管或组织内的血流情况，直观、迅速，有助于判断多点异常血流和走行过程。组织多普勒超声成像主要用于心肌和瓣环运动的检测，而能量多普勒超声成像主要用于内脏器官的低速血流显示，比如肾皮质血流显示。

其他超声技术的应用包括实时三维超声成像、介入超声、弹性成像技术、超声造影成像、经食管超声心动图、应变和应变率成像、矢量超声成像、空间时间相关技术成像和血管内超声成像等都针对特殊的靶器官和特殊的检查和治疗内容，需要有专业的特殊培训，包括技术原理、适应证和禁忌证、操作流程、标准化切面、专业技术手法以及多学科综合知识等。

（二）相关学科知识

在深入学习超声医学知识的同时，还应该不断地学习其他相关学科的知识，并将这些知识有机地结合起来，才能提高超声诊断质量。

超声诊断的基础是超声图像，而超声图像的基础是解剖结构，所以解剖学是任何一位超声工作者必须掌握的内容之一。而解剖结构异常来源于胚胎发育的异常，各种异常的胚胎发育将导致不同的解剖特征，即病变的种类或解剖分型，因此需要建立胚胎异常—解剖异常—超声图像异常—超声诊断这一完整的诊断思维模式。

超声医学作为医学影像学的一个组成部分，既有它的优点，也有它的缺点，因此了解和掌握其他影像学的技术特点，比如DR、CT、MR和PET-CT等，并有机地将各种影像学结合起来，取长补短，发挥各自长处，才能最终提高超声诊断的准确性。

同样，了解和掌握病理学、生理学、流体力学、分子生物学、遗传学和临床医学等相关知识，对我们认识疾病的发生和发展过程，开阔诊断思维和视野，修正我们的错误是必不可少的。

外科学、病理学和其他影像学可以检验超声诊断的准确性，通过对病例的追踪随访，将病理组织形态学诊断与超声诊断结果互相对照，分析诊断过程中所遇到的困惑和问题，把未知变为已知。

生理学和流体力学能让我们更好地了解组织结构和血流之间的内在关系，有助于对各种血流频谱和彩色血流图像做出正确的评价。分子生物学和遗传学则有助于我们了解病变产生的根源和机制。

掌握和结合临床信息是超声诊断过程中十分重要的内容，通过与患者的交流和在线查阅患者的临床诊治过程，进一步明确检查目的、检查重点和检查方式。病史、症状、体征、相关实验室检查结果和其他影像学检查结果对完成超声检查过程和做出一个正确的检查结果具有指导或辅助作用。

（三）操作手法

能否获取高质量超声图像和扫查出病变取决于超声医生的操作手法和水平，这是超声检查与其他影像学检查方法的最大不同之处，也是体现超声医生个人能力差别之处。

超声检查过程中有两个主要环节，一个是显示的超声图像能读懂，即识图能力；第二个是将期望获得的切面或解剖结构能显示到图像上，即打图能力。后者需要长期的临床实践过程，才能变得越来越熟练，越来越有技巧性。

由于人体组织的复杂性和明显的个体差异，或由于病变产生的各种特殊透声条件，将产生各种不同的回声信号和不同的超声图像，其中也可能包含各种不同的超声伪像，包括二维超声和多普勒超声伪像，如旁瓣伪像、声影伪像、混响伪像、镜像伪像和闪烁伪像等，应该认真加以识别。

因此，需要针对不同的检查内容和不同体质的个体选择合适的仪器、合适的探头、合适的探测窗和合适的切面，同时还需要动态调节深度、增益、滤波、量程和基线等参数。另外还要尽可能避免肺气、肠气和骨性结构的干扰，这样才能获得高质量的超声图像。

在诊断复杂疾病或病变时，常规的标准切面可能无法显示，需要根据病变的部位、大小、形态以及与邻近组织结构的关系选择各种不同的非标准探测窗和非标准探测切面。此时的扫查原则是哪里能够显示病变，哪里就是探测窗；哪个切面能够更好地显示病变结构，哪个切面就是最佳切面。

（四）诊断思维

超声检查过程中，操作者要不断地识图和打图，不断地根据新的线索探查新的内容，不断地进行分析和判断，不断地进行逻辑推理，不断地进行诊断和鉴别诊断，这就是超声诊断思维过程，它是决定超声诊断结果的关键因素。一个正确的超声诊断一定来源于一个正确的诊断思维过程。

如何能提高操作者的超声诊断思维能力呢？

第一要有大局观，从局部联想到整体，从早期病变联想到晚期结果。

超声诊断的视角不能仅仅局限于检查的局部靶器官，比如心脏、肝脏或肾脏，要在发现靶器官病变的基础上进一步判断是局部单纯性病变还是全身性病变或继发于其他系统和脏器的病变。

许多病变较为复杂，涉及多脏器或多系统受累，病变可从原位发展或转移到远处部位，超声检查最开始发现的可能只是病变的一部分或一个继发改变。比如肝大、腹水，可能来源于肝脏本身病变，也可能是继发于限制型心肌病或缩窄性心包炎的改变。

血管内平滑肌瘤病最初发生于子宫，随病情发展在盆腔静脉内沿回心血流方向经下腔静脉进入心脏，最远可达肺动脉分支。如果在心脏首先被发现，而没有向下沿下腔静脉扫查至子宫，或首先发现在子宫，而没有向上沿下腔静脉扫查至心脏，都不能完整地显示病变的整体，很容易造成误诊。

要充分认识到疾病的发生发展的全过程，在这个复杂的演变过程中，组织结构、血流特征和功能状态都会有很大的变化，这种变化有时甚至是矛盾的。而患者前来就诊时，可能处于这一过程中的任一时间节点，导致同一种病变可能有许多种不同的表现，造成认识上的混乱。

例如小的儿童型动脉导管未闭，分流量很少时可能不会引起明显的心脏结构和血流改变；早期的较大成人型动脉导管未闭主要引起左心扩大，右心室腔和右心室壁均正常，没有肺动脉高压；而晚期的较大成人型动脉导管未闭往往是以右心室腔扩大，右心室壁肥厚和肺动脉高压为主要表现，没有左心容量负荷过重的结构改变，很容易造成漏诊或误诊。

要充分认识到临床医学的完整性，超声诊断只是临床诊断的一部分，并不是最终临床诊断，而临床诊断需要一个完整的多学科系统过程，是通过不同功能环节共同完成的，各种技术方法都有着不同的临床价值，也存在着相互印证和补充。有些疾病，依据典型的超声图像特征超声即可独立做出诊断，更多的时候需要与临床密切结合及多种方法学结合，共同完成最终的临床诊断。

第二要有正确的哲学观和方法论。

超声诊断过程中应充分运用严谨的逻辑辩证思维方法，探索疾病的本质和可能的发生机制。

疾病是复杂的，个体是不同的，在临床上经常看到同病异征或同征异病现象，甚至是相互矛盾的表象，给诊断带来一定的困惑。这就要求我们要跳出书本，跳出指南，用辩证思维方法，从更宏观的视角去看待个体疾病。充分理解所谓的常见病与罕见病、简单病与复杂病、典型与非典型表现、标准与非标准的真正含义，切不可教条主义和本本主义。不能完全照搬书本上讲的去看待疾病，因为书上总结的都是疾病的共性，而我们看到的个体病变并不一定按照书本上讲的去长，其变化的差异性可能完全超出我们的想象，无法用现有的医学知识来解释。

超声的检查过程即是观察识别、分析判断的过程，该过程是主客观紧密联系而互动的过程。由于这样一个特点，任何一个作为诊断依据的所谓客观图像，其实都包含着主观的因素，因此，就容易产生"主观制造"的"假阳性"和"主观遗漏"的"假阴性"等临床误判。为避免和减少误判的发生，在实践中要坚持正确的思维方法，从循证医学角度出发，去粗取精，去伪存真，由表及里，由此及彼。

要正确认识循证医学与经验医学、疾病的共性与个性、简单与复杂、阴性与阳性、局部与整体之间的辩证关系。要用发展的眼光和动态的视角去观察和分析病症，要注意一种征象可能掩盖另一种征象，一种征象可能演变成另一种征象。既要考虑相似解剖异常的同源性，又要考虑不同解剖异常的相关性，既要系统全面考虑，又要抓住重点和关键，运用一分为二的辩证思维方法，探索疾病的本质。

要充分认识到医学之路是无止境的，要通过不断认识、实践，再认识、再实践的循环过程，建立良好的自我学习和团队学习能力。要不断地总结经验，不仅是成功的经验，更重要的是失败的教训，从失败中分析原因，找到不足，提高认识，增长能力。

要坚持实事求是的科学态度。在临床工作中我们常会遇到似是而非的图像或数据，或遇到读不懂的图像和病变，无法即刻做出一个明确的超声诊断，切忌此时仅凭以往经验、他人的诊断或其他影像学的诊断，在没有充分超声依据的情况下贸然下一个明确的超声诊断，而是应该及时请上级医生会诊和到上级医院会诊，或进一步行其他方法学检查和动态观察。

第三节　超声检查的规范化报告单格式

超声检查报告是反映超声医生检查水平和诊断质量的最终载体，也是重要的医疗文书，具有法律效果。尽管超声的亚专业不同，扫查的靶器官不同，描述的内容不同，所在医院不同，但常规超声检查报告的格式是相似的，主要内容包括一般信息、检查方法、内容、描述、超声图片和超声提示（图1-5）。

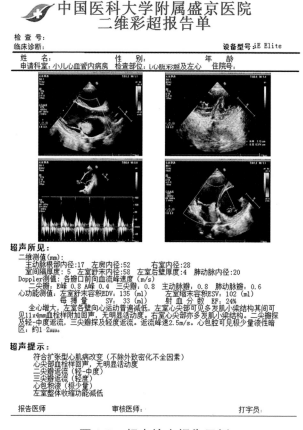

图1-5　超声检查报告示例

（一）一般信息

① 人口学内容：包括姓名、性别、年龄、住院信息、联系方式、检查日期、症状、体征等，通常在报告单的上方。

对于某些特定的地方病，比如棘球蚴病、布氏杆菌病和血吸虫病等，患者的民族和职业也应该记录。

② 其他内容：检查地点、检查仪器、检查方法、存储方式、图像质量和检查者及确认者，除检查者及确认者在最下方外，其他各项在报告单的上方。

（二）检查方法、内容、描述及图片

① 方法：常用的检查方法有二维超声、频谱多普勒超声和彩色多普勒血流显像，特殊检查方法有超声造影、组织多普勒、经食管超声心动图和弹性成像等。

② 内容：包括解剖结构、血流动力学参数和主要测量值。

③ 描述：要具有真实性、系统性、准确性、客观性和科学性，争取做到发现异常、描述完整、依据充足、层次清晰、术语准确、重点突出。

④ 图片：应显示异常、清晰易懂、衬托评价、支持结论。

以上这些主要位于报告的中间位置。

（三）超声提示

① 指示性或提示性病因。

② 结构性异常。

③ 血流动力学异常。

④ 功能性异常。

⑤ 待定性提示。

这些内容一般在报告单的下方。

（四）检查者及签字

通常在报告单的最下方。

（任卫东）

参考文献

[1] 姜玉新,张运.超声医学高级教程.北京：人民军医出版社,2012.

[2] 金征宇.医学影像学.北京：人民卫生出版社,2005.

[3] 任卫东,常才,等.超声诊断学.3版.北京：人民卫生出版社,2013.

第二章 超声波的物理特性

第一节 超声的基本概念及主要物理参数

（1）超声 振动在空间传播成为波。波有机械波和电磁波两大类。物体在平衡位置附近来回往复的运动称为机械振动，产生振动的系统是振源，它是产生振动的根源。由机械振动通过介质间的相互作用而形成的波称为机械波。机械波因频率不同而分为次声波、声波和超声波。通常把频率高于可听声频率范围（20000Hz）的机械波称为超声波。各种射线、紫外线、光波和无线电波都属于电磁波。

（2）界面 两种声特性阻抗不同物体接触在一起时，形成一个界面。接触面的大小被称为界面尺寸。尺寸小于超声波长时，被称为小界面；尺寸大于超声波长时，被称为大界面。如图2-1所示。

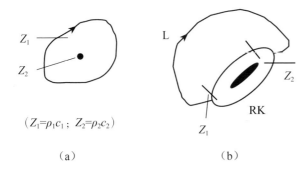

图2-1 界面示意

(a) 小界面；(b) 大界面。L—肝脏；RK—肾脏；Z_1, Z_2—两介质的声特性阻抗；ρ_1, ρ_2—两介质的密度；c_1, c_2—声速

（3）振幅 质点从平衡位置到最大位移的距离，是声学变量的最大值和平均值之差。

（4）波长 在介质中传播，在波的传播方向上，质点完成一次振动的距离，即一次完整周期所占的空间长度，用 λ 表示。$C = \lambda f$，C 为单位时间内传播的距离，f 为振动频率。

（5）频率 单位时间内质点在介质中完成一个振动过程的次数，用 f 表示，单位为赫兹（Hz，1Hz = 1周）。

（6）声速 声波在介质中传播的速度，用c表示，不同的传播介质声速不同，不同频率的超声在不同介质中的声速是不同的，声速与频率无关。

（7）密度 是反映人体各组织脏器的重要声学参数，用ρ表示，与声速、声特性阻抗有密切关系。密度的单位为g/cm³。

（8）声特性阻抗 声特性阻抗是介质密度与声速的乘积，用Z表示，即$Z = \rho c$。超声检查时回声水平的强弱取决于构成界面的各种组织之间声特性阻抗值差异的大小。两介质声特性阻抗值相差越大，界面处反射越多，回声越强；两介质声特性阻抗值相差越小，则界面处反射越少，回声越弱。人体内肺和胃肠内有较多气体，气体与软组织声特性阻抗差最低，产生全反射。因此，不能用常规的超声方法检查肺和胃肠等含气器官。表2-1为人体各组织的密度、声速和声特性阻抗。

表2-1 人体各组织的密度、声速和声特性阻抗

介质	密度/(g/cm³)	声速/(m/s)	声特性阻抗/(×10⁶Pa/s)
空气（20℃）	0.00118	334	0.0004
生理盐水（37℃）	1.002	1534	1.537
血液	1.055	1570	1.656
脂肪	0.955	1476	1.410
肌肉	1.074	1568	1.684
肝脏	1.050	1570	1.648
肾脏	1.038	1561	1.620
颅骨	1.658	3360	5.570

（9）周期 用T表示，质点在介质中完成一次振动所需的时间，单位为秒（s）、毫秒（ms）或微秒（μs）。周期与频率互为倒数。

（10）声压 用P表示，即声能的压力，表示超声波的强度。声压是声波传播时在垂直于其前进方向的单位面积上引起的大气压的变化，即单位面积上介质受到的压力。$P = \rho cv$，ρ为介质密度，c为声速，v为质点振动速度。声压的单位为微巴（μbar，1μbar = 0.1Pa）。

（11）声强 单位面积上的声功率，称为声强。用I表示，即在单位时间内每单位面积上所经过的声能量，以W/cm²或mW/cm²为单位，1W/cm² = 1J/（cm²·s）。

（12）声功（能）及声功（率）

① 声功（能）：从探头向一个面发出超声的总能量称为声功（能），以焦（J）为单位。

② 声功（率）：单位时间内从超声探头发出声功（能），称为声功率。以瓦（Watt，W）或毫瓦（mW）为单位，1W = 1J/s。

（13）声轴 声束的中心轴线称为声轴，是声波传播方向的轴线，代表超声在声源发

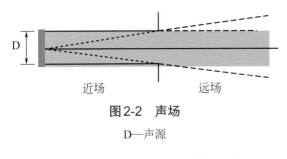

图2-2　声场

D—声源

生后其传播的主方向。沿声轴作切面，获得的平面图为声束平面图。声束两侧边缘间的距离为束宽。

（14）声场　介质中有声波存在的区域，即有声能占据的空间，也就是发射超声在介质传播时其能量所达到的空间，称为声场。声场分为近场和远场，近场声束宽度几乎相等，远场声束开始扩散，如图2-2所示。

第二节　超声波的发生原理

医用诊断性超声波的产生、发射与接收是依据压电效应原理来完成的，超声波诊断仪器上的探头（transducer）又称作超声换能器，其主要的构成部分是天然或人工的压电晶片也称压电材料（piezoelectric materials），如将这些晶体材料置于交变电场中，并使电场方向与晶体压电轴方向保持一致时，晶体则出现强烈的收缩和舒张，推动周围的介质，使其发生振动，产生相应频率的声波，如交变电场的频率大于2万赫兹时，压电晶片就产生超声波。这种由电能转变成机械能的过程称之为负压电效应（negative piezoelectric effect）。由探头产生超声波在人体组织中传播时会遇到声特性阻抗不同的组织构成的界面，产生反射。反射的回波达到探头时，又沿压电轴方向对晶片施以一定的压力，压电晶体的两侧表面上会出现相反的电荷，这种由机械能转变成电能的过程称为正压电效应（positive piezoelectric effect）。由该效应产生的微弱的高频信号经过处理并予以放大，利用高频电信号的不同成分，形成不同的超声扫描方式。如图2-3所示。

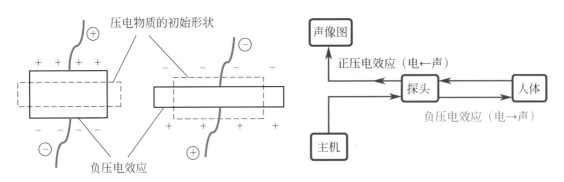

图2-3　超声波的发生原理

　　压电元件可为天然晶体（石英）、压电陶瓷（钛酸钡、钛酸铅）或有机压电薄膜（PVDF，$PVDF_2$）等。这些压电材料可分为两大类：压电晶体及压电有机材料。

　　（1）压电晶体　可分为两种。

　　① 天然压电晶体：石英又名二氧化硅。具有压电性能，为X切割的石英晶体，其发射频率单纯，带宽窄，Q值高，但缺点是要求激励电压高，常需数千伏。

　　② 压电陶瓷晶体：为铁电体的化合混合物，大多数超声诊断仪采用这种压电材料。目前可通过人工配方、烧结、磨粉、混合、压模、再烧结、磨片、涂银、极化、切割等一系列工艺制作完成，可掺杂其他微量化学元素用以改变晶体压电和介电性能。

　　（2）压电有机材料　聚偏氟乙烯（PVDF），具有压电性能。PVDF或$PVDF_2$薄膜经延展使其分子链轴规则排列，并外加电场使其极化，即获得压电高分子薄膜，易制成宽带探头，具有柔软、可弯曲、易加工等优点。

第三节　超声波的振动与传播

一、横波、纵波、表面波

　　机械波有横波与纵波两种振动方式。相对于声波的传播方向，质点的振动方向可以不同。

　　① 横波（transverse wave）：波的振动方向和波的传播方向相互垂直，如图2-4所示。横波是由于切变力的作用产生的，故在液体和气体中因不存在切变力，故不存在横波。光波、X线、无线电波等都是横波。

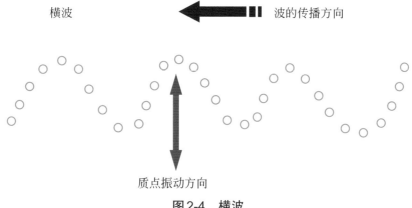

图2-4　横波

② 纵波（longitudinal wave）：波的振动方向和波的传播方向相互平行，如图2-5所示。纵波是由于压力或拉力的作用产生的，所以纵波可以在固体、液体、气体中传播。在人体软组织中传播的超声波主要是纵波。纵波在人体中传播时，产生的声压最大。

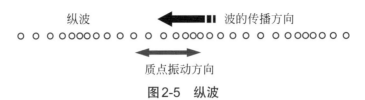

图2-5　纵波

有些波不能简单地归为横波或者纵波，这些波被称为表面波。表面波中的质点只能在支持这种波传播的介质中传播。

二、平面波、球面波、柱面波

从波源出发，声波在介质中向各个方向传播。超声波在介质中传播的方式有三种：平面波、球面波、柱面波。

① 平面波：波阵面平行于与传播方向垂直的平面的波，在传播的过程中它的波面的面积不变。如图2-6所示。

② 球面波：波阵面为同心球面的波，在传播过程中它的波面的面积随着传播距离增加而增加。如图2-7所示。

③ 柱面波：波阵面是以声源的轴线为轴，以不同 r 为半径的一系列同轴圆柱面的波。如图2-8所示。

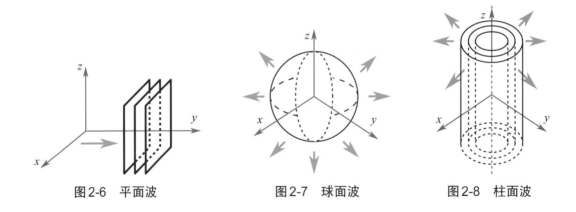

图2-6　平面波　　　　　图2-7　球面波　　　　　图2-8　柱面波

三、方向性

超声波能沿一定方向传播。它与一般的声波不同，由于频率极高，波长很短，远远小于换能器的直径，反射的超声波集中于一个方向，声场分布呈狭窄的圆柱状，宽度与换能器压电晶体片的大小相接近，具明显方向性，故称为超声束。声束的中心轴线为声轴，代表声束的主方向，在声束的平面图中，其两侧边缘间的距离为束宽。

四、反射、折射

大界面对入射超声产生反射现象。声波入射到两个声特性阻抗不同的介质中，在两介质组成的分界面上，超声波传播的方向发生改变，一部分能量会返回入射介质中，这种现象称为反射。如图 2-9 所示。大界面反射遵守 Snell（斯涅尔）定律：① 入射和反射回声在同一平面上；② 入射声束与反射声束在法线的两侧；③ 入射角与反射角相等。另一部分能量则进入第二层介质中，这种现象称为透射。若透射的声波改变传播方向，这种现象称为折射。如图 2-10 所示。声学的折射定律：入射角的正弦与折射角的正弦之比，等于入射边与透射边介质中声速之比。

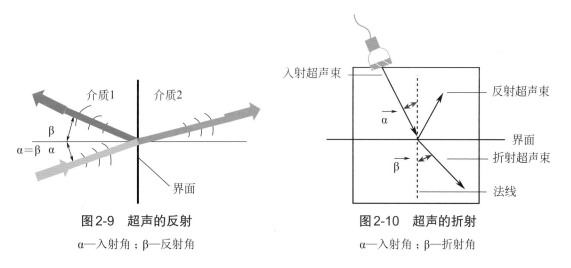

图 2-9　超声的反射

α—入射角；β—反射角

图 2-10　超声的折射

α—入射角；β—折射角

五、散射、衍射

当声波传播过程中遇到线度远小于波长的粒子，粒子吸收声波能量后再向四周各个方向辐射，这种现象称为散射。如图 2-11 所示。小界面对入射超声产生散射现象，散射使入射超声能量中的一部分向各个空间方向分散辐射，故散射无方向性，其返回至声源的回声能量甚低。发生散射的条件为障碍物的大小明显小于波长。利用超声波的反射只能观察到器官、病变的外部轮廓，而利用超声的散射才能显示器官、病变内部的回声变化。血液中的红细胞是很好的散射体。

当声波通过 1 个线度为 1 ～ 2 个波长的障碍物，声波的传播方向将偏离原来方向，产生衍射。如图2-12所示。波长越长，衍射现象越显著；波长越短，衍射现象越不显著。衍射现象比较复杂，与障碍物的大小、超声探头直径的大小都有直接关系。衍射的条件与障碍物的大小及发射超声的波长有明显关系。

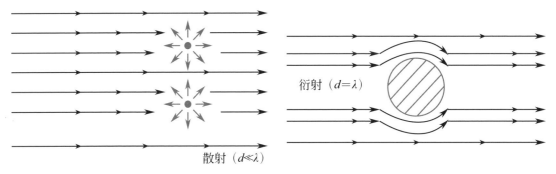

图2-11　超声的散射

d—粒子的线度；λ—声波的波长

图2-12　超声的衍射

d—障碍物的线度；λ—声波的波长

六、衰减、吸收

当超声波在介质中传播时，由于各种因素的影响导致声能耗损的现象，称为吸收。声能在介质中随传播距离的增加而逐渐减弱，这种现象称为衰减。衰减的形式有以下三种：扩散、散射和吸收衰减。超声束在远场的扩散，导致声能减小，为扩散衰减。超声束在远场界面上的反射与折射，导致声能减小，为散射衰减。介质的黏滞性和导热性等因素造成的声能减小，为吸收衰减。

通常把1MHz频率的超声波在介质中传播1cm距离后，超声波能量的损失称为衰减系数，用分贝每兆赫每厘米 [dB/（MHz·cm）] 表示。由于衰减现象的普遍存在，故需在仪器设计中使用深度增益补偿（DGC）调节，使声像图像深浅均匀。如图2-13所示。

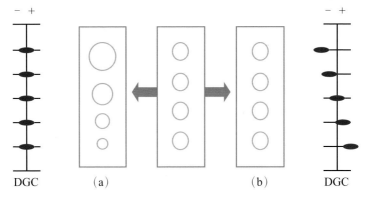

图2-13　超声的衰减，DGC调节

七、超声多普勒效应

多普勒效应是自然界普遍存在的一种物理现象。当某一声源以足够的速度接近或远离我们时，或者我们接近或远离某一物体时，音频会变高或变低，因此，当声源和接收体发生相对运动时，声源频率与接收频率之间出现差别，这种频率的变化称为多普勒频移。物体活动朝向探头时，回声频率升高，呈正频移；反之，回声频率降低，呈负频移。频移的大小与活动速度成正比。因此，利用多普勒效应可以测出有无血流或组织的活动、活动方向及活动速度，以此原理发展成彩色多普勒超声血流成像。如图2-14所示。

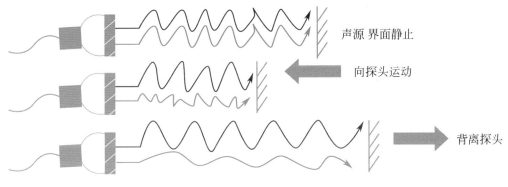

声源 界面静止

向探头运动

背离探头

图2-14　超声多普勒效应

第四节　超声显示法

超声显示法有4种类型：A型、B型、M型及D型。

一、A型

此为组织或脏器的一维成像，是一种幅度调制超声诊断仪，把接收到的回声以波的振幅显示，振幅的高低代表回声的强弱，以波型的形式出现。如图2-15所示。

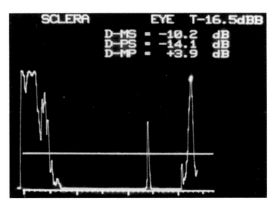

图2-15　A型显示法

二、B型

此为组织或脏器的二维成像，是辉度调制型超声诊断仪，把接收的回声以光点显示，光点的灰度等级代表回声的强弱。B型包括以下几种类型。

（1）线阵型　适用于乳腺、甲状腺、血管的检查。如图2-16所示。

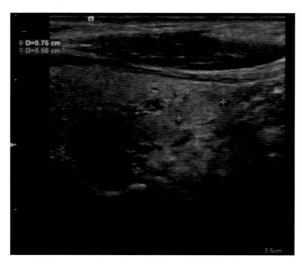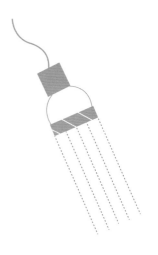

图2-16　线阵型探头

（2）扇形型　适用于声窗小的部位扫查。如图2-17所示。

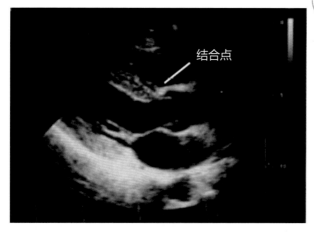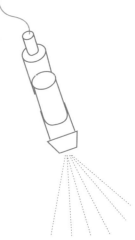

图2-17　扇形型探头

（3）凸阵型　适用于全身各个部位。如图2-18所示。

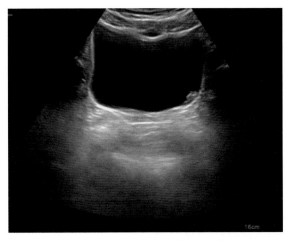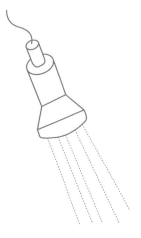

图2-18　凸阵型探头

三、M型

此为组织或脏器的一维成像，是B型超声诊断仪的一种变化，介于A型和B型之间，得到的是一维信息。在辉度调制的基础上加上一个慢扫描电路，使辉度调制的一维回声信号得到时间上的展开，形成曲线。如图2-19所示。

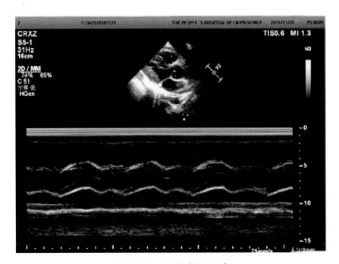

图2-19　M型显示法

四、D型

此为超声频移诊断法，包括以下两种。

（1）频谱多普勒型（Doppler型） 为血流的一维成像。属于幅度调制型，回声形式是频移形式的示波曲线。有两种形式：脉冲多普勒及连续多普勒。如图2-20、图2-21所示。

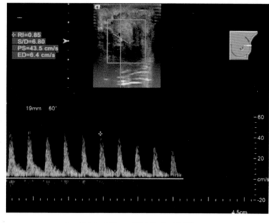
图2-20　脉冲多普勒

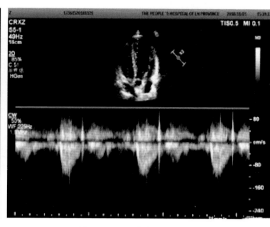
图2-21　连续多普勒

（2）彩色多普勒型（CDFI型） 为血流的二维成像。它是在实时二维图像上叠加彩色编码的实时血流显像，由红、蓝、绿三种基本颜色组成。如图2-22所示。

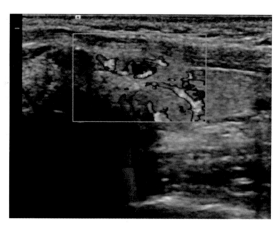
图2-22　彩色多普勒

第五节　超声波的分辨力

超声分辨力分为两类：空间分辨力和其他分辨力。

一、空间分辨力

这是指显示屏上能区分两个细小目标的能力，即这两个目标的最小距离，空间分辨力依方向不同，分为纵向分辨力、横向分辨力、侧向分辨力。

（1）纵向（轴向）分辨力 指声束传播方向（即声束轴向）上区分两个目标的能力，它与超声波的频率成正比，频率高，纵向分辨力高，纵向分辨力高的机器，图像显示层次清晰（使用3.5MHz探头时，纵向分辨力为1mm左右），如图2-23所示。

（2）横向分辨力 指在声束轴线垂直的平面上，在探头短轴方向的分辨力，约等于声束的有效束宽，它与探头的曲面聚焦及距换能器的距离有关，横向分辨力越高，切面图像越真实。如图2-24所示。

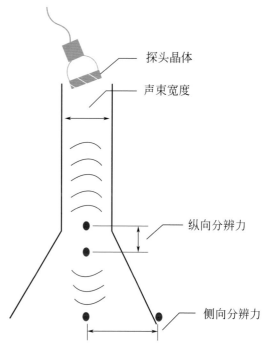

探头晶体
声束宽度
纵向分辨力
侧向分辨力

图2-23 纵向分辨力和侧向分辨力示意

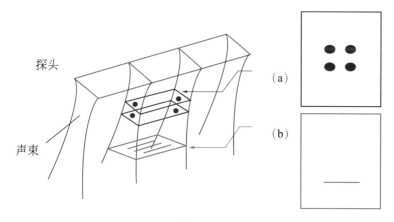

探头
声束

（a）

（b）

图2-24 横向分辨力示意

（a）4个点不在一个平面内，而显示在同一图像平面上；
（b）探头距离相等的2个线状物，图像上却以一条线显示出来

（3）侧向分辨力 指在声束轴线垂直的平面上，即探头长轴方向的分辨力，其由声束扫描方向的声束宽度决定，通常采用电子聚焦来提高侧向分辨力，侧向分辨力是关系到超声图像质量的关键参数之一，对整个超声系统（主机和探头）的诊断性能起着至关重要的作用。如图2-23所示。

二、其他分辨力

（1）对比分辨力　即灰阶分辨能力，与灰阶级数有关，信噪比越高，像素数越多则灰阶越多，对比分辨力越高。

（2）细微分辨力　与频带宽度，信息量有关。

（3）时间分辨力　与帧频，即单位时间内成像速度有关。

超声分辨力的影响因素有频率、脉冲宽度、声束宽度、声场远近能量分布、探头类型、仪器功能等。

（苏畅　王芳芳）

参考文献

[1] 任卫东, 常才, 等. 超声诊断学. 3版. 北京：人民卫生出版社, 2013.

[2] 姜玉新, 王志刚. 医学超声影像学. 北京：人民卫生出版社, 2010.

[3] 侯秀昆. 超声医学. 北京：中国协和医科大学出版社, 2016.

[4] 刘永娟. 超声医学. 长春：吉林科学技术出版社, 2016.

[5] 钱蕴秋. 超声诊断学. 西安：第四军医大学出版社, 2008.

[6] 周永昌, 郭万学. 超声医学. 北京：人民军医出版社, 2013.

[7] 吴乃森. 腹部超声诊断与鉴别诊断学. 北京：科学技术文献出版社, 1998.

[8] Burne P N. The physical principles of Doppler and spectral analysis. J clin ultrasound, 1987, 15: 567-590.

第三章 超声探头

第一节 超声探头概述及成像原理

超声影像是一种声学成像技术，它通过电子仪器，利用发射及接收的超声波，将人体内部组织通过声学原理转化为屏幕上可见的解剖学断层图像。而想要获得满意清晰的断层超声影像，正确解读其中蕴含的丰富和相关的信息，仅靠先进的超声仪器是远远不够的，操作者还需熟悉相关的物理学和电子学知识，了解仪器的结构和工作原理。而探头担负着发生、传播和接收声波的作用，对于超声医生而言，探头的作用好比外科医生的手术刀、内科医生的听诊器，是医患交互的媒介，也是施展技艺的工具。因此，理解并正确使用探头的相关知识是超声医学入门和精进的基础。本节我们将扼要介绍什么是超声探头及其成像原理和临床应用原则。

一、超声探头概述

探头（probe）学名"换能器（transducer）"，顾名思义是将能量由一种形式转换为另一种形式的工具。日常生活中的喇叭、麦克风和对讲机等都属于换能器范畴，可以在声音信号和电信号间进行能量转换。上述这些装置处理的是频率介于 20 ～ 20000Hz 的人耳可以闻及的声音信号，而超声探头产生的声波频率大于 20000Hz，超出人耳听力阈值，称为超声波。超声探头由电子晶片和机械振动系统组成，利用压电材料的压电效应进行工作。按照作用不同，压电材料分为发射器和接收器两种，分别用来发射和接收声波。发射时，压电材料受电压激励产生振动，将电能转换成机械能，再辐射至介质内产生声波，称为逆压电效应；接收时，压电材料先将声能变成机械能，再转化为电能，称为正压电效应。医用超声探头同时具有发射和接收的作用，根据适用人群、目标脏器、解剖结构特征及检查目的等差异，探头被设计成不同的尺寸、形状，采用不同的制造工艺和扫描技术。

二、医用超声探头成像原理

常规超声显像多采用脉冲回波技术：超声脉冲传入人体后，在器官边缘和组织内部产生回声，返回探头，系统将接收到的反射回波按振幅大小，用不同灰阶的亮点加以显示，从而形成解剖影像。在此成像过程中，探头担负着重要作用。要理解探头的成像原理，必须先了解以下几个基本概念：脉冲、压电晶片、阵元和阵列。声波需要在介质中进行机械性运动才能传播，此过程中，压力会经历由增到减再回归正常的周而复始变化，每个完整变化即为一个循环。所谓的脉冲波就是以一定时间间隔分开的包含数个循环的声波。压电晶片是探头工作的核心部件，负责将电压转换为超声脉冲，并将传回的回声转换为电压。而阵列是晶片排成的一个方阵的形式。超声探头可以是单一晶片，但实际应用中更多是由多个晶片组成阵元排列成不同方式进行工作。

下面我们简要介绍超声探头成像原理。首先，压电晶片受交流电压驱动发出一个超声短脉冲（2～3个循环），进入人体传播，脉冲波在行进中不断遇到介质的界面，发生反射，回声返回探头，原始脉冲继续向深部传播，直到抵达最大深度为止（图3-1）。由浅至深，每个界面产生的回声依次抵达探头，经仪器处理后，显示为一连串亮点，形成一条扫描线（图3-2）。

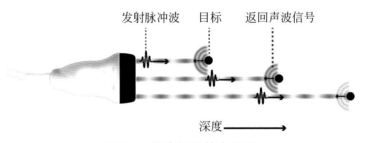

图3-1　超声扫查基本原理

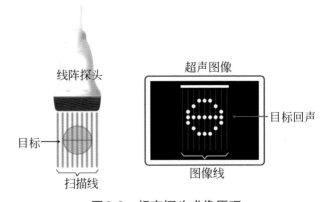

图3-2　超声探头成像原理

每个点的位置对应反射回声结构的解剖位置，点的亮度代表回声的强度，以不同梯度的亮暗用灰阶显示，形成所谓的灰阶超声（grey-scale ultrasound）图像，即用灰度（brightness）调制技术来显示二维图像，这也是B型超声称谓的由来，俗称B超。现代超声诊断仪器中，声束发射都是电子控制，自动扫描，以阵列方式进行工作。扫描时，组成探头阵元的压电晶片被分成数个群组，按照一定次序将电压脉冲施加到各个阵元群组上，顺序形成多条扫描线，组成一幅图像，扫描线越多，图像质量越好。探头完成一帧图像后，重复上述步骤获取更多图像，整个扫描过程快速连续，可达每秒15～60帧以上，从而实现图像的实时成像效果。

超声成像除了能显示二维解剖图像外，还能利用多普勒效应检测目标的活动回声信号，对动态目标成像，显示组织移动和血液流动信息，称为彩色多普勒成像。彩色多普勒成像原理与灰阶超声稍有不同，压电晶片发射一个稍长脉冲（一般10个循环）形成一条扫描线，每条扫描线上有100～400个多普勒取样点。在这些取样点上，如果接收与发射时的超声频率不同，它们的差值即为多普勒频移，表明所产生回声的是运动物体，按照物体与探头的相对移动方向，频移有正负之分。仪器在扫描线相应位置用适当的颜色显示多普勒频移回声，最终由多条扫描线构成一幅彩色图像，并叠加在灰阶超声声像图上，构成我们熟悉的彩超图像。

三、超声探头特征参数与临床应用原则

超声成像的临床应用非常广泛，超声探头也因种类繁多，以满足不同的检查目的和成像要求。我们将在第三节具体讨论探头的分类和用途，本节我们着重探讨选择探头的基本原则，评价探头性能的特征参数，为优化探头使用提供参考。

超声探头都有一定的中心工作频率，探头频率是影响探测深度和图像分辨率的重要因素。医用诊断超声的探头频率一般在2～15MHz，临床实践中，目标脏器的部位、形状和大小各不相同，如何选择探头，才能做到既完整、全面、扫查范围最大化，又能细致观察感兴趣区域，获取更多诊断信息呢？回答这个问题要考量两个重要指标：穿透力和分辨力。穿透力是指出现电子噪声的最小扫查深度，用来衡量探头的成像能力，尽管我们可以通过调节聚焦深度、提高深部增益来改善穿透力，但探头频率是其主要决定因素，频率越低，穿透力越好，反之亦然。对于已知中心频率（f）的探头，估算深度穿透力（d_p）有一个简易的计算方法，d_p（穿透深度，cm）= $60/f$（频率），因此，10MHz探头的穿透力约为6cm，检查者可以据此按照所需检查深度，合理选择探头频率。分辨力是判断仪器性能和成像质量的另一个重要指标，分辨力分为空间分辨力、对比分辨力和时间分辨力，与探头关系密切的是空间分辨力，后二者主要由仪器处理能力所决定。空间分辨力又称细节分辨力，是指在声像图上区分两个反射体回声的最小间隔，包括沿声束方向的轴向分辨力和垂直于声束的横向分辨力。轴向分辨力由空间脉冲长度决定，其数值等于空间脉冲长度的

一半，由于空间脉冲长度等于波长乘以脉冲循环数目，而波长随频率增加而减少，因此频率越高，轴向分辨力数值越小，图像细节解析效果也越好；横向分辨力则由声束宽度决定。通常，探头的轴向分辨力优于横向分辨力，只有在聚焦声束的聚焦区，两者才大致相当。综上所述，探头的穿透力和分辨力此消彼长，为了兼顾两者，检查目标较深或存在明显衰减时，应选择较低频率探头；检查表浅部位时，应选择较高频率探头。

另外，探头接触面的大小、形状、接触面积以及视野形式等也是选择探头时必须考虑的因素（图3-3）。超声检查时，充分利用声窗，减少损耗，让声束充分传入体内是获得满意检查效果的必要条件。例如，肝脏检查时，经肋间扫查是重要的途径，肋间隙较为狭窄，两侧有肋骨遮挡，因此探头接触面的厚度不能太厚，以利于贴合肋间隙，接触面也宜小不宜大；同时，为了充分利用空间，扫查时，探头需要适当加压，与肋间隙紧贴，这时局部会有轻度凹陷，采用曲面的凸阵弧形探头（简称凸阵探头）相比平面的线阵探头效果更好。因此，为了完整观察，应首选扇形或弧形视野，以减少扫查盲区和死角。而在浅表器官和组织以及周围血管检查时，由于表面相对平坦，应该首选平面的线阵探头，既能完整显示局部组织的短轴面解剖和毗邻关系，又便于连续扫查，追踪显示长轴面上血管、神经、肌肉肌腱等结构的位置和走行情况。

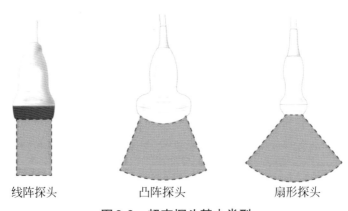

线阵探头　　　　　　凸阵探头　　　　　　扇形探头

图3-3　超声探头基本类型

第二节　超声探头结构及使用方法

超声探头虽然体积不大，却承载着许多先进的精密技术和先进工艺，是超声仪器的重要部件之一。了解其基本结构，掌握正确的使用方法，做好日常维护，有利于保证其性能稳定，延长探头及仪器的使用寿命。本节简要介绍探头结构和使用保养方面的相关知识。

一、超声探头结构

　　超声探头压电晶体是超声探头的核心部分，由压电材料制成，两端与电极相连。锆钛酸铅压电陶瓷（PZT）是目前应用最广泛的压电材料，未经处理的陶瓷并不具备压电性能，必须于极度高温下经强电场极化后才能成为压电晶体。PZT是一种人造多晶体，其最大优点是可以制成各种形状，超声探头也因此能根据临床需求采用多种样式。压电晶片在电压驱动下产生振动，将电压脉冲转换为超声脉冲，声波频率等于外加电压的频率。连续式超声模式时，超声只有单一频率；而在应用更广泛的脉冲式超声模式下，探头产生的超声脉冲具有一定频率范围，称为频宽，脉冲越短，相应的频宽越宽。频宽是衡量探头对电压脉冲响应能力的重要指标，由于发射较短脉冲是获得高分辨力图像的必要条件，每种探头设计时对频宽都有一定要求。

　　探头压电晶片具有自己的中心工作频率，在此频率下探头效能最佳，因此又称共振频率。通常，在脉冲电压激励下，压电晶片都会以自然频率为中心产生振动。这种振动方式产生的是长超声脉冲，振幅较高，循环较多，但频宽很窄。为了降低脉冲周期，可以在压电晶片背面加上一层阻尼材料，就像用泡沫橡胶等材料包裹，如此处理后，声音减低的同时回响的时间也会显著缩短，而频宽相应增加。阻尼材料又称背衬层，是探头的重要结构，值得注意的是，背衬层不仅降低声波振幅，也因此减弱系统检测微弱回声的能力，这是为了满足提升分辨力的需要。

　　压电晶体是高密度的固体部件，它的阻抗是人体软组织的20倍，根据超声传播原理，如果声波直接从压电晶片传入人体，由于两者间巨大的声阻抗差异，大部分（80%）声能将在皮肤表面发生反射；同理，80%返回的回声也将发生反射，无法被探头接收。为了提高声能的传播效率，需要在压电晶片表面加上匹配层。组成匹配层材料的阻抗一般是探头晶片和组织阻抗的中间值，添加匹配层有助于声能高效传递，也能提高探头对微弱回声信号提取的敏感性。为了适应超声脉冲具有频宽的特点，匹配层通常为复合结构，采用双层或三层设计，以满足不同频率声波的传输（图3-4）。

　　上述各部分是探头的核心部件，一个完整的探头还包括以下几部分。① 外壳：起保护、屏蔽干扰作用。② 声透镜：位于探头表面，由聚乙烯和合成树脂制成，可以聚焦声束。③ 护套：探头后部线缆和把手间的连接部分，起保护和遮蔽噪声作用；④ 电缆线和与仪器连接的插头等（图3-5）。

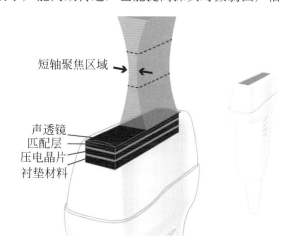

短轴聚焦区域

声透镜
匹配层
压电晶片
衬垫材料

图3-4　超声探头内部基本结构

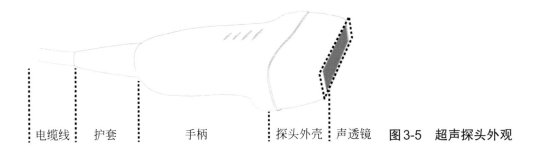

| 电缆线 | 护套 | 手柄 | 探头外壳 | 声透镜 | **图3-5　超声探头外观** |

二、超声探头使用方法

超声探头在使用时，需要在皮肤表面涂抹超声专用耦合剂，耦合剂是一种水性凝胶，用来消除探头与皮肤间的薄层空气。由于空气的阻抗值很低，会导致声波完全反射，无法穿透至组织，而耦合剂能与探头匹配层协同工作，提高声能在探头和人体之间双向传播的效能。

超声探头属于精密设备，细微的损伤都可能导致图像质量下降。日常使用时注意保持适宜的温度和湿度，探头严禁接触尖锐物体和腐蚀性液体，以免损伤声透镜，妨碍收发超声信号；探头应轻拿轻放，严禁敲击和碰撞损伤外壳而使耦合剂进入内部造成阵元氧化、腐蚀、焊口断开等损坏。操作时，切勿扭曲或用力牵拉线缆，以免造成表面覆盖物裂开或破损。探头使用完毕，需声透镜面向上放置于探头架，理顺电缆线，避免声透镜层及电缆线的毁损。

超声探头在使用之前需进行检查探头接触面有无破损、开裂，外壳及电缆线是否完整，屏幕上图像质量是否正常，有无黑线、图像缺失等情况发生。如有以上情况出现，应及时维修或更换。

超声探头直接与体表接触，有时还需接触破损皮肤、伤口、黏膜、体腔等特殊部位，会不同程度携带病原体，有引起医源性感染的潜在风险。因此，日常超声检查中，对于有明确传染病史或特殊部位检查的患者，探头外面应加保护套，如不小心沾染血渍、体液及分泌物等要及时清除，清洗消毒后方可继续使用；介入超声等需要无菌操作时，应采用无菌耦合剂、无菌探头保护膜等保护措施。

三、超声探头清洁及保养注意事项

在日常使用中，超声探头频繁与人体接触，清洁保养不但能延长使用寿命，还能减少微生物传播的风险。按照感染风险级别，处理方法各有不同。

在常规使用中，接触完整皮肤的探头，应在结束检查后做常规清洁。正确方法是，用柔软的织物或纸巾擦去所有耦合剂，探头表面如有干结或残留物，勿用干布用力擦拭，应探头面向下，电缆线朝上，用软布蘸水擦拭，流动水冲洗后擦干。

对于接触部位皮肤破损、局部皮肤病变、检查对象为传染病患者以及腔内超声、介入超声操作后，除了常规清洁外还应进行消毒。探头消毒推荐使用2%戊二醇溶液擦拭，再用无菌水冲洗干净。禁止使用含有酒精、碘酒、漂白剂、氯化铵化合物或过氧化氢溶液浸湿或浸透探头。对于接触过梅毒、尖锐湿疣及艾滋病患者的探头，可用2%戊二醇溶液浸泡30min，再用无菌水彻底冲洗干净，探头浸入液体的深度应按照相关使用说明，不能超过指定深度。

在有条件的医院可以使用专用探头消毒液或喷雾液在每个患者检查完后均进行探头消毒处理。确定有传染或皮肤有伤口者，可以用专用的探头消毒保护套，以免传染或感染。

术中超声探头应在术前进行灭菌处理。可使用2%戊二醛浸泡10h、过氧化氢低温、等离子灭菌或环氧乙烷气体灭菌，消毒后干燥保存，切勿使用高压蒸汽处理探头。

术中超声检查目前比较常用的是探头包裹隔离法。术中超声检查时，在超声探头表面及电缆线连接处近端包裹一层无菌塑料薄膜或专用的术中消毒探头套，探头接触面涂抹消毒超声耦合剂，使探头表面与消毒套薄膜紧密相贴，以便获取良好的超声图像。

第三节　超声探头分类

超声可应用于人体多种脏器和组织的检查，各种形状和功能的超声探头也因此应运而生，以适应不同临床检查需求（图3-6）。

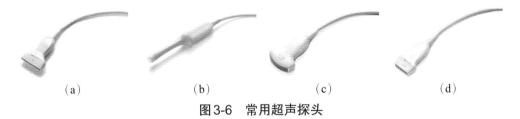

（a）　　　　　　（b）　　　　　　（c）　　　　　　（d）

图3-6　常用超声探头

（a）浅表器官超声探头；（b）经阴道超声探头；（c）腹部超声探头；（d）血管超声探头

按照不同的临床应用领域对探头分类是最直观，也是最简单的一种方法；作为一名超声医生，还应该了解不同探头之间的共性和差别，才能得心应手、触类旁通，提升自己的专业素养和应用能力。本节旨在介绍超声探头的分类和临床应用基本范畴。

一、概述

早期的超声探头采用单一压电晶片，成像时由机械装置驱动沿检查目标表面移动以获取实时图像。这种探头的声束固定聚焦，无法调节，也不能实现多点聚焦，现在已经很少使用，仅应用于血管内超声检查或者某些需要超高频（40～60MHz）的特殊应用场合，如眼科、皮肤及小动物超声成像等。

目前，临床应用最广泛的是多晶片的阵列探头，压电晶体被精密切割成数个细小晶片，数个晶片组合成阵元协同工作，通常阵列探头的阵元数在128～256。按照阵元排列方式，探头可分为线阵探头（换能器阵元排列成直线）和凸阵探头（换能器阵元排列成曲线）。与单一阵元探头相比，阵列探头以阵元组为单位进行工作，扫描由电子控制，电压脉冲按照一定次序施加到阵元群组，自动进行扫描。探头扫描方式可分为连续扫描和相位扫描两种。连续扫描时，换能器阵元被分成若干个群组，脉冲发射从阵元一端开始，依序往下一个群组进行；而相位扫描时，脉冲电压快速作用于大部分阵元，前后脉冲之间仅有细微间隔（小于1μs），通过自动调控，使每次脉冲间隔时间不等，可相应改变相邻脉冲前进方向，最终导致扫描声束方向持续改变。与连续阵列探头相比，相控阵探头阵元长度短，探头因此更小巧；采用电子聚焦，可使用多个焦点，提高图像的空间分辨力，但成像速度也相应变慢，导致时间分辨力减低（图3-7）。

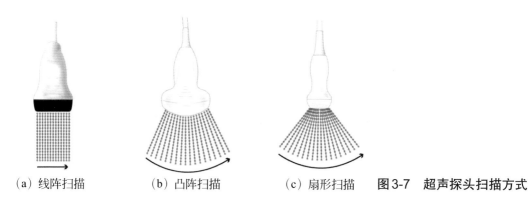

（a）线阵扫描　　　　（b）凸阵扫描　　　　（c）扇形扫描　　**图3-7　超声探头扫描方式**

超声探头根据不同的应用部位，可分为腹部超声探头、浅表器官及肌肉骨骼超声探头、周围血管超声探头、心脏超声探头、腔内超声探头及其他特殊类型超声探头。

二、腹部超声探头

腹部超声检查时，选择探头要综合考虑扫查途径、透声窗大小和视野的深度和广度等因素。探头频率多为3.5～5MHz的凸阵弧形探头是最普遍的选择，肋间扫查时，可考虑采用接触面较小的探头，以避免肋骨等解剖障碍物对成像所致的影响。

三、浅表器官及肌肉骨骼超声探头

浅表器官及肌肉骨骼超声检查时，线阵探头是最佳选择。为了获得高分辨力图像，探头中心频率应不低于7MHz，12～15MHz探头的效果更佳；同时，除了频率外，还应注意探头频率带宽，同样的中心频率，带宽越宽，轴向分辨力越好。例如，中心频率同为7.5MHz的两个探头，带宽可以是5～10MHz或6～9MHz，前者图像质量更好。对于肌肉、肌腱及韧带等进行超声检查时，为便于显示和追踪某些细小结构，应优先选择操控更为灵活的小尺寸探头；而检查目标范围较大时，为了便于测量和整体观察，可选用扫查面长度更大探头，或者是可以提供具有虚拟扩展视野功能的线阵探头。

四、周围血管超声探头

周围血管超声检查时，应根据检查目标的位置和深度选择合适的探头，基本原则是在保证足够穿透力的前提下，尽量采用较高频率以获得高分辨力图像。对于周围血管检查，首选5～7.5MHz的线阵探头，当血管相对表浅，如足背动脉、大隐静脉等，可选10MHz高频线阵探头；对于体态肥胖患者或者腹部位置较深血管，可选用3.5～5MHz低频扇扩形相控阵探头。

五、心脏超声探头

心脏超声检查时，因心脏位置较深，局部又存在肋骨、肺等解剖结构遮挡，检查的透声窗狭小，首选接触面更小的扇形探头，频率以1～3.5MHz为宜。同时，为消除骨骼、气体等障碍物造成混响伪像干扰，应选择具有谐波成像能力的宽频带探头。

六、腔内超声探头

腔内探头种类繁多，最常用的是经阴道或经直肠超声检查，其次是经食管、胃和尿道等，其超声换能器阵元位于探头末端，依据空腔器官的容纳程度而设计，使探头能正好贴近空腔器官或潜在腔隙的表面，以利于扫查。此类探头形状多为凸阵或曲面，以获得宽阔视野。腔内超声检查时，因探头贴近检查目标，常选择较高频率如5～10MHz或更高频率，兼顾其穿透和分辨力的需求。

七、特殊类型超声探头

随着超声技术的发展，超声检查在临床的应用范围也越加广泛，出现了多种新型腔内超声探头。其中包括经内镜超声探头、血管腔内探头、经食管心脏探头、细径尿道探头等，其他还有三维立体成像的容积探头、介入穿刺用的超声穿刺探头等（图3-8）。

内镜超声探头集超声波扫查与内镜检查为一体，它将微型高频超声探头安置在内镜前端，当内镜进入胃腔后，在内镜直接观察腔内形态的同时，进行实时超声扫描，获得管道壁各层次及周围邻近脏器的超声图像，并且可用于内镜超声引导下穿刺活检。

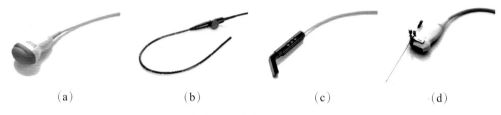

| | | | |
| (a) | (b) | (c) | (d) |

图3-8　特殊类型超声探头

（a）三维超声探头；（b）内镜超声探头；（c）术中超声探头；（d）介入用超声探头及穿刺架

　　术中超声检查是外科手术的有效组成部分。在手术过程中，将特制的手术用超声探头表面紧贴病变脏器表面进行扫查，有助于外科医生对病灶进行定位及定性，确定病变区的准确范围，同时在病灶切除后，也可对手术区进行二次扫查，明确有无肿块残留。术中超声探头一般体积较小且频率较高，便于紧贴手术区脏器进行扫查。

　　三维超声成像技术可以分为三维重建技术及实时三维技术两大类。三维重建是静态成像，实时三维成像是直接的三维动态成像，它是近年来发展起来的新技术，三维超声成像需依靠容积探头扫查完成。容积探头内部安装有自动扫查的电子晶片，扫查完成后收集获取的回波信息，经过电脑进行三维重建，获得脏器或病变的立体三维超声图像，以利于更准确地判断病灶的空间位置和周围脏器与血管的关系，达到精准治疗的目的。

　　介入超声是指在超声图像的实时引导下，包括运用灰阶超声、彩色多普勒超声、超声造影及三维超声等技术，进行准确穿刺以达到对目标的活检或治疗的目的。介入超声探头可分为特制的探头和用穿刺架辅助的超声探头，前者是根据穿刺要求设计有专门的穿刺槽，便于放置穿刺针；后者是配备一个可以拆卸的穿刺针引导架，便于操作和消毒。介入超声探头的临床运用极大提升了临床治疗的安全性和准确性。

　　血管内超声检查是利用导管将一高频微型超声探头导入血管腔内进行扫查。由于超声探头直接置于血管腔内扫查并且频率较高，其探头设计要求更高。血管内超声可更加清晰地显示血管腔、管壁及粥样斑块或纤维斑块的情况，以提供临床更多信息。

（王文平）

参考文献

[1]　Szabo T L, Lewin P A. Ultrasound Transducer Selection in Clinical Imaging Practice. Journal of Ultrasound in Medicine, 2013, 32: 573-582.

[2]　Rumack C M. Diagnostic Ultrasound. 5th ed. Maryland Heights, MO: Mosby, 2018.

[3]　Paul L A. Clinical Ultrasound. 3th ed. Churchill Livingstone, 2011

[4]　Kremkau F W. Sonography principles and instruments. 8th ed. St Louis, Mo: Elsevier Saunders, 2011.

第二篇

常规超声技术

第四章　M型超声成像原理与应用

第一节　M型超声的概述及成像原理

一、概述

　　M型超声是一种通过探查单一声束方向上距离由近及远，各层组织界面随时间前后运动的反射波，进而得到运动-时间图的成像模式，主要应用于心血管领域。1954年，Edler最初设想根据超声波反射的原理定量评价二尖瓣分离术患者左心房容积，进而评估二尖瓣反流严重程度。应用西门子制造的工业用脉冲回波探测仪，Edler和Hertz首先证实超声波可以探测到来自心室后壁运动的信号，并发现主动脉瓣反流患者心室后壁运动的距离是正常人的2倍。在接下来的实验中，他们进一步证实二尖瓣前叶在二尖瓣反流患者中运动速度加快，在二尖瓣狭窄患者中运动速度减慢。Hertz将这些波动的信号记录在胶片上，得到了最早的M型超声心动图。

二、M型超声技术原理及图像显示模式

　　随着电子科技的不断发展，目前M型超声心动图是在二维图像的基础上，将取样线置于感兴趣区，同时还可与心电图及多普勒超声等技术相结合，经数字扫描转换器处理后，得到实时、连续的图像。操作者还可根据需要将图像进行冻结、回放、存储，并在图像上进行一系列测量。由于M型超声只获取某一固定方向上组织器官的运动回波信息，因此在这条取样线方向上的取样频率与超声探头发射的脉冲重复频率近似相等，扫描线数高达2000条/秒以上，使得M型超声具有极佳的时相分辨率。

　　除传统M型超声外，彩色M型及组织多普勒M型等显示模式也被广泛应用于心血管疾病的诊断。彩色M型将M型超声与彩色多普勒技术相结合，利用M型超声的高时相分

辨率，准确显示彩色血流的方向、速度及在心动周期中的起止时间。组织多普勒M型是一种融合了二维组织多普勒与M型的成像模式，旨在得到室壁随心动周期的运动规律，其对揭示心律失常等疾病的原因有重要意义。

第二节 M型超声的仪器设置及操作技术

患者左侧卧位，轻慢呼吸以减少肺气干扰，调整超声仪器以获得满意的二维图像。首先全面观察二维心脏的结构及功能，而后根据需要改变取样线的方向，从而取得该方向上各层组织结构随时间细微移动的M型超声图像。在保持探头固定时，还可在二维图像上实时移动取样线的位置，从而获得扇角范围内、声束横向上的一系列M型图像。

第三节 M型超声的图像采集方法及常用切面

一、M型超声心动图常用波群

1. 二尖瓣波群

在标准左心室长轴切面上，将取样线置于二尖瓣前、后叶瓣尖水平即可获取一组波群（图4-1）。M型图像中由前到后曲线对应的解剖结构依次为胸壁、右心室前壁、右心室、室间隔、左心室流出道、二尖瓣前叶、二尖瓣后叶及左心室后壁，其中二尖瓣前叶曲线最具特征。通常在二尖瓣前叶曲线上标记A～G七个点，描述心动周期中具有代表性的时刻，并可与心电图相对应。正常人A峰出现在心电图P波之后，代表心室舒张晚期心房主动收缩后，二尖瓣前叶在左心房血液推动下向前移动。随后左心房与左心室压力很快达到平衡，二尖瓣复位、关闭形成B、C点，C点对应心电图中R波顶点。随后，心室进入收缩期，二尖瓣前叶随左心室后壁略微前移，形成CD段。当左心室流出道血流速度加快时，二尖瓣前叶受虹吸作用影响前移明显，CD段更靠近室间隔运动曲线。自D点左心室开始舒张，左心房压力明显低于左心房压力，二尖瓣前叶迅速开放至最大幅度形成E峰，E峰出现于心电图T波以后，对应心动周期中快速充盈期。而后随着房室压力差急剧下降，二尖瓣前叶迅速回位至F点，心室开始进入缓慢充盈期，二尖瓣前叶继续缓慢向后回位至G

点，待下一周期左心房收缩后出现A峰。二尖瓣后叶运动曲线与前叶方向相反，且幅度小于前叶，二者在收缩期曲线（即CD段）重叠。

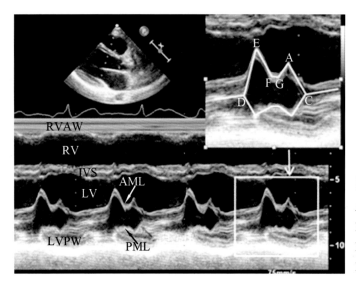

图4-1　M型超声显示二尖瓣波群

AML—二尖瓣前叶；IVS—室间隔；
LV—左心室；LVPW—左心室后壁；
PML—二尖瓣后叶；RV—右心室；
RVAW—右心室前壁

2.心室波群

在标准左心室长轴切面上，将取样线向心室方向移动，于二尖瓣腱索水平获得心室波群（图4-2）。心室波群代表的解剖结构由前到后依次为胸壁、右心室前壁、右心室、室间隔、左心室及左心室后壁。部分人左心室腔内可见移动的腱索。正常人室间隔收缩期向后、舒张期向前移动。左心室后壁的运动方向与室间隔相反，且运动幅度大于室间隔。

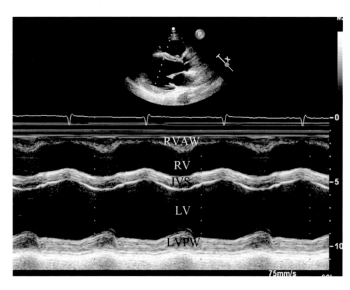

图4-2　M型超声显示心室波群

IVS—室间隔；LV—左心室；
LVPW—左心室后壁；RV—右心室；
RVAW—右心室前壁

3.主动脉瓣波群

在标准左心室长轴切面或大动脉短轴切面引导下，将取样线放置于主动脉根部水平，即可获得主动脉根部相关结构的M型超声图像（图4-3）。这组波群从前到后依次由胸壁、右心室前壁、右心室、主动脉根部前壁、主动脉瓣（在标准左心室长轴切面上为右冠瓣及无冠瓣）、主动脉根部后壁及左心房前壁的运动曲线组成。其中主动脉瓣在等容收缩期末开放，右冠瓣、无冠瓣运动方向相反，分别移向主动脉根部前壁、后壁。射血期结束后主动脉瓣关闭，右冠瓣、无冠瓣曲线重叠后随主动脉根部管壁同步运动。主动脉瓣在射血期的启闭过程在M型超声上表现为一六边形，六边形上、下两边之间的距离可反映主动脉瓣开放幅度。

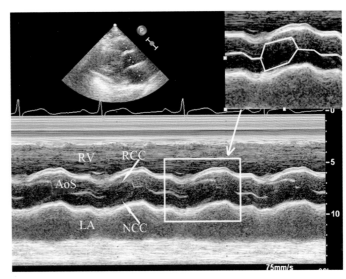

图4-3　M型超声显示主动脉瓣波群

AoS—主动脉窦；LA—左心房；
NCC—无冠瓣；RCC—右冠瓣；RV—右心室

4.肺动脉瓣波群

在标准胸骨旁大动脉短轴切面或右心室流出道切面上，取样线经过肺动脉瓣瓣叶以获得肺动脉瓣M型超声波群（图4-4）。在瓣叶活动曲线上可采用a～f六个字母标记心动周期中不同时相。a波出现于心电图P波之后，显示瓣叶略向肺动脉侧移动，由心房收缩产生。a波的幅度除受呼吸影响外，主要与肺动脉压力密切相关。当肺动脉压力升高时a波凹陷变浅或消失。bc段与cd段分别描记了收缩期肺动脉瓣由关闭到向后开放至最大幅度，并随心脏收缩略向前移动的过

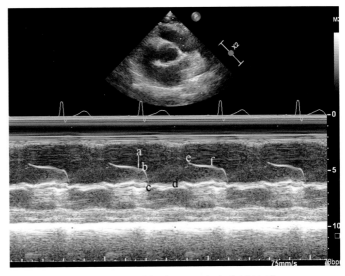

图4-4　M型超声显示肺动脉瓣波群

程。e点对应肺动脉瓣关闭的位置，ef段代表舒张期瓣叶关闭后随心脏舒张略向后移动。

二、M型超声图像其他相关切面

除上述波群外，临床中还常用M型超声在心尖四腔心切面描记三尖瓣环运动并测量位移，评价右心室收缩功能等。

第四节　M型超声心动图的临床应用

一、观察及分析结构性心脏病

1.二尖瓣狭窄

二尖瓣狭窄最常见于风湿性心脏病，一般以瓣缘增厚、联合部粘连、瓣叶开放受限为特征。其M型超声的表现为二尖瓣前叶舒张期"城墙垛"征，后叶受牵拉与前叶呈同向运动，前叶、后叶开放幅度减低。"城墙垛"征是指舒张期二尖瓣前叶开放至最大幅度到达E峰后，受瓣口狭窄影响，左心房内血液进入左心室受阻，左心房与左心室间压力差下降速度减慢，在M型二尖瓣波群曲线上EF段斜率变小，E峰与A峰间凹陷消失，得到形似城墙垛的曲线（图4-5）。此外，部分患者还可在M型超声其他波群图像上观察到左心房、

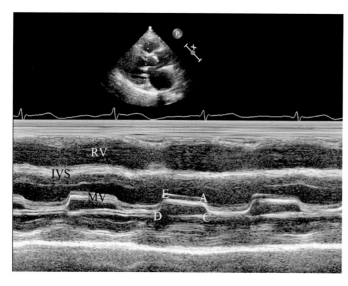

图4-5　风湿性二尖瓣狭窄M型超声心动图

二尖瓣前后瓣叶开放幅度减小，EF斜率减低，前叶舒张期呈"城墙垛"样改变，后叶舒张期几乎没有向后运动。IVS—室间隔；MV—二尖瓣；RV—右心室

右心室扩大，左心室相对减小以及左心房血栓形成等信息。值得注意的是，"城墙垛"征并不是风湿性二尖瓣狭窄特有的征象，在二尖瓣机械瓣置换术后的患者中，经二尖瓣口的M型曲线也可表现为"城墙垛"样改变。

此外，左心房黏液瘤等体积较大的心房占位性病变也可出现二尖瓣狭窄相关表现。瘤体在舒张期经二尖瓣口脱向左心室侧，致二尖瓣口前向血流受阻，在收缩期退回左心房内。M型超声曲线EF段斜率减小，且在前、后叶间可见瘤体移动的反射回波，一般在舒张期出现，收缩期消失。

2.二尖瓣脱垂

二尖瓣脱垂的M型超声表现为收缩中晚期CD段向下凹陷呈"吊床"样改变，前叶、后叶CD段分离（图4-6）。如合并感染性心内膜炎，应注意观察瓣叶曲线上附着赘生物或断裂腱索回声。二尖瓣脱垂可引起左心循环血容量增多，因此心室波群可见左心室增大，室间隔与左心室后壁运动幅度增大。

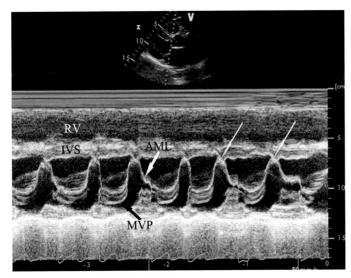

图4-6　超声显示二尖瓣脱垂的M型超声心动图

主要显示二尖瓣前叶（白色短箭头），瓣叶活动幅度增大，前叶舒张期抵达室间隔（白色长箭头）收缩期向下凹陷，呈"吊床"样改变（黑色箭头）。AML—二尖瓣前叶；IVS—室间隔；MVP—二尖瓣脱垂；RV—右心室

3.主动脉瓣狭窄与关闭不全

主动脉瓣狭窄通常可观察到瓣叶增厚、钙化、粘连。M型超声主动脉瓣波群表现为收缩期瓣叶开放幅度减小（图4-7）。由于后负荷增加，左心室排血受阻，心室波群可见室间隔与左心室后壁代偿性增厚的回波信号。

主动脉瓣关闭不全的直接征象为瓣叶舒张期不能完全对合，M型超声图像上舒张期关闭线为双线。由于主动脉瓣关闭不全通常伴有主动脉根部扩张，左心室扩大，左心室容量负荷的增加，因此在不合并主动脉瓣狭窄的情况下，部分患者还可通过M型超声观察到主动脉瓣开放速度增加，开放幅度变大。此外，主动脉瓣反流束冲击二尖瓣前叶，致二尖瓣

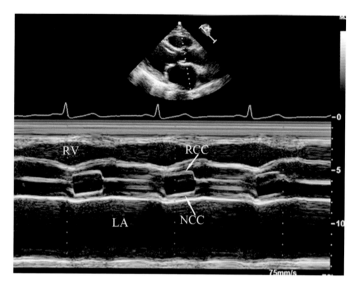

图4-7　主动脉瓣狭窄的M型超声心动图

LA—左心房；NCC—无冠瓣；
RCC—右冠瓣；RV—右心室

前叶曲线舒张期出现高速扑动，且受左心室舒张末充盈压升高影响，二尖瓣提前关闭，A峰消失。二尖瓣波群的一系列变化可作为主动脉瓣关闭不全的重要间接征象。

4.心肌梗死

心肌梗死典型M型超声表现为梗死节段室壁变薄，室壁增厚率与向心运动幅度减低。合并有左心室扩大或乳头肌功能不全的患者亦可见二尖瓣关闭不全的相关征象。检查中还可应用解剖M型超声，更准确地探查任意方向上心肌运动情况。

5.肺动脉高压

原发性肺动脉高压的患者以右心室阻力负荷增加为特征，M型超声心室波群可见右心室壁增厚，右心室扩大，室间隔塌向左心室侧。肺动脉瓣波群特点为a波低平或消失，收缩中期提前关闭，呈"W"形。

房间隔缺损，肺静脉异位引流，冠状动脉-肺动脉瘘等左向右分流的先天性心脏病可导致右心及肺动脉容量负荷增加。M型超声心室波群可显示右心室增大，左心室相对减小，室间隔偏向左心室侧且与左心室后壁部分呈同向运动。肺动脉瓣波群可见瓣膜开放幅度增大，开放时间延长。

6.心肌病

肥厚型心肌病累及室间隔者M型超声二尖瓣波群可见二尖瓣前叶及部分瓣下腱索舒张期靠近室间隔曲线，且EF斜率因左心室充盈压升高而减小；收缩期在左心室流出道虹吸作用影响下CD段呈弓背向上隆起，可与室间隔完全接触，即"SAM（systolic anterior motion）征"阳性（图4-8）。值得注意的是"SAM征"并非肥厚型心肌病特有的现象。在流出道梗阻的患者中，收缩早期主动脉瓣开放正常，收缩中期血流在左心室流出道受阻，主动脉瓣提前半关闭，收缩晚期再次开放，收缩末期完全关闭，使主动脉瓣波群右冠瓣活动曲线呈"M"形，无冠瓣呈"W"形。心室波群可见室间隔向心运动相对减弱，左心室后壁运动幅度可代偿性增强。

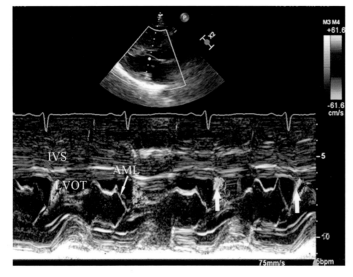

图4-8　左心室流出道梗阻性肥厚型心肌病彩色M型超声心动图

室间隔明显增厚，二尖瓣前叶收缩期向前移，贴近室间隔（SAM征阳性），白色粗箭头显示收缩期左心室流出道血流加速。AML—二尖瓣前叶；IVS—室间隔；LVOT—左室流出道

扩张型心肌病M型超声图像表现为左心室或双心室扩大，二尖瓣前叶、后叶开放幅度减低，呈"大心腔，小开口"的"钻石"样改变（图4-9）。二尖瓣前叶曲线E峰与室间隔之间距离EPSS（E-point septal separation，EPSS）明显增大。心室波群可见室间隔与左心室后壁运动幅度及室壁增厚率均减低。

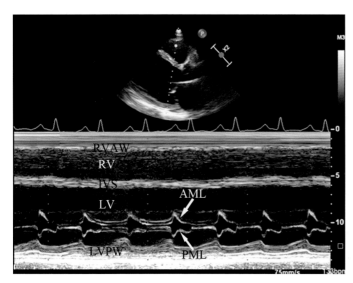

图4-9　扩张型心肌病M型超声心动图之二尖瓣波群

双室扩大，室间隔与左心室后壁运动幅度及室壁增厚率均减低。二尖瓣前、后叶开放幅度减低，呈"钻石"样改变，EPSS明显增大。AML—二尖瓣前叶；IVS—室间隔；LV—左心室；LVPW—左心室后壁；PML—二尖瓣后叶；RV—右心室；RVAW—右心室前壁

7.心包疾病

左心室长轴切面M型超声示右心室前壁前方或左心室后壁后方出现无回声区通常提示心包积液，应注意结合二维超声图像与胸腔、腹腔积液及心包脂肪相鉴别。

缩窄性心包炎以心包增厚、钙化、粘连为特点，心室舒张受限。舒张早期心包压力迅速上升，室间隔运动曲线出现"跳跃"征，舒张中晚期运动较平直（图4-10）。室间隔"跳跃"征是区别缩窄性心包炎和限制型心肌病的重要特征。

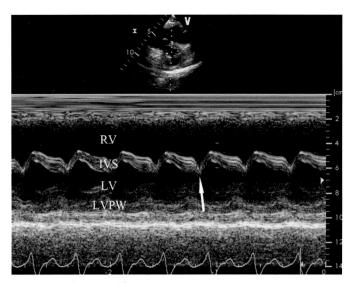

图4-10 缩窄性心包炎的M型超声心动图

室间隔舒张早期出现"跳跃"征（白色箭头所示），舒张中晚期运动较平直。IVS—室间隔；LV—左心室；LVPW—左心室后壁；RV—右心室

二、评价心脏功能

1.左心室收缩功能评价

在左心室形态正常的健康人群中，可采用M型超声测量左心室舒张末期及收缩末期内径，估算左心室舒张、收缩末期容积及左心室射血分数。但此方法受取样线方向等因素影响存在误差，仅作为参考，临床中仍推荐二维或三维超声测量左心室射血分数。

2.左心室舒张功能评价

在心尖四腔心切面，应用彩色M型模式，将取样线置于二尖瓣前向血流束中心，并尽量与血流束方向平行，然后下调彩色标尺范围至低于Nyquist极限，使得血流束中心最高速的射流出现彩色反转，显示为蓝色。冻结图像后，测量自二尖瓣水平至左心室心尖方向上约4cm处舒张早期彩色混叠的线性斜率，即为舒张期早期血流传播速率（flow propagation velocity，V_p）。一般在左心室舒张功能正常的人群中，V_p大于50cm/s，V_p减低通常提示左心室舒张功能障碍。

3.右心室收缩功能评价

三尖瓣环位移（tricuspid annular plane systolic excursion，TAPSE）是在心尖四腔心切面右心室基底部三尖瓣环水平应用M型超声测量右心室长轴方向上测得的收缩期位移，用以代表右心室整体收缩功能（图4-11）。正常人TAPSE参考值一般大于17mm。TAPSE的优点是简单易行，可重复性强；缺点是用右心室局部运动幅度代表整体的收缩功能，具有角度依赖性，目前缺乏大规模的研究。

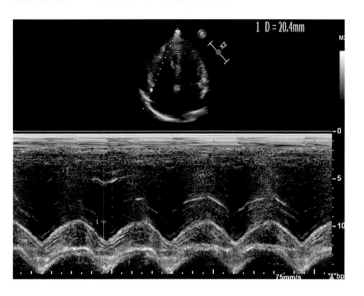

图4-11　M型超声测量TAPSE

三、在胎儿心律失常中的应用

在胎儿四腔心切面，通过调整角度，将取样线同时穿过心房与心室，通过M型同步记录心房壁与心室壁收缩运动的频率与节律，对观察心律失常胎儿房室机械活动间的关系、明确心律失常的类型具有重要意义。正常胎儿心律规整，每个心房收缩波后出现一个相应的心室收缩波，心率为每分钟120～160次。如M型超声显示房室收缩顺序规律出现，而胎心率每分钟小于100次或大于180次则分别提示窦性心动过缓或窦性心动过速。

室上性心动过速是最常见的胎儿快速型心律失常，M型超声一般表现为心房收缩波规则，频率大于每分钟220次，房室1：1传导，心室率规则，室上速多呈间歇性发作。当M型显示心房率大于每分钟300次，伴固定或不固定的房室传导阻滞（多为2：1或3：1下传），心室率慢于心房率常提示胎儿心房扑动可能性，如心室率绝对不齐则考虑心房颤动。

房性早搏的M型超声表现为心房壁提前收缩，当房性早搏下传时，心室壁提前收缩并伴不完全代偿间歇（图4-12）；阻滞性房性早搏未下传至心室，其后亦伴不完全代偿间歇，持续房早未下传可致心室率减慢。室性早搏在胎儿期较少见，M型超声特点为可见提前出现的心室收缩波，后伴有完全性代偿间歇。

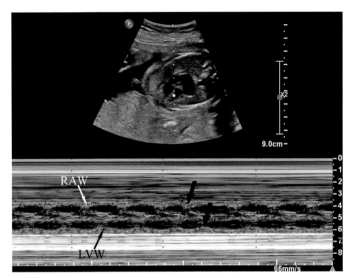

图4-12　胎儿M型超声心动图

声束经过右心房和左心室，图像所示右心房壁提前出现的收缩波后伴有不完全性代偿间歇，黑色粗箭头示下传的房性早搏。LVW—左心室壁；RAW—右心房壁

完全性房室传导阻滞是胎儿心动过缓最常见的类型，其M型超声表现心房收缩与心室收缩不相关，心房、心室收缩波各自整齐，心室率小于心房率，胎心率通常小于每分钟80次。二度Ⅱ型房室传导阻滞典型M型超声表现为心房、心室收缩波规整，但心室率仅为心房率的1/2。

事实上，在成人和儿童中，M型超声心动图对一些类型的心律失常也可做出相应的辅助诊断并可对心律失常患者的室壁运动特点进行分析，只不过因为成人和儿童的心律失常可以很容易通过体表心电图进行诊断，而使M型超声心动图在这方面的作用没有得到更广泛的应用。

（刘文　杨军）

参考文献

[1] Krishnamoorthy V K, Sengupta P P, Gentile F, et al. History of echocardiography and its future applications in medicine. Critical care medicine, 2007, 35: S309-313.

[2] 王新房，杨亚利. 充分发挥M型超声心动图的潜力. 中国医学影像技术，2003, 19(1): 104-105.

[3] Haikal M, Alpert M A, Whiting R B, et al. Sensitivity and specificity of M mode echocardiographic signs of mitral valve prolapse. The American journal of cardiology, 1982, 50: 185-190.

[4] Nagueh S F, Appleton C P, Gillebert T C, et al. Recommendations for the evaluation of left ventricular diastolic function by echocardiography. European journal of echocardiography: the journal of the Working Group on Echocardiography of the European Society of Cardiology, 2009, 10: 165-193.

[5] Maeno Y, Hirose A, Kanbe T, et al. Fetal arrhythmia: Prenatal diagnosis and perinatal management. The journal of obstetrics and gynaecology research, 2009, 35: 623-629.

第五章　二维超声成像原理与应用

第一节　二维超声的概述及成像原理

一、概述

二维超声又称B型超声，自20世纪50年代初Howry和Bliss首次报道应用这一成像技术以来，随着科技的不断进步，在技术革新上屡次取得重大突破，能更加清晰、直观地显示各器官、各结构的空间位置、连续关系等，使得超声诊断正确率有很大提高，在临床上得以广泛应用。本章将就二维超声成像的原理、仪器、图像采集、常用切面及临床应用等方面逐一进行介绍。

二、二维超声的基本原理及仪器设置

（一）技术原理及基本显像模式

二维超声图像是通过超声束电子扫描断层切面获得的信号经处理形成的。工作原理是以亮度或辉度方式显示回声信号的强弱，将单条声束传播途径中遇到的各个界面所产生的一系列散射和反射信号，在示波屏扫描线上以亮度或辉度形式表达。因此，扫描线上回声信号的分布代表了声束一条线方向上的组织结构。对于每条扫描线，短波以一定频率发出，该频率由超声波到达图像最大深度来回所需的时间决定。因每一条扫描线都需要一定的时间，所以获得一帧完整图像所需的时间与扫描线的数量及图像深度直接相关。此时如将探头所发出的声束指向及位置加以改变，并使荧光屏上扫描线也会相应地同步移动，每条扫描线反射回来的超声信号都被压电晶体所接收，并产生小的电子信号。这些信号经复

杂的处理最后形成显示在荧光屏上的图像。

二维超声仪的主要组成部分包括超声换能器即探头和主机，主机包括脉冲信号发射和接收系统、显示与记录设备以及电源等。工作过程如下：首先由探头内的压电晶体，将仪器发射系统产生的短促高频电脉冲信号转化成高频机械振动，即由逆压电效应产生超声信号，并通过体表向人体组织器官内发射。探头随即接收体内多种不同界面反射回来的强弱不同的信号（机械振动），即由正压电效应转换成高频电信号。超声仪的接收系统将高频电信号加以接收和放大，通过对数放大器压缩动态范围，经过时间增益补偿、灰阶变换等前处理和后处理，并经过数字扫描转换器，将探头扫描获得的系列回声信号变成视频信号，同时在荧光屏上显示出来。这种人体内部组织器官系列回声通过超声扫描构成反映人体局部断层切面图，即声像图。

（二）二维超声的仪器设置

1.发射能量

发射能量是指超声发射脉冲能量的大小。在使用过程中，应尽量避免将能量开至最大，否则压电晶体片容易过热受损。

2.灵敏度

灵敏度主要包括增益、抑制及补偿等控制钮的调节，在超声探查时，应该注意仪器灵敏度的调节，从而获得符合诊断要求的清晰图像。

3.灰阶

调节辉度与对比度，使反射的强度能以适当的明暗阶差予以显示。无反射区应为黑色，强反射区应为白色，余者分别为深灰、灰色及浅灰等，这种方法称为灰阶显示。从理论上看，灰阶的动态范围愈大，组织结构的层次愈丰富，能分辨的组织结构愈精细。

4.发射频率

发射频率高低不仅影响图像的纵向分辨力，也影响其透入深度。

5.扫描深度

仪器扫描深度视个体情况而定。

6.帧频

目前所用仪器的帧频一般为自动调整，操作者无须做任何选择。扫描深度过大或彩色多普勒取样面积过宽，帧频将会减少；而扫描深度减小或彩色多普勒取样面积过窄，帧频将会高。由于现用仪器均以数字扫描转换器显示，不论帧频高低，图像均不会发生闪烁现象。但当帧频低于10帧/秒时，活动较慢，可有缓慢停顿的非实时感。

第二节　二维超声的回声特点及图像分析

一、人体不同组织和体液的回声强度

（一）回声强度分级

根据图像中不同灰阶强度将回声信号分为以下几级（图5-1）。

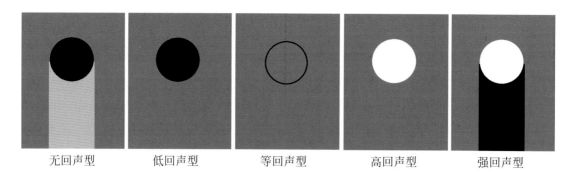

| 无回声型 | 低回声型 | 等回声型 | 高回声型 | 强回声型 |

图5-1　回声强度主要分级

1.强回声

反射系数大于50%以上，灰度明亮，后方常因衰减而形成声影，见于结石和各种钙化灶等。

2.高回声

反射系数大于20%左右，灰度较明亮，后方常不伴声影，见于肾窦和纤维组织等。

3.等回声

灰阶强度呈中等水平，见于正常肝、脾等实质脏器等。

4.低回声

呈灰暗水平的回声，见于肾皮质等均质结构。

5.弱回声

透声性较好和很低水平的回声，见于肾椎体和正常淋巴结等。

6.无回声

均质液体内无声阻差异的界面或无反射即呈无回声区，见于正常充盈的胆囊和膀胱等。

（二）人体的回声强度的一般规律

① 人体组织回声强度一般规律为骨骼＞肾窦＞胰腺＞肝、脾实质＞肌肉＞肾皮质＞肾髓质＞脂肪＞血液＞胆汁和尿液＞水。

② 均质性液体为无回声，如胆汁和尿液，但有些均质性固体如透明软骨也可为无回声。

③ 非均质性液体回声增强，如尿液中混有血液。

④ 引起回声增强的原因常见有：均质性液体混入微气泡或合并感染；新鲜的出血、血肿；纤维化、钙化等。

（三）人体组织声衰减程度的一般规律

水的衰减系数几乎为0dB/（cm·MHz），组织内含水愈多，声衰减愈低，其后方组织的回声相对较高。蛋白对声能的吸收较多，组织中蛋白成分愈多，衰减程度愈高，后方回声增强不明显。组织中含胶原蛋白和钙质愈多，声衰减程度愈高。人体组织声衰减的一般规律为：骨骼、钙化、结石＞瘢痕、软骨、肌腱＞肝脏、肾脏、肌肉、脑＞脂肪、血液＞尿液、胆汁、囊液、胸腔积液、腹水。

二、图像分析

（一）实质性器官

（1）大小、形态和表面　实质性器官均有各自典型的外形和相近的大小。其特定切面的声像图形状和回声相似。若形态失常、增大或缩小，提示异常。

（2）内部回声　人体器官的内部回声各具特点，弥漫性或局限性回声异常提示存在病变。

（3）血管分布　正常血管分布的紊乱和破坏提示脏器存在疾病，是诊断疾病的重要线索。

（4）毗邻关系　器官的毗邻关系构成特定的声像图切面。器官病变常累及周围组织或脏器，对判断病变的存在及程度有重要价值。

（二）空腔器官

（1）大小、形态和充盈状态　空腔器官的声像图，与生理状态不符的增大和缩小都提示异常。

（2）壁回声　充盈的空腔器官壁结构回声清晰，厚度均匀。应注意观察壁的厚度有无变化，层次结构是否连续，壁内及黏膜有无异常回声。

（3）内容物　正常内容物应与其回声相符，若内部有回声，提示病例状态，如结石、出血等。

（4）后方回声　含液空腔脏器后方回声增强，当回声过强时，会影响后壁结构的显示，此时应调节增益抑制远场回声强度。

（三）浅表器官及组织

甲状腺、乳房等浅表器官及组织图像分析时，除了观察其形态、大小、边界和内部回声外，还要比较成对器官和组织回声的对称性。

第三节　二维超声基本切面及应用

一、实质性器官

（一）肝脏

1.右肋缘下斜切面

探头置于右腹直肌外缘与肋弓交点和脐的连线上，适当转动探头使声束平面对准肝门的双管结构，显示第一肝门。此切面主要显示肝外胆管，门静脉左支矢状部、横部，门静脉主干，门静脉右支，门静脉右前支，门静脉右后支，下腔静脉等（图5-2）。在第一肝门基础上继续向横膈方向偏移探头至清晰显示肝中静脉和肝右静脉，亦称为肝静脉平面（图5-3）。此切面主要显示肝左静脉、肝中静脉、肝右静脉、门静脉右支和膈面等。

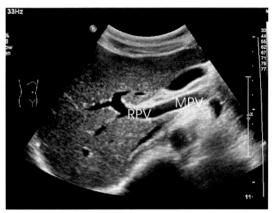

图5-2　肝右肋缘下斜切面显示第一肝门

RPV—门静脉右干；MPV—门静脉主干

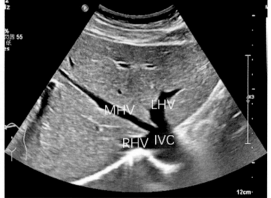

图5-3　肝右肋缘下斜切面显示第二肝门

IVC—下腔静脉；LHV—左肝静脉；

MHV—中肝静脉；RHV—右肝静脉

2.剑突下横切面

探头置于左肋缘下，声束朝向患者左肩，此切面主要显示左外叶下面、前缘及左外侧角、门静脉左支矢状部及肝左静脉属支等（图5-4）。

3.剑突下纵切面

探头置于剑突下，使声束平行于腹正中线自左向右缓慢移动探头，显示左叶间裂结构。此切面显示左叶前缘、左横膈面、尾状叶、肝圆韧带、静脉韧带、门静脉左支矢状部和下腔静脉等（图5-5）；声束平行于腹正中线自右向左缓慢移动探头，此切面显示左叶前缘、下面，左横膈面，腹主动脉，肠系膜上动脉等（图5-6）。

4.右肋间斜切面

探头置于右侧第7～9肋间，以肋间为轴进行扇形扫查，此切面显示右叶间裂、肝脏面、肝前缘、门静脉右后支、门静脉右前支和肝右静脉等（图5-7）。

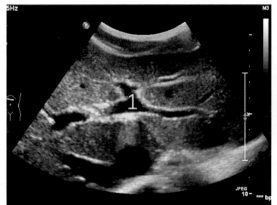

图5-4 肝剑突下横切面显示肝左外叶

1—门静脉左支矢状部

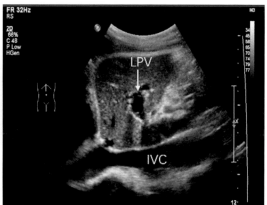

图5-5 肝剑突下纵切面显示肝左叶、门静脉左支及下腔静脉

IVC—下腔静脉；LPV—门静脉左支

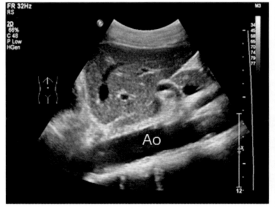

图5-6 肝剑突下纵切显示左叶经腹主动脉长轴

Ao—腹主动脉

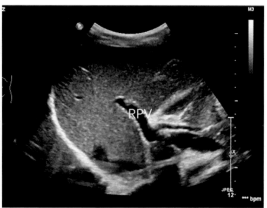

图5-7 肝右肋间斜切面显示门静脉右干

RPV—门静脉右干

（二）脾脏

1.右侧卧位或左前斜位

探头置于腋前线至腋后线第9～11肋间逐一扫查。通过脾门处显示脾静脉的肋间斜切面，转动探头以获得脾最大长径及厚径。此切面是观察脾形态、内部结构的常用切面（图5-8）。

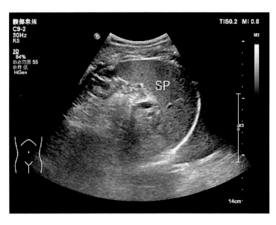

图5-8　左肋间斜切面显示脾脏

SP—脾脏

2.仰卧位

探头置于左侧腋中线与腋后线间做冠状扫查，使声束平面向腹侧倾斜，可显示脾门及脾的完整轮廓，观察脾与邻近脏器的关系。

（三）胰腺

1.剑突下胰腺横切面

探头于剑突下横切扫查，显示胰腺长轴切面，观察胰头、胰体、胰尾及周围结构（图5-9）。在胰头的前外侧和背侧可显示出胆总管的圆形横断面。胰颈部的后方可显示肠系膜上静脉与脾静脉的汇合部。

2.剑突下纵切面

在剑突下横切面基础上旋转探头，显示胰腺矢状面或矢状斜切面。上腹部偏右纵切面显示胰头、胆管、门静脉、肠系膜上动静脉等（图5-10）；上腹部偏左纵切面显示胰尾、肾上极、肾上腺等。

3.左肋间斜切面

探头置于左肋间扫查，以脾脏为声窗观察脾门区胰尾，此切面显示胰尾困难的病例尤为有效。

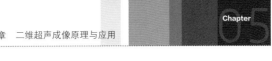
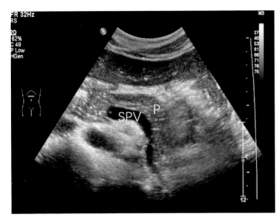

图5-9　剑突下横切扫查显示胰腺长轴切面

P—胰腺，SPV—脾静脉

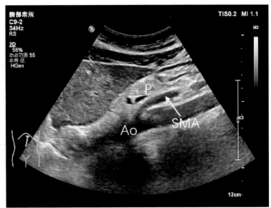

图5-10　剑突下纵切扫查显示胰腺
短轴及肠系膜上动脉

Ao—腹主动脉，P—胰腺，SMA—肠系膜上动脉

（四）肾

1.经侧腰部

探头置于侧腰部第8～11肋间，声束指向内侧，获得肾冠状切面，可同时显示肾上下极和肾门，在此切面上可测量肾脏长径，即肾上下极之间的距离（图5-11）；测量横径，即肾门至肾外缘侧之间垂直于长径的距离。将探头十字交叉，由肾中部向上和向下滑行，可显示肾横切面图像，经肾门的横切面可测量厚径，即肾前缘至后缘之间的距离（图5-12）。

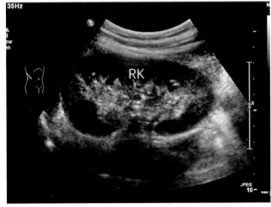

图5-11　经侧腰部肾脏冠状切面

RK—右肾

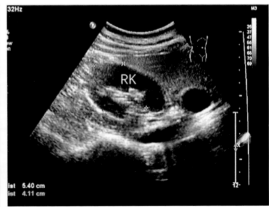

图5-12　经侧腰部肾横切面（经肾门）

RK—右肾

2.经背部

探头置于背部脊肋角下方肾区，探头上下缘的方向与肾长轴保持平行，探头由内向外或由外向内扫查，获得肾纵切面图像（图5-13）。探头沿肾长轴逆时针旋转90°，自肾上极经肾门向下极扫查，可获得肾横切面图像。

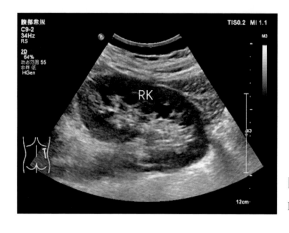

图5-13　经背部肾纵切面

RK—右肾

3.经腹部

上腹部横切面，调整探头角度，可显示左肾静脉、左肾动脉和右肾静脉、右肾动脉出入肾门的图像，追踪扫查，可显示肾动脉和肾静脉分别起自腹主动脉和汇入下腔静脉。

（五）前列腺

1.经腹检查

探头置于耻骨联合上缘中线处，向后下方适当加压，可获得前列腺正中横切面（图5-14），前列腺横切面呈左右对称的栗子形，包膜呈光滑的带状高回声，移行区回声略低，周围区回声略高，内部回声均匀，底部后上方可见无回声或低回声的精囊。向左、右平行侧动探头系列扫查，可获得前列腺旁矢状切面及精囊断面，前列腺呈栗子形，尖部指向前下方。探头自左、右精囊腺水平至前列腺尖部横向扫查，可获得前列腺、精囊腺横状切面（图5-15）。

2.经直肠检查

探头插入肛门4～6cm即可获得前列腺的切面图。横切面前列腺底部呈倒置栗子形，向尖部扫查，渐变为圆形，由底至尖部依次显示精囊、中央区和移行区构成的底部、三区均含有的中上部、周围区为主的中下部和尖部（图5-16）。纵切面扫查，正中线精阜以上为中央区和移行区，精阜以下后方为周围区，前方为肌纤维基质部。双侧精囊大小、形态回声对称。

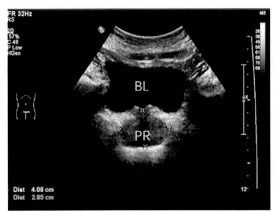

图5-14 经腹前列腺正中横切面

BL—膀胱；PR—前列腺

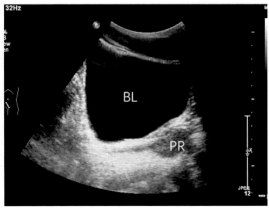

图5-15 经腹前列腺正中矢状面图

BL—膀胱；PR—前列腺

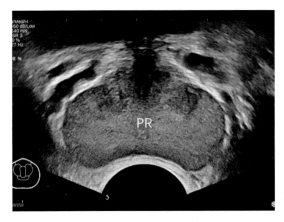

图5-16 经直肠前列腺横切面

PR—前列腺

二、空腔器官

（一）胆道系统

1.右肋缘下纵切面

探头置于右肋缘下，与肋弓基本垂直，调整探头，完整显示胆囊长轴断面，以此为基准进行扫查，主要观察胆囊大小、胆囊壁是否光滑、是否增厚、胆囊腔内是否有异常回声及其周围组织关系。

2.右肋缘下斜切面（图5-17）

探头置于右肋缘下，并与右肋缘平行或呈一定角度，显示胆总管长轴（图5-18）。

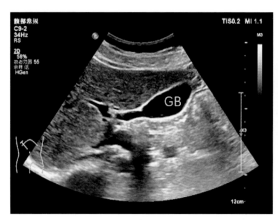 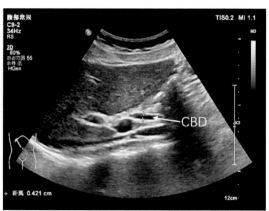

图5-17　胆囊右肋缘下斜切面　　　　图5-18　右肋下斜切面显示胆总管长轴

GB—胆囊　　　　　　　　　　　　CBD—胆总管

3.右肋间隙斜断面

探头置于第6～9肋间，此切面可显示右前叶和肝后叶内胆管和肝总管的纵断面，同时清晰显示胆囊结构，特别对肥胖患者非常有效。

4.剑突下横断面

探头置于剑突下稍偏右，声束指向膈顶，此切面可显示门静脉左支构成的"工"字形或肝左管。

（二）胃肠

1.胃

（1）胃食管下段及贲门长轴切面（图5-19）　探头长轴置于上腹部剑突下中线稍左，可显示腹段食管、贲门、胃底及高位胃体。

（2）胃贲门横切面（图5-20）　探头横置于上腹部剑突下，声束指向膈肌顶部，在肝左叶后，近圆形的腹主动脉及椎体前高回声之前，腹主动脉呈扁圆形，周边低、中心稍强，似"靶形"。

（3）胃底部剑突下斜切面（图5-21）　探头置于剑突下向左斜切，可显示胃底上端和贲门的左侧缘相连，下端和胃大弯相连，外侧和左侧膈肌及脾脏紧贴，对侧是与肝左叶脏面相邻的胃小弯垂直部。

（4）胃体长轴切面（图5-22）　探头平行于胃长轴扫查，由近向远依次显示胃前壁、胃腔、胃后壁、后方胰腺，腹膜后大血管及脊柱。

（5）胃体短轴切面（图5-23）　在胃体长轴切面基础上，旋转90°，近场显示为胃前壁，远场显示为胃后壁，左侧为胃小弯，右侧为胃大弯。

（6）胃窦部短轴切面（图5-24）　探头斜置于右上腹，声束略朝向左上方倾斜扫查，可获得胃窦部长轴切面；在上述探头位置做垂直连续移动扫查，可获得胃窦部短轴切面。

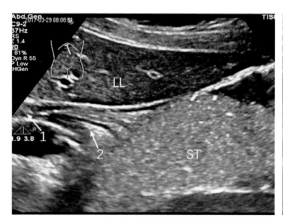

图5-19 胃食管下段及贲门长轴切面

LL—肝左叶；ST—胃；1—食管下段；2—贲门

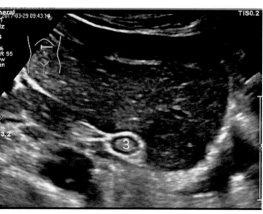

图5-20 胃贲门横切面

3—贲门

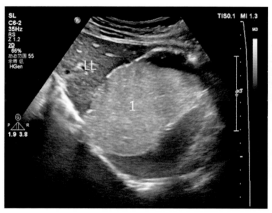

图5-21 胃底部剑突下斜切面

LL—肝左叶；1—胃底

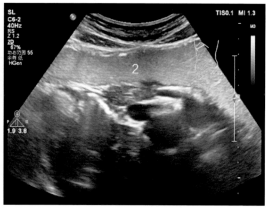

图5-22 胃体长轴切面

2—胃体

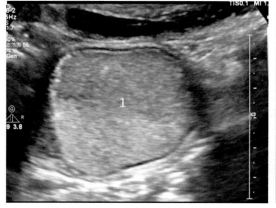

图5-23 胃体短轴切面

1—胃体

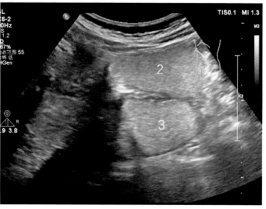

图5-24 胃窦部短轴切面

2—胃体；3—胃窦

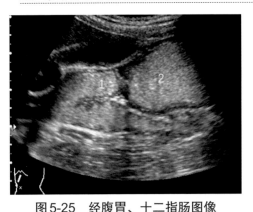

图5-25 经腹胃、十二指肠图像

1—十二指肠球部；2—胃窦

2.肠道

（1）十二指肠（图5-25） 胃窦长轴切面探头后移可观察到十二指肠球部，位于胆囊内下方，胰头右前方。再依次向下、向左纵向和横向扫查，可观察到降部、水平部和升部，降部远端与水平部相连，形成"C"形环绕胰头。

（2）空回肠 由于其范围广，走行无规律，可在整个腹腔行纵、横及斜切面相结合的"交叉式"扫查。空腹时，肠壁呈低回声，中心肠腔内可见气体强反射回声；进食后，肠管内充满混有气体的肠内容物，形成杂乱的回声反射，后方有声影。

（3）大肠 右肋弓下扫查，于肝右叶下方、右肾上，可见结肠肝曲，探头沿右侧腹向下扫查，可观察到升结肠。左肋弓下扫查，脾及左肾内侧可见结肠脾曲，探头沿左侧腹向下扫查，可观察到降结肠。从结肠肝曲到脾曲横向扫查，可见横结肠。在耻骨上进行矢状面和横断面扫查，男性于前列腺、精囊后方，女性于子宫、阴道背侧可见直肠。

（三）膀胱

1.经腹壁

患者取仰卧位，探头置于耻骨联合以上，横向扫查至脐部，再纵向扫查，从下腹部一侧扫查至另一侧。膀胱适当充盈时，纵切面呈边缘圆钝的三角形，上方为前壁，下方为后壁，右方为底部，左方为顶部。横切面呈圆形或椭圆形，上方为前壁，下方为后壁，右方为左侧壁，左方为右侧壁（图5-26）。膀胱内尿液为无回声区。正中矢状切面显示膀胱颈部，有一开口为尿道内口。

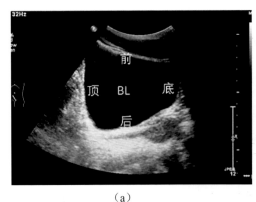
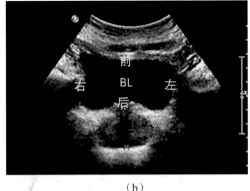

（a）　　　　　　　　　　　　　　　　　（b）

图5-26 经腹壁膀胱图像

（a）膀胱纵切面；（b）膀胱横切面。

BL—膀胱

2.经直肠

患者左侧卧位、胸膝位，探头插入肛门，横向或纵向扫查，得到一系列横切面以及以直肠为圆心的纵切面。

（四）子宫及卵巢

1.经腹检查

首先扫查子宫纵切面，于最大纵切面（图5-27）测量子宫长径、前后径及内膜厚度，将探头旋转90°进行横切面扫查（图5-28），并测量子宫横径。子宫体为均质实性结构，肌层呈均匀低回声，纵切面上呈倒置梨形，宫底最大横切面呈倒三角形，两侧为宫角，宫体横切面呈椭圆形（图5-29）。观察子宫两侧附件情况（图5-30），并于盆腔斜切面获得卵巢最大纵切面，测量其大小。卵巢呈扁椭圆形，周围皮质呈低回声，皮质内可见卵泡回声，中央部为髓质，呈高回声。

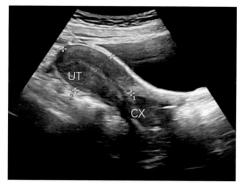

图5-27　经腹子宫纵切面测量长径及前后径

UT—子宫体；CX—子宫颈；
1—宫体长径；2—宫体前后径

图5-28　经腹子宫横切面测量横径

EM—子宫内膜；1—子宫横径

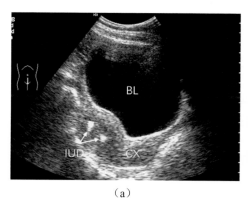

（a）

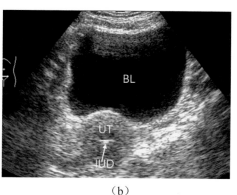

（b）

图5-29　经腹子宫纵切及横切，可见节育环

（a）子宫纵切面；（b）子宫横切面。BL—膀胱；CX—子宫颈；IUD—节育环；UT—子宫体

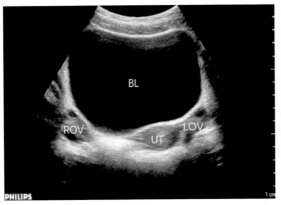

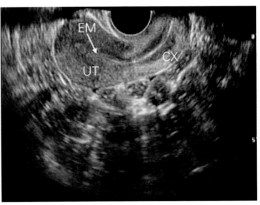

图5-30　经腹检查子宫及双侧卵巢

BL—膀胱；LOV—左卵巢；ROV—右卵巢；UT—子宫体

图5-31　经阴道检查子宫声像图

CX—子宫颈；EM—子宫内膜；UT—子宫体

2.经阴道检查

探头置于阴道内，顶端置于阴道穹窿部，进行纵切、横切及斜切面扫查，并观察双侧卵巢及附件区情况（图5-31、图5-32）。

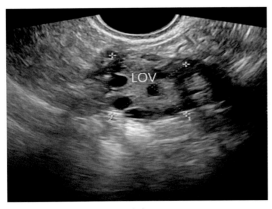

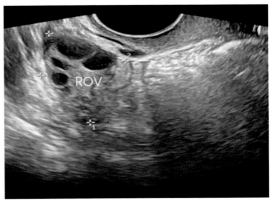

（a）

（b）

图5-32　经阴道检查双侧卵巢

（a）左卵巢；（b）右卵巢。LOV—左卵巢；ROV—右卵巢

三、心脏及外周血管

（一）心脏

1.胸骨旁左室长轴切面（图5-33）

探头置于胸骨左缘3～4肋间，探测平面与右肩、左腰平行。可显示右心室前壁、右

心室、室间隔、左心室、左心室后壁、左心房、主动脉、主动脉瓣与二尖瓣等结构。位于左心房底部相邻二尖瓣后叶根部的管腔为冠状静脉窦横断面，而位于该切面左上方的圆形管腔，则为降主动脉横断面。

2.主动脉根部短轴切面（图5-34）

在左心室长轴切面的基础上向右上倾斜探头或向右上水平移动探头即可获得，可显示主动脉根部及主动脉瓣瓣叶、左心房、右心房、房间隔、三尖瓣、右心室、右心室流出道、肺动脉近端、左冠状动脉主干等，如切面稍向上倾斜，则可见肺动脉主干及其左、右分支等。

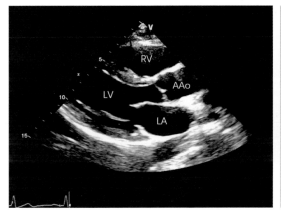

图5-33　胸骨旁左室长轴切面

AAo—升主动脉；LA—左心房；
LV—左心室；RV—右心室

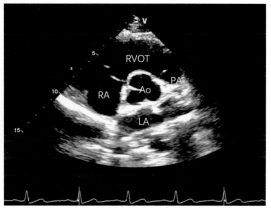

图5-34　主动脉根部短轴切面

Ao—主动脉；LA—左心房；PA—肺动脉；
RA—右心房；RVOT—右心室流出道

3.二尖瓣水平短轴切面（图5-35）

探头置于胸骨左缘3～4肋间，在主动脉短轴切面基础上将探头继续向下倾斜。该切面可见右心室、室间隔、左心室及二尖瓣口等。如将探头继续向下倾斜，可获得腱索水平左心室短轴切面。

4.乳头肌水平短轴切面（图5-36）

在二尖瓣短轴切面基础上缓慢向下倾斜，可显示前外、后内两组乳头肌。此切面可观察左、右室内径，室间隔，左心室后壁厚度，局部心肌运动状态与评价乳头肌功能等。

5.心尖水平短轴切面

探头置于前胸壁心尖搏动处或稍近端可见心尖水平左心室短轴切面，主要观察左心室心尖部室壁厚度及心肌活动情况。

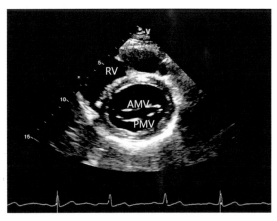

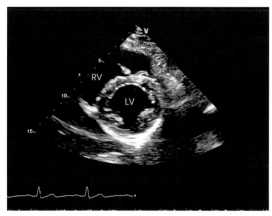

图5-35　二尖瓣水平短轴切面

AMV—二尖瓣前叶；PMV—二尖瓣后叶；

RV—右心室

图5-36　乳头肌水平短轴切面

LV—左心室；RV—右心室

6.心尖四腔切面（图5-37）

探头置于心尖搏动处，指向右侧胸锁关节，此切面室间隔直立，位于图像中央，右心室、右心房和左心室、左心房分别位于图像的左、右两侧，二、三尖瓣水平。该切面可观察到左、右心室腔，左、右室心尖部，左、右心室侧壁，二、三尖瓣，左、右心房，房、室间隔及肺静脉。

7.心尖五腔切面（图5-38）

在心尖四腔切面基础上，顺时针旋转探头约30°，可显示主动脉瓣及升主动脉根部，即心尖五腔切面。该切面则是评价左心室流出道、主动脉瓣和室间隔膜部的理想切面。

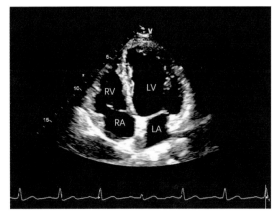

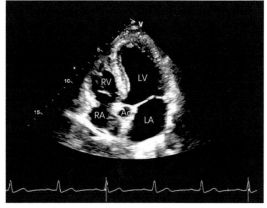

图5-37　心尖四腔切面

LA—左心房；LV—左心室；

RA—右心房；RV—右心室

图5-38　心尖五腔切面

Ao—主动脉；LA—左心房；LV—左心室；

RA—右心房；RV—右心室

（二）外周血管

1.颈动脉

横切面（图5-39）右侧自无名动脉分叉部、左侧从主动脉弓起始部开始，连续观察颈总动脉全程、颈动脉分叉部、颈内动脉、颈外动脉主干及分支。纵断面（图5-40）观察颈动脉血管壁三层结构，包括内膜、中膜、外膜，分别在颈动脉分叉部上方、下方1～1.5cm范围内测量颈总、颈内、颈外动脉血管内径及颈总动脉内-中膜厚度（IMT），并观察有无动脉粥样硬化性斑块。

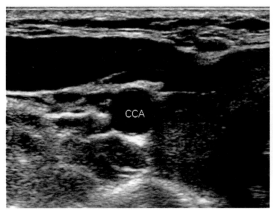

图5-39　颈总动脉横切面

CCA—颈总动脉

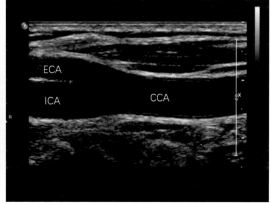

图5-40　颈动脉长轴切面

CCA—颈总动脉；ECA—颈外动脉；

ICA—颈内动脉

2.四肢动静脉

纵、横切面观察动静脉走行及结构，观察管壁、内膜和管腔内透声情况，测量管腔内径。正常动脉管腔清晰，内-中膜结构表现为偏高回声和低回声的均质条带，无增厚或斑块形成（图5-41）。正常静脉管壁菲薄，呈细线状，内膜光滑，内径多大于伴行动脉，且随呼吸运动变化，加压可使管腔压瘪。

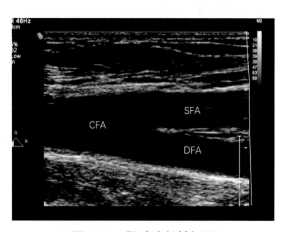

图5-41　股动脉长轴切面

CFA—股总动脉；DFA—股深动脉；

SFA—股浅动脉

四、浅表器官及组织

（一）甲状腺

1.横切面

甲状软骨下方，相当于第5～7颈椎水平，分别将探头置于颈前正中偏左和偏右，从上向下滑行，分别扫查两侧叶及峡部，取最大横切面测量甲状腺左右径及前后径，观察甲状腺实质及结节。

2.纵切面

沿甲状腺左、右两侧叶的长径扫查，由外向内或由内向外滑行纵切扫查，取最大切面测量上下径。

（二）乳腺

从上至下、从外向内做横切及纵切扫查或以乳头为中心，放射状顺/逆时针连续转动，分别进行纵、横及冠状切面检查，显示乳房内部结构、乳腺腺体组织、乳管系统与乳管间乳腺叶组织回声。

（三）浅表淋巴结

探头沿淋巴结长轴和短轴分别进行纵切和横切，测量其上下径和前后径，观察淋巴结的分布、形态、大小、边界、内部结构等。

第四节　二维超声新技术及应用

一、超声弹性成像

超声弹性成像是对组织的弹性参数或硬度进行成像和量化，对组织施加一个内部或外部的，动态或静态的激励，使弹性模量在正常组织和病变组织中，不同程度的病变组织中产生一定的差异或改变，通过检测这些物理量的变化，显示不同组织间的差异，并以图像显示，这项新技术弥补了常规超声的不足，能更生动地显示、定位病变及鉴别病变性质。尤其适用于鉴别实质性肿瘤的良恶性。目前已应用于肝脏、乳腺、甲状腺、前列腺等器官。

二、斑点追踪技术

斑点追踪技术是在二维超声的基础上，追踪记录心肌中每个微小"回声斑点"在心动周期中的位移，并描绘其运动轨迹，重建心肌组织实时运动和形变，从而定量地检测心肌运动速度、应变、应变率及心脏扭转运动等。由于其不受声束方向与室壁运动方向间夹角的影响，没有角度依赖性，因此可以更准确地反映心肌的运动情况（图5-42）。

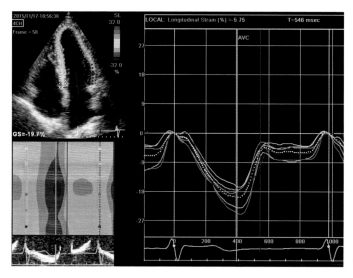

图5-42 心尖四腔心左心室长轴应变曲线

三、B-Flow血流成像技术

B-Flow血流成像技术也称"二维灰阶血流成像技术"，是一种以灰阶方式直接显示血流动力学改变的成像方法（图5-43）。其优点是在高帧频及轴向分辨力的基础下，同时进行血流和组织成像，提高了二维影像显示血流的能力，直接快速地显示血流信号、血管壁以及邻近组织的解剖关系，无血流外溢伪像，不致高估流道内径。

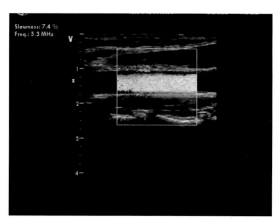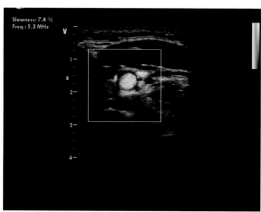

图5-43 颈动脉B-Flow血流成像

（陈昕）

参考文献

[1] 姜玉新, 张运, 等. 超声医学. 北京: 人民卫生出版社, 2016.

[2] 任卫东, 常才, 等. 超声诊断学. 3版. 北京: 人民卫生出版社, 2013.

[3] Ferraioli G, Wong V W, et al. Liver Ultrasound Elastography: An Update to the World Federation for Ultrasound in Medicine and Biology Guidelines and Recommendations. Ultrasound Med Biol, 2018, 44(12): 2419-2440.

[4] Dietrich C F, Müller T, et al. Statement and Recommendations on Interventional Ultrasound as a Thyroid Diagnostic and Treatment Procedure. Ultrasound Med Biol, 2018, 44(1): 14-36.

[5] 王新房, 谢明星, 等. 超声心动图学. 5版. 北京: 人民卫生出版社, 2016.

[6] Lang R M, Badano L P, et al. Recommendations for cardiac chamber quantification by echocardiography in adults: an update from the American Society of Echocardiography and the European Association of Cardiovascular Imaging. J Am Soc Echocardiogr, 2015, 28(1): 1-39.

[7] 温朝阳, 童一砂, 等. 血管超声经典教程. 6版. 北京: 科学出版社, 2017.

[8] Aboyans V, Ricco J B, et al. 2017 ESC Guidelines on the Diagnosis and Treatment of Peripheral Arterial Diseases, in collaboration with the European Society for Vascular Surgery (ESVS). Eur Heart J, 2018, 39(9): 763-816.

第六章 三维超声成像原理与应用

第一节 三维超声的概述

传统的二维超声成像模式限制了对各组织器官三维结构的观察及分析，因此，自超声成像出现以来，一直不断地探索和发展三维超声成像技术。20世纪50～60年代提出了三维超声扫描的概念，但因其扫查及处理速度较慢限制了临床应用。由于理想的三维超声需要计算机快速处理和重建技术以实现实时显像，三维超声在初始阶段发展缓慢。

20世纪90年代，美国杜克大学的Von Ramm等成功研发了实时三维超声成像系统，该系统采用二维阵列探头，可以快速采集原始超声数据。同期，计算机处理技术和超声技术亦不断发展，至21世纪初，三维超声成像系统也随之迅速发展。三维超声从静态图像或动态图像的后处理重建发展为可对动态图像进行实时容积重建，且探头技术的不断革新解决了三维成像帧频低、图像质量差等问题，多种三维成像模式的相继出现亦同时实现了结构的三维显示和功能的三维评价，使三维超声的临床应用更加广泛，从而为临床诊断和治疗提供了更准确的信息。

第二节 三维超声成像原理

三维超声通过获取器官结构的时间和空间信息，采用不同的方式重建或实时显示三维超声图像，以用于临床诊断。成像过程主要包括原始图像采集、图像重建、三维图像显示、三维图像切割与分析。

一、原始图像采集

多种扫查方法可用来进行三维原始图像采集和获取，包括机械定位扫查、自由臂扫查、二维阵列探头及矩阵探头扫查等。目前大多数超声仪器采用矩阵探头扫查。

（一）机械定位扫查

机械定位扫查可通过外部机械设备和一体化探头两种方式实现。外部机械设备是将探头置于外置机械驱动装置上进行扫查，而一体化探头是将传统的超声探头（线阵探头）置于可手持的机械装置内，内置驱动马达，计算机可控制线阵探头在其内以不同的方式扫查。机械定位扫查可预先设置，使用者可调整采集图像的角度和空间间隔，因此，能够获得组织器官准确的位置和方向信息且重复性较好。但其扫查系统庞大笨重，不利于临床应用。

常见的扫查方式包括平行扫查、扇形扫查和旋转扫查等，见图6-1。

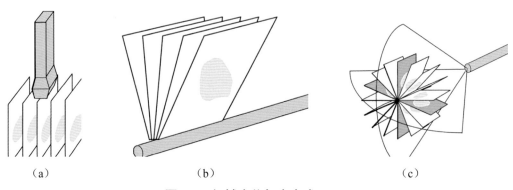

（a）　　　　　　　　　　（b）　　　　　　　　　　（c）

图6-1　机械定位扫查方式

（a）平行扫查；（b）扇形扫查；（c）旋转扫查

平行扫查时，探头垂直或呈一定角度扫查受试者的皮肤表面，获得平行且等距的图像，扫查角度和间距均可调整，同时可通过调节帧频来调整图像的时间分辨力。扇形扫查时，机械驱动探头以平行于表面为轴按照一定的角度间隔进行扫查，获得三维图像的时间取决于二维图像的校准率和用于三维重建所采集二维图像的数量。旋转扫查主要见于腔内探头，如经直肠超声探头、经食管超声探头等，机械控制超声探头以其长轴为中心轴旋转至少180°扫查，离旋转轴越近的地方，采集的空间数据越多、分辨力越高；反之，采集的空间数据越少、分辨力亦越低。

（二）自由臂扫查

自由臂扫查较机械扫查方式灵活便捷，扫查范围较大，可扫查任意方向和位置的感兴趣区域。主要包括两种扫查方式，有位置传感器的自由臂扫查和无位置传感器的自由臂扫查。

（1）有位置传感器的自由臂扫查　通过在探头上安装可获取探头位置和方向信息的传

感器来定位二维图像，按照传感器的定位原理又分为声定位自由臂扫查、光定位自由臂扫查、关节臂定位自由臂扫查和电磁定位自由臂扫查，其中最常用的是电磁定位自由臂扫查。

（2）无位置传感器的自由臂扫查　无位置传感器的自由臂扫查不需在探头处连接外部设备，通过散斑解相关的方式分析图像的像素信息来估计其相应的位置信息，从而获得三维图像。由于在扫查时并不记录探头运动的位置或方向信息，该方法要求操作者以某一固定的方向或角度匀速移动探头，从而保证所采集图像的时间间隔恒定。然而，此方法无法确保三维成像的几何形状的准确性，因此不能用于临床测量。

（三）二维阵列探头及矩阵探头扫查

二维阵列探头采用二维阵列换能器，通过电子扫描方法按相控阵方式发射金字塔形声束，接收后可实时处理并显示三维图像信息。二维阵列探头的阵元可排列成矩形或环形，临床探头常采用矩形。

随着技术的不断发展，所含阵元数量更大、换能器体积更小、图像分辨率更高的矩阵探头应运而生，是目前最先进的电子探头。探头内的压电元件被排列成矩阵，发射和接收微声束，图像采集时间短，成像容积增大，扫查时探头虽固定不动，但其发出的声束能自动转向，到达感兴趣区内的任何部位，可以实时获取三维动态图像，或获取感兴趣区的全容积数据库，见图6-2，是目前临床应用最为广泛的扫查方式。

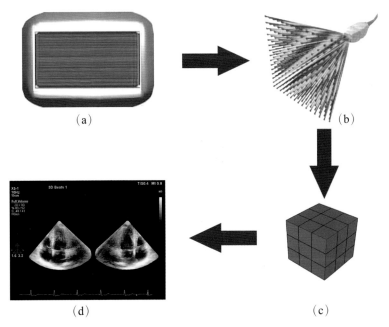

（a）　　　　　　　　　　　　　　　（b）

（d）　　　　　　　　　　　　　　　（c）

图6-2　矩阵探头成像原理示意图

（a）矩阵探头；（b）探头三维扫描示意图；
（c）采集的三维数据库示意图；（d）心脏三维全容积数据库

二、图像重建

三维图像重建主要有特征重建和容积重建两种方式。早期采用基于特征的重建方式，该方式需依据结构的特征分类并分割，然后进行三维图像重建，可以优化结构的对比度，但会丢失一些重要的图像信息如精细结构和组织纹理，且耗时较长，现已不常使用。

目前多采用容积重建方式，实时三维容积重建算法主要包括基于体素的算法、基于像素的算法和基于函数的算法。基于体素的算法是三维重建中最常用的算法，它将每一个体素投射到其对应的三维位置容积中，建立体元容积模型。体素的灰度值可由距离最近的一个像素决定（体素最近邻算法），也可由邻近区域内的多个像素插值得出（基于体素的插值算法），该方法保留了图像所有的原始信息。

三、三维图像显示

三维超声图像无特定标准切面，在最佳二维图像的基础上，聚焦于感兴趣区成像，有多种图像显示模式。临床应用中根据不同的病变器官、部位及性质，来选择最适合的显示模式。

1.表面模式

表面模式是一种将结构或器官表面以实体形态显示的图像显示技术，用于结构或脏器表面图像重建。通过识别结构的边界特征对组织结构进行分类，并绘出相应的纹理图。在含液性器官视觉效果最佳，常用于胎儿颜面部成像，见图6-3。

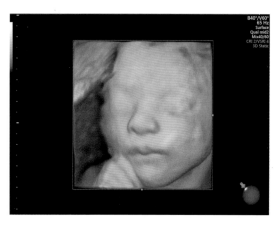

图6-3 表面模式显示胎儿颜面部

2.多平面模式

即从原始图像中选取任意方向的截面图像，为临床诊断提供最佳的观察切面。主要包括双平面和正交三平面模式、断层模式及自由解剖模式。

（1）双平面和正交三平面模式 双平面和正交三平面模式是多平面重建的传统方法，该模式通常从三维超声图像中提取两个或三个互相垂直的平面，提取的平面以二维图像的形式分别显示。操作者可选取最熟悉的切面图像进行进一步的切割等操作，并可旋转图像以获得想观察的切面，从而观察常规二维超声无法显示的结构信息，见图6-4（a）、（b）和（c）。

（2）断层模式 断层模式又称为断层超声显示，容积数据集被平行或斜行连续切割，操作者可手动选择切割间距和想要获得的切面数量，获取同一三维结构的多节段切面图像。此外，还可旋转微调切割后的图像，从不同角度观察组织器官的三维结构信息，见图6-4（d）和（e）。

（3）自由解剖模式 自由解剖模式下可对采集的容积数据描画任意方向和角度的取样线，获取经过该线的组织结构切面，以平面图的方式显示不规则结构的全景图像。目前该模式可描画3条取样线，取样线可为直线或曲线，在调整取样线的同时，图像亦可实时更新显示，见图6-4（f）。

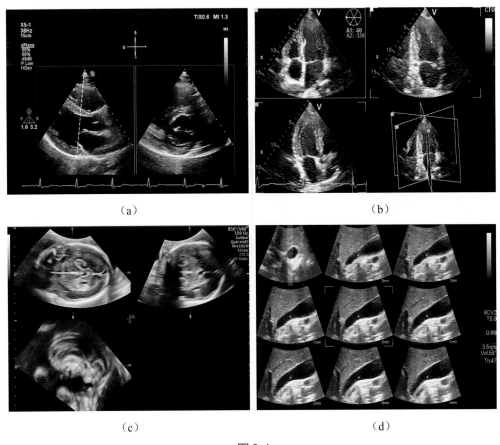

（a）　　　　　　　　　　　　　（b）

（c）　　　　　　　　　　　　　（d）

图6-4

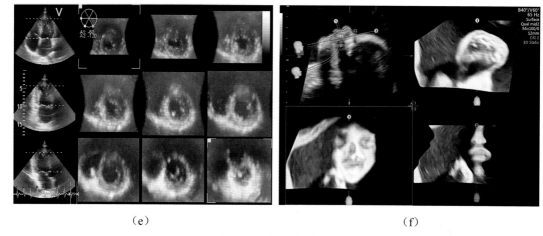

（e） （f）

图6-4 多平面模式

（a）心脏双平面模式；（b）心脏三平面模式；（c）胎儿颅脑正交三平面模式；
（d）胆囊断层模式；（e）心脏断层模式；（f）胎儿颜面部自由解剖模式

3.最大模式

最大模式使容积数据库的最大回声信息增强，适用于骨骼等高回声结构的成像。如颅
骨、肋骨等不能在二维图像清晰显示的结构都可借助最大模式进行观察，见图6-5。

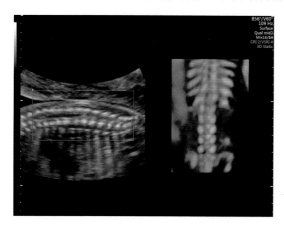

图6-5 胎儿脊柱最大模式成像

4.窄角成像模式

窄角成像即实时三维成像，在心脏中应用较为广泛。三维矩阵探头可建立一个实时显
示的金字塔容积数据，虽然成像扇角较小，不足以充分显示整个结构，但其时间分辨力和
空间分辨力较高，可准确判断复杂的病变信息，见图6-6（a）。

5.聚焦宽角成像模式

聚焦宽角成像又称局部放大，可聚焦并放大显示想要观察的结构，清楚观察病变部位

的结构特征，在心脏中应用较为广泛。但过度放大会使时间分辨力和空间分辨力减低，图6-6（b）。

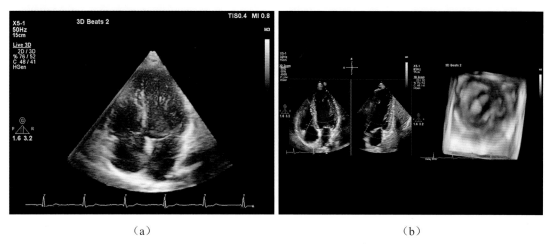

（a）　　　　　　　　　　　　　　　　（b）

图6-6　三维窄角和聚焦宽角显示模式

（a）窄角模式；（b）聚焦宽角（放大）模式

6.全容积成像模式

该模式在心脏中应用较为广泛，可完成整个心脏的实时全容积图像采集，具有较高的空间分辨力和时间分辨力，有助于定量测量和复杂空间结构的显示。而且，可对门控采集的全容积数据集进一步分析，通过切割或多平面剖切，更清晰的显示病变结构，见图6-7。但采集图像时一般需4个以上心动周期图像组合成全容积数据库，易受呼吸和运动影响，产生拼接伪像，且心律失常时准确性下降。

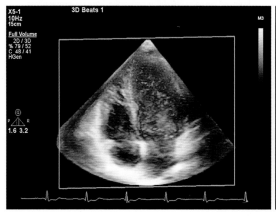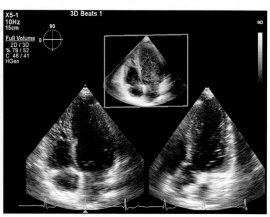

图6-7

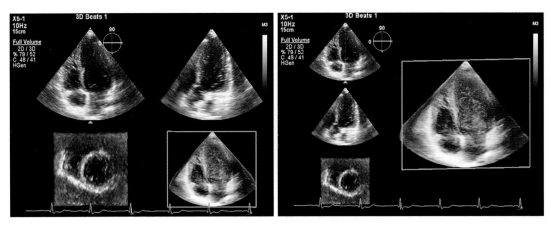

图6-7 三维全容积成像不同显示模式

7.彩色多普勒成像模式

彩色多普勒成像模式主要包括彩色多普勒模式、二维灰阶血流模式、彩色多普勒能量模式。目前，彩色多普勒模式在心脏疾病中应用较多，常采用全容积数据库模式，也可在进行实时三维成像的同时叠加彩色多普勒模式来显示血流的走向和分流等信息，并进行血流定量分析，如瓣膜反流量和缺损分流量的评估。但具有较大局限性，如成像角度较窄，显示区域受限；帧频较低，成像速度慢等。二维灰阶血流模式通过将红细胞的反射信号转换成灰度信息来代替多普勒信号显示血流，血流信息与其他二维信息共同用灰阶信息显示，其中血流会被增强显示。彩色多普勒能量模式可通过测算血管指数、血流指数和血管血流指数定量评价血流信息，见图6-8。

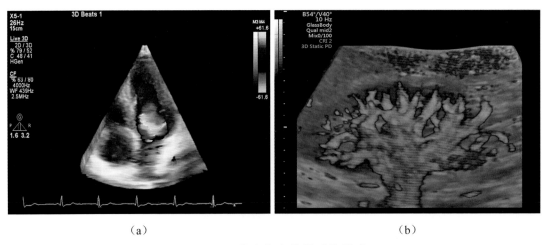

（a） （b）

图6-8 三维彩色多普勒成像模式

（a）正常二尖瓣口三维彩色多普勒血流；（b）彩色多普勒能量模式显示肾脏血流树

四、三维图像切割与分析

　　为清晰显示感兴趣区域及定量分析，常需要对三维图像进行一系列处理。以往图像处理过程烦琐、耗时长，且需要检查者具有较高的空间识别和构建能力。尤其对于全容积数据库的分析，需要较长的学习曲线，受图像质量和不同检查者的影响较大，因而重复性和准确性不理想，临床应用受到一定限制。随着三维技术的发展，目前三维图像的分析方法简单快捷，通过对三维图像进行直接切割、多方向旋转、多角度倾斜和俯仰等，以及两点成像和局部成像等方法，可以快速得到感兴趣区域清晰的三维图像，见图6-9、图6-10。同时，目前还具有很多专业的三维数据分析软件，通过后处理，可进一步得到更加全面的信息。

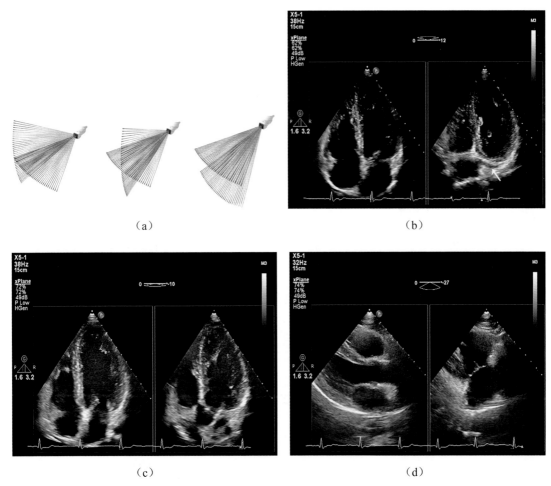

图6-9

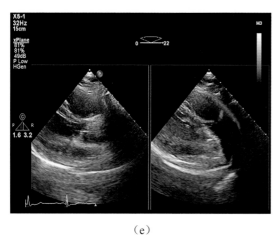

（e）

图6-9 心脏三维图像分析

（a）模式图；（b）、（c）心尖四腔心切面俯仰图；
（d）、（e）胸骨旁左心室长轴切面俯仰图

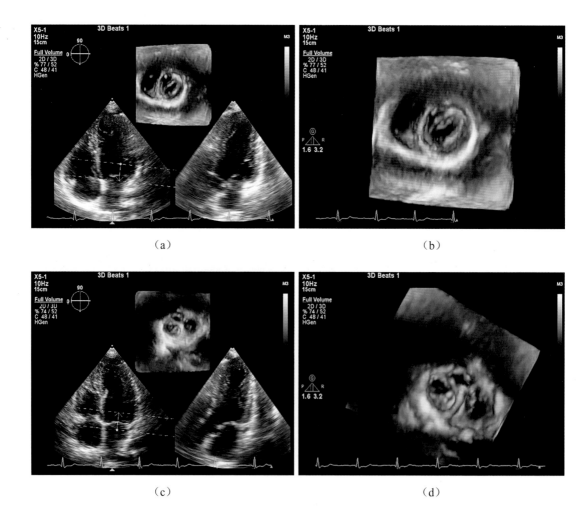

（a）

（b）

（c）

（d）

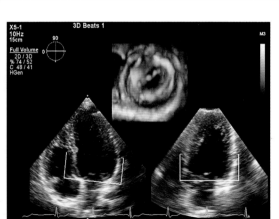

（e）

图6-10　心脏三维切割和分析

（a）、（b）二尖瓣局部快速成像左心室面观；（c）、
（d）二尖瓣局部快速成像左心房面观；（e）二尖
瓣局部成像（iCrop）左心室面观

第三节　三维超声临床应用

随着超声探头及计算机处理技术的快速发展，三维超声在临床诊疗中各方面均得到了越来越多的应用，以心脏和产科应用最广泛。

一、心脏

随着超声技术的飞速发展，实时三维超声心动图（real time three dimensional echocardiography，RT3DE）的研制成功使得心脏三维技术有了革命性飞跃，真正实现了心脏的实时动态三维显示。RT3DE技术可实时显示心脏正常与病变结构的立体形态及动态变化，并能显示出其毗邻位置与空间关系，对于病变的定性与定量诊断具有重要价值，在结构性心脏病，如先天性心脏病、瓣膜病、心腔内占位性病变等方面具有重要的诊断价值。同时RT3DE不需要假设心腔形态，能够全面、真实、准确地评价心腔容积，具有不可替代的作用。目前，实时三维超声心动图作为常规超声心动图的有力补充，已得到广泛的临床应用。

在采集三维超声心动图的图像时，患者左侧卧位，连接心电图，呼气末屏气，根据病变性质和临床需求，采集感兴趣区的实时三维、三维放大或多平面等图像，进行观察、测量和分析等，同时采集连续4～6个心动周期心脏全容积数据库，以备进一步后处理分析。

1.先天性心脏病

通过对感兴趣区域的三维图像进行切割、旋转等处理，RT3DE可直观显示病变的部位、大小、形态及毗邻关系，并可显示心底大血管异位连接的空间关系，为先天性心脏病的诊断提供了可靠的信息，几乎已成为临床常规检查方法之一。

如在房间隔缺损中，RT3DE可直观显示房间隔缺损的形态及动态变化，准确测量缺损面积，观察与上下腔静脉的空间关系从而明确分型，并判断缺损边缘情况等。此外，在指导治疗方案、选择房间隔缺损封堵器型号和封堵术中监测等方面均发挥了重要作用，如结合经食管超声心动图，则可成为影像学检查的金标准，见图6-11～图6-13。

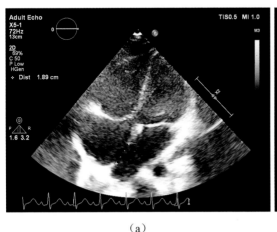

（a）

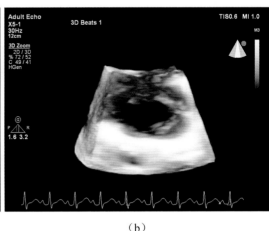

（b）

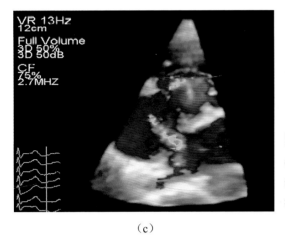

（c）

图6-11　房间隔缺损超声图像

（a）二维超声显示房间隔缺损处回声中断；（b）三维超声显示缺损的形态；（c）三维彩色血流显示缺损处心房水平分流

在室间隔缺损中，RT3DE亦可直观显示室间隔的立体结构，检测缺损的位置、形态和面积，判断缺损与三尖瓣、肺动脉瓣等毗邻结构的空间关系，从而为明确诊断和选择治疗方案提供全面、准确的信息。

此外，RT3DE也有助于主动脉瓣窦瘤破裂、心内膜垫缺损及复杂先天性心脏畸形的诊断，作为常规二维超声心动图的有力补充，得到临床广泛应用。

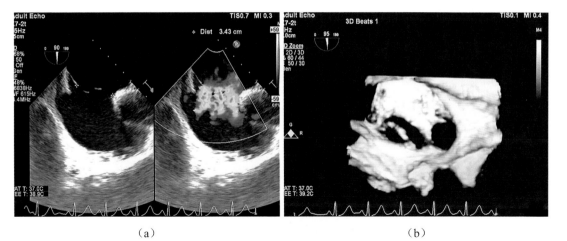

（a）　　　　　　　　　　　　　　（b）

图6-12　特殊类型房间隔缺损

（a）经食管二维超声显示房间隔多孔缺损；

（b）经食管三维超声显示房间隔为一个不规则缺损，其间可见2条残余房间隔

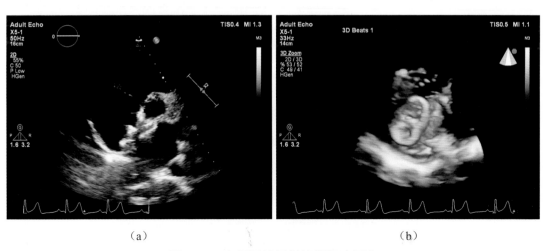

（a）　　　　　　　　　　　　　　（b）

图6-13　房间隔缺损封堵器超声图像

（a）二维超声显示封堵器；（b）三维超声显示封堵器的立体形态

2.心脏瓣膜病

超声心动图是临床检测心脏瓣膜病变的首选检查方法，但瓣膜和瓣环多不是平面结构，二维超声需多切面、多角度观察，因而对诊断具体病变部位存在一定局限性。RT3DE可获得瓣膜的立体结构，实时显示瓣膜的空间形态和病变情况，同时结合彩色多普勒成像，定量评价瓣膜功能，已得到临床广泛应用。尤其对于二尖瓣和主动脉瓣病变，有不可替代的重要作用。

（1）二尖瓣病变　RT3DE可从直观显示二尖瓣的立体形态、判断病变性质、准确测量瓣口面积及定量评价病变程度，同时可从左心房面和左心室面分别观察，在二尖瓣病变诊断和治疗中起到不可替代的作用。

二尖瓣脱垂时，RT3DE可明确瓣叶脱垂的部位和分区；判断病因，如腱索断裂、Barlow's病等；结合彩色多普勒成像，评估瓣膜反流容积和有效反流口面积等，从而更准确地评估反流程度，见图6-14。

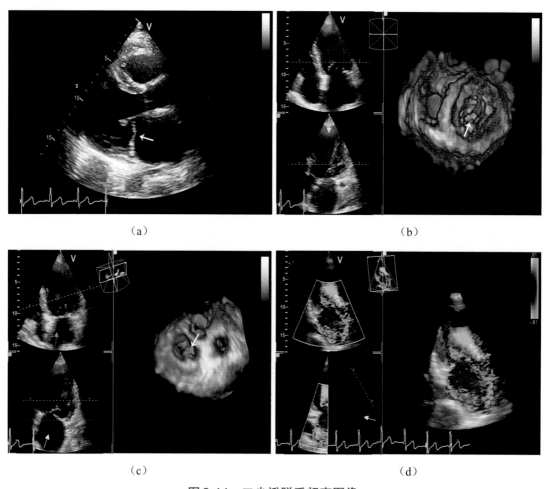

（a）　　　　　　　　　　　　　　　　（b）

（c）　　　　　　　　　　　　　　　　（d）

图6-14　二尖瓣脱垂超声图像

（a）二维超声显示二尖瓣后叶脱垂（箭头示）；（b）三维超声显示二尖瓣脱垂左室面（箭头示）；

（c）三维超声显示二尖瓣脱垂左房面（箭头示）；

（d）三维彩色多普勒成像显示二尖瓣重度偏心性反流，在左心房内形成旋流

二尖瓣狭窄时，RT3DE可采用双平面法或全容积数据库准确测量瓣口面积，判断狭窄程度；同时有助于鉴别狭窄的病因，见图6-15。

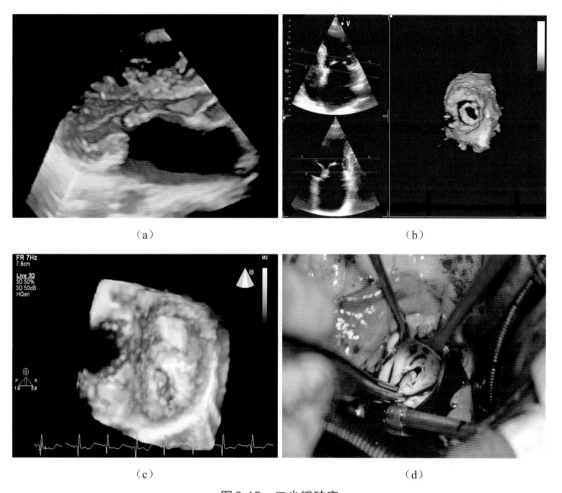

$$（a）\qquad\qquad\qquad（b）$$

$$（c）\qquad\qquad\qquad（d）$$

图6-15 二尖瓣狭窄

（a）风湿性二尖瓣狭窄胸骨旁左心室长轴观，显示二尖瓣增厚、粘连，开放幅度减小；
（b）风湿性二尖瓣狭窄胸骨旁左心室短轴观，显示二尖瓣开口面积减小；（c）先天性单叶二尖瓣
胸骨旁左心室短轴观，未显示二尖瓣前后叶联合结构，仅见一个孔样结构，开口面积减小；
（d）先天性单叶二尖瓣术中所见，仅有一个瓣叶

二尖瓣病变合并赘生物形成时，RT3DE可显示赘生物附着部位、大小和活动度，判断瓣叶破坏情况，并有助于鉴别诊断，见图6-16。

RT3DE在其他二尖瓣病变的诊断中亦提供重要信息，如先天性二尖瓣病变（双孔二尖瓣、二尖瓣裂或二尖瓣发育异常等）、二尖瓣瓣膜瘤形成、二尖瓣实质性附加占位病变等，RT3DE均可全面显示瓣叶立体解剖结构，有助于明确诊断，见图6-17。此外，在二尖瓣介入术中监测时，亦发挥着重要的作用。

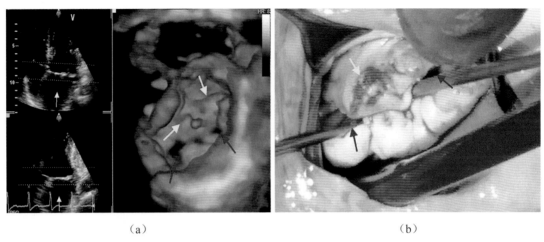

（a） （b）

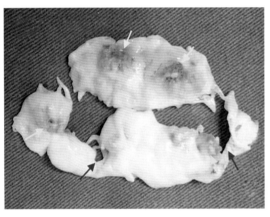

（c）

图6-16 Barlow's病二尖瓣脱垂合并赘生物

（a）二尖瓣三维超声图像；（b）术中所见；（c）二尖瓣大体病理图。可见二尖瓣后叶裂样切迹（红色箭头示），多发赘生物形成（黄色箭头示）

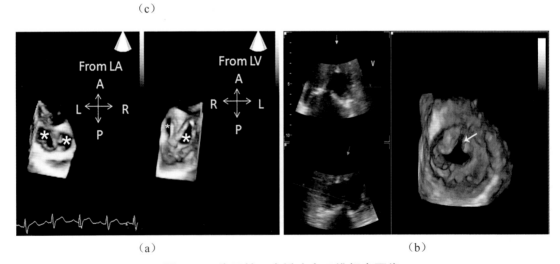

（a） （b）

图6-17 先天性二尖瓣病变三维超声图像

（a）双孔二尖瓣（星号示两个二尖瓣口）；（b）二尖瓣前叶裂（箭头示）

（2）主动脉瓣病变　RT3DE可直观实时显示主动脉瓣的解剖形态、判断病变部位和性质，并从左心室面和左心室流出道面分别进行观察，同时结合彩色多普勒成像，评价反流情况，提供二维超声难以显示的图像，在主动脉瓣病变的诊疗中具有重要作用。

主动脉瓣脱垂或关闭不全时，RT3DE可显示脱垂瓣叶的空间结构，瓣叶对合间隙的部位和面积，见图6-18。如合并赘生物形成，还可清晰显示赘生物附着处及瓣叶破坏穿孔情况，同时结合彩色多普勒成像，评价反流的空间走行及反流程度，有助于明确诊断、判断病情及指导治疗。

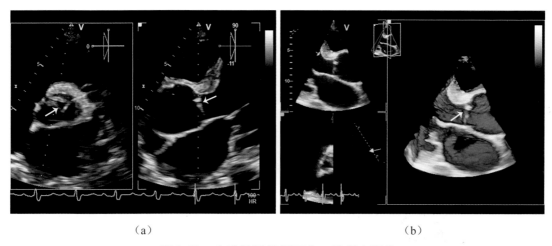

（a）　　　　　　　　　　　　　　　　　（b）

图6-18　主动脉瓣关闭不全三维超声图像

（a）双平面法显示主动脉瓣叶增厚及对合间隙（箭头示）；

（b）实时三维超声显示主动脉瓣对合间隙（箭头示）

主动脉瓣狭窄主要病因包括瓣叶退行性钙化或先天性二叶主动脉瓣畸形，RT3DE可直观立体显示瓣叶数目、解剖形态和瓣口面积，对明确病因和判断狭窄程度具有重要的临床意义，见图6-19。此外，目前经导管主动脉瓣植入术（transcatheter aortic valve implantation，TAVI）已得到临床广泛应用，RT3DE，尤其是经食管三维超声心动图，可为TAVI筛选患者、选择人工瓣型号、术中实时监测及术后随访观察人工瓣形态和功能提供全面信息。

（3）三尖瓣和肺动脉瓣　由于右心室形态特殊，且三尖瓣和肺动脉瓣的形态和位置较特殊，常规二维超声心动图很难显示三尖瓣和肺动脉瓣的整体形态，而RT3DE可显示瓣叶全面的结构和形态，并定量评价反流容积，为二维超声心动图提供额外的信息，见图6-20和图6-21。但由于三尖瓣和肺动脉瓣的特殊解剖位置，RT3DE显示的清晰度及准确性低于二尖瓣和主动脉瓣。

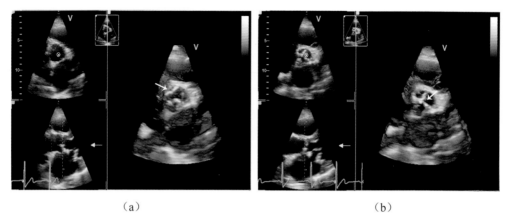

（a）　　　　　　　　　　　　　（b）

图6-19　主动脉瓣退行性钙化狭窄三维超声图像

（a）主动脉瓣增厚，收缩期开放不充分（箭头示）；（b）舒张期可见主动脉瓣增厚（箭头示）

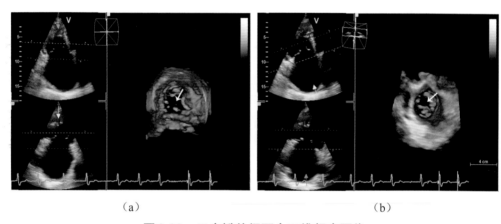

（a）　　　　　　　　　　　　　（b）

图6-20　三尖瓣关闭不全三维超声图像

（a）右心室观显示三尖瓣收缩期对合间隙（箭头示）；（b）右心房观显示三尖瓣收缩期对合间隙（箭头示）

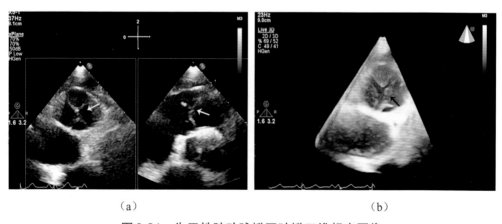

（a）　　　　　　　　　　　　　（b）

图6-21　先天性肺动脉瓣四叶瓣三维超声图像

（a）双平面法显示肺动脉瓣四叶瓣（箭头示）；（b）实时三维显示肺动脉瓣四叶瓣（箭头示）

3.心脏容积的定量评价

RT3DE因不需要假设心腔形态，能够真实、准确地评价心腔容积，准确性优于常规二维超声心动图，得到临床一致认可和广泛应用。目前一般采用三维全容积数据库进行分析。

（1）左心室容积　左心室容积和射血分数的准确测量是明确临床诊断和制订临床决策的基础。RT3DE可定量检测左心室舒张末期容积和收缩末期容积，准确性优于二维Simpson方法，已纳入中华医学会和美国超声心动图学会心腔定量指南，推荐临床使用。此外，可同时显示左心室16个心肌节段容积-时间曲线，从而检测收缩同步性，见图6-22。

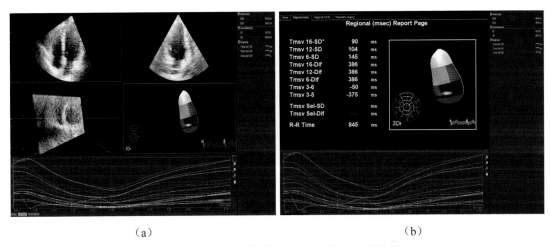

（a）　　　　　　　　　　　　　　　　　　　　　（b）

图6-22　三维超声检测左心室容积和同步性

（a）左心室节段心肌容积-时间曲线，检测左心室容积和射血分数；（b）左心室收缩同步性参数

（2）右心室容积　右心室容积和收缩功能对于明确病情及判断预后具有重要的作用，尤其在肺动脉高压等右心功能损伤的疾病中。但由于右心室形态不规则、心尖部肌小梁较多及心内膜显示不清等原因，常规二维超声心动图评价右心室容积的准确性较低，具有很大局限性。目前推荐采用RT3DE评价右心室容积和射血分数，准确性优于二维超声，见图6-23。但亦存在一定局限性，如对图像质量要求高、分析成功率较低和重复性较差等，相信未来随着三维技术的发展，将具有极大的临床应用潜力。

（3）心房容积　心房容积是反映心室舒张功能的重要指标，尤其左心房容积，与心房颤动的发病率及复发率、脑卒中、高血压病等心血管事件密切相关，左心房容积指数也是评价左心室舒张功能的必要参数。常规二维超声心动图采用面积长度法和Simpson法测量左心房容积，耗时略长且准确性有待提高，而RT3DE可采用双平面模式或全容积成像模式准确评价左心房容积，见图6-24。

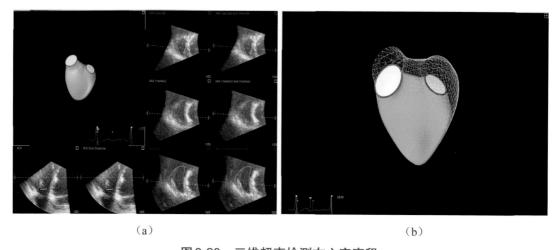

（a） （b）

图6-23 三维超声检测右心室容积

（a）右心室三维成像过程；（b）右心室三维容积图

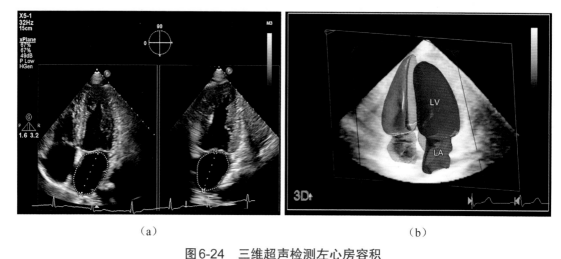

（a） （b）

图6-24 三维超声检测左心房容积

（a）双平面法；（b）全容积Heart Model（HM）法。LV—左心室；LA—左心房

（4）三维应变评价左心室心肌功能　在三维超声心动图图像基础上，利用斑点追踪原理，检测左心室三维应变和扭转等参数，可以弥补二维斑点追踪技术"斑点脱落"的缺点，更加早期、准确评价心肌功能，被认为是心肌力学评价的终点参数，对于早期诊断亚临床心肌病变具有重要的价值，见图6-25。

4.其他

RT3DE能够显示心腔内的异常回声（如心脏肿瘤、血栓或赘生物）的立体形态、附着部位、活动度及毗邻结构等特征，见图6-26；清晰显示左心室心肌致密化不全的肌小梁，见图6-27。此外，在许多其他心血管疾病的诊疗中也发挥重要的作用。

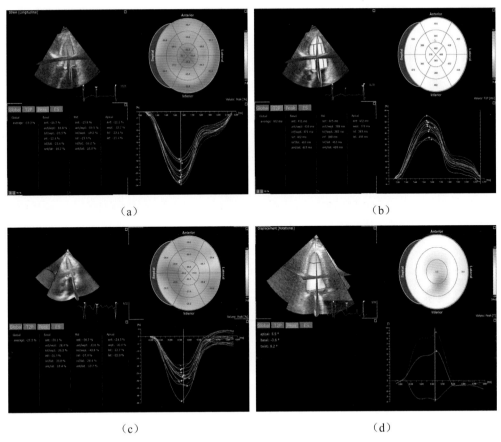

（a）　　　　　　　　　　　　　　（b）

（c）　　　　　　　　　　　　　　（d）

图6-25　三维斑点追踪测量左心室三维应变和扭转

（a）三维纵向应变；（b）三维径向应变；（c）三维圆周应变；（d）三维扭转

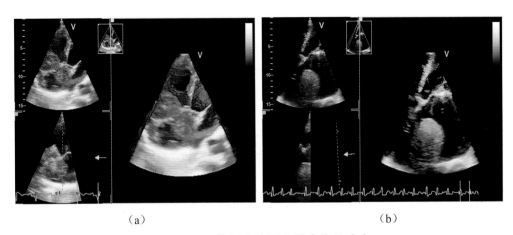

（a）　　　　　　　　　　　　　　（b）

图6-26　三维超声检测心腔内占位病变

（a）右心肿物；（b）左心房血栓

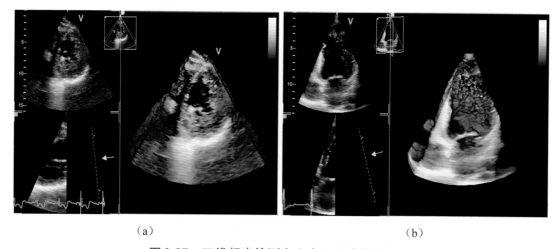

（a）　　　　　　　　　　　　　　　（b）

图6-27　三维超声检测左心室心肌致密化不全

（a）左心室短轴心尖水平观；（b）心尖四腔心观

　　尽管实时三维超声心动图已得到临床广泛应用，但尚具有一定的局限性：对图像质量要求高；心律失常时准确性下降甚至不可使用；帧频低；在定量检测心腔容积方面尚无统一正常值；重复性有待提高等。

二、产科

　　产科超声在产前诊断及早期筛查胎儿畸形中具有重要的地位。三维超声较二维超声能够提供更多的信息，增加产前胎儿畸形扫查的诊断准确率，而且，妊娠各时期均可使用三维超声进行胎儿畸形筛查，因此应用极为广泛。胎儿畸形筛查主要包括以下几个方面。

　　（1）胎儿颅脑结构　胎儿颅脑畸形是最常见的先天性畸形之一，三维超声能排除胎儿体位对颅脑结构扫查的影响，臀位胎儿亦可清晰地显示胎儿颅脑结构，且提高胼胝体发育异常、小脑蚓部畸形、轻度脑膨出等疾病的检出率，见图6-28。

　　（2）胎儿心脏结构　时间-空间相关成像技术的出现，克服了胎儿心脏无法门控的难题，其可采集心脏三维容积数据并通过多种图像显示技术（如表面模式、多平面重建、彩色多普勒等）成像，有助于观察胎儿心脏结构，清晰的显示室间隔缺损、大动脉转位等胎儿先天性心脏病的空间结构及毗邻关系。近年来，应用新型经腹矩阵探头快速采集胎儿心脏三维动态容积数据的智能时间-空间相关成像技术逐渐兴起，可同时实现实时任意平面成像、实时三维表面成像及胎儿心脏导航等功能，使胎儿心脏标准切面的获得更加便捷且不依赖于检查者操作手法，更有助于临床医生诊断，见图6-29。

　　（3）胎儿体表结构　三维超声成像表面模式可更清晰地显示胎儿体表畸形，有助于提高胎儿唇腭裂、小颌畸形、颈部水囊瘤、腹壁缺损等体表畸形的诊断准确率，见图6-30。但若孕妇羊水过少会影响对疾病的判断。

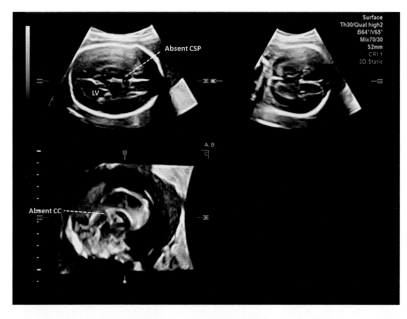

图6-28 三维超声显示胎儿胼胝体发育异常

CC—胼胝体；CSP—透明隔腔；LV—侧脑室

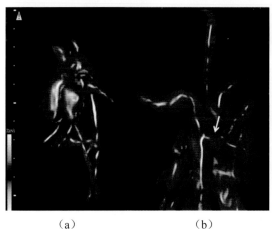

（a） （b）

图6-29 三维超声时间-空间相关成像显示胎儿主动脉弓

（a）正常主动脉弓；

（b）主动脉弓左锁骨下动脉迷走（箭头示）

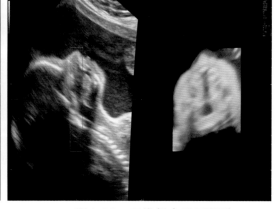

图6-30 三维超声显示腭裂

（箭头示）

（4）胎儿骨骼发育 三维超声可通过多平面重建和最大成像等模式详细观察脊柱裂、脊膜膨出，记数缺损椎体的部位、大小和椎间隙的宽度。同时也可直观地显示胎儿肋骨和四肢骨的结构，可较准确地诊断胎儿脊柱裂、脊柱侧弯、肋骨过短或缺如等疾病，见图6-31。由于受胎儿体位、羊水量等因素的影响，产前超声尚不能完全检出胎儿肢体及手指的畸形。

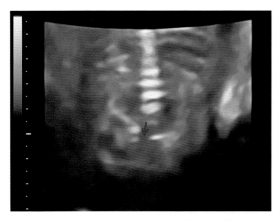

图6-31 三维超声显示胎儿脊柱裂（箭头示）

（5）其他 三维超声除可显示胎儿脏器结构畸形外，还可采用虚拟器官计算机辅助分析和超声自动体积计算软件自动计算胎儿脏器容积，如肺脏、胃泡、肾脏等，在胎儿肺发育不良、十二指肠闭锁、肾发育不良等疾病的诊断中有一定的应用价值。同时，还可较准确地评价胎儿肺囊腺瘤、肾孤立性囊肿等占位性病变的大小。彩色多普勒模式可清晰地显示脐带的空间走行，有助于前置血管、脐带绕颈、脐带帆状附着等的观察和诊断，见图6-32。

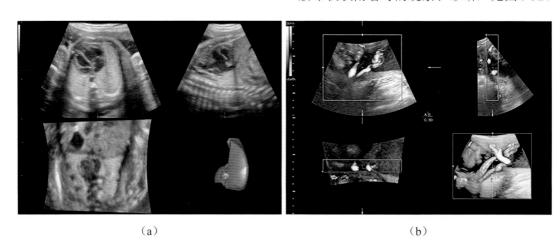

（a） （b）

图6-32 三维超声在胎儿肺脏和胎盘疾病诊断中的应用

（a）三维超声测量正常胎肺容积；（b）三维彩色多普勒成像显示帆状胎盘

三、其他器官

（1）妇科 三维超声可清晰显示子宫形态及结构，提高纵隔子宫、双角子宫、单角子宫、残角子宫等先天性子宫畸形诊断准确率，见图6-33。同时，可较准确地测量卵巢及卵泡体积，计数卵泡数量，从而评价卵巢储备功能。对于形态不规则的卵巢肿瘤亦能较二维超声准确分析其结构特征，定量分析瘤体内血流参数，为卵巢肿瘤的良恶性鉴别提供依据。

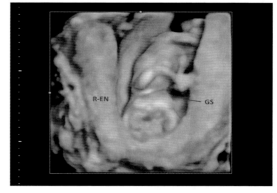

图6-33 三维超声显示纵隔子宫左侧宫腔妊娠

GS—纵隔子宫左侧宫腔孕囊；

R-EN—纵隔子宫右侧宫腔子宫内膜

（2）腹部　三维超声对肝脏、脾脏、肾脏等腹腔脏器占位性病变的结构成像及毗邻关系、浸润程度的判断具有一定优势，同时可较准确测量胆囊容积，计算胆囊收缩率，彩色多普勒亦可显示正常肾脏及局部占位内血管树情况，见图6-34。

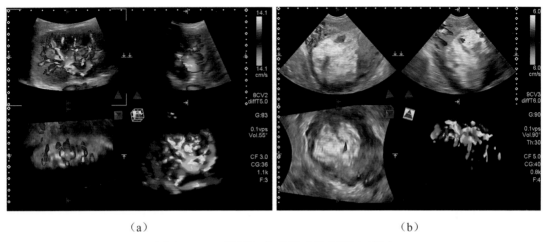

（a）　　　　　　　　　　　　　　　　　　　　　（b）

图6-34　三维彩色多普勒成像显示血管树

（a）肾脏血管树；（b）子宫肿瘤血管树

（3）血管　三维超声可显示血管的起源、走行方向及分支情况，见图6-35。并可判断动脉硬化斑块的附着位置，同时测量管腔面积、管壁面积、标准化管壁指数及斑块体积等定量参数，目前多用于颈动脉斑块的评价。

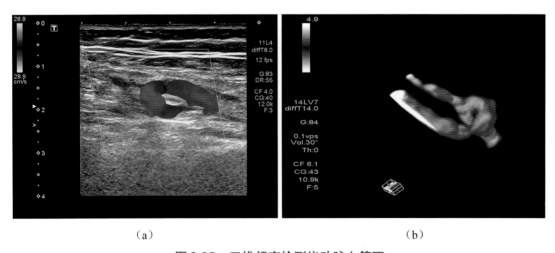

（a）　　　　　　　　　　　　　　　　　　　　　（b）

图6-35　三维超声检测桡动脉血管环

（a）二维彩色多普勒成像显示桡动脉远端血管走行迂曲；（b）三维超声显示桡动脉血管环立体结构

（4）浅表器官　由于三维超声提供了二维超声不可能提供的冠状面信息，因此其在乳腺、甲状腺结节或肿物及体表包块的良恶性判断中具有重要价值。同时，三维超声可结合彩色多普勒显示肿物内血流的空间分布并定量血流信息，从而辅助临床进行 BI-RADS 和 TI-RADS 分级。

　　总之，三维超声在临床各个领域的诊疗中均发挥重要的作用，虽然目前还存在着帧频低、空间和时间分辨率低于二维超声及成像时间略长等局限性，但相信随着三维超声技术的进一步提高，未来必将具有更广泛的临床应用空间。

　　特别致谢：部分三维超声图片由中国医科大学附属盛京医院超声科杨泽宇副教授、张颖教授及中国医科大学附属第一医院心血管超声科杨军教授、刘爽副教授惠赠。

（李光源　赵斓婷　肖杨杰　马春燕）

参考文献

[1]　Fenster A, Parraga G, Bax J. Three-dimensional ultrasound scanning. Interface Focus, 2011, 6, 1(4): 503-519.

[2]　Prager R W, Ijaz U Z, Gee A H, et al. Three-dimensional ultrasound imaging. Proc Inst Mech Eng H, 2010, 224(2): 193-223.

[3]　Downey D B, Fenster A, Williams J C. Clinical utility of three-dimensional US. Radiographics, 2000, 20(2): 559-571.

[4]　Huang Q, Zeng Z. A Review on Real-Time 3D Ultrasound Imaging Technology. Biomed Res Int, 2017: 6027-7029.

[5]　Orvalho J S. Real-time Three-dimensional Echocardiography: From Diagnosis to Intervention. Vet Clin North Am Small Anim Pract, 2017, 47(5): 1005-1019.

[6]　Edward A Gill Jr. 三维超声心动图图谱. 吕秀章, 译. 北京: 北京大学医学出版社, 2015.

[7]　Zhang W, Wang Y, Ma C, et al. Congenital uni-leaflet mitral valve with severe stenosis: A case report with literature review. Echocardiography, 2017, 34(3): 468-471.

[8]　Chaoui R, Heling K S. Three-dimensional ultrasound in prenatal diagnosis. Curr Opin Obstet Gynecol, 2006, 18(2): 192-202.

[9]　Tonni G, Martins W P, Guimarães F H, et al. Role of 3-D ultrasound in clinical obstetric practice: evolution over 20 years. Ultrasound Med Biol, 2015, 41(5): 1180-1211.

[10]　Rabih C, Kai-Sven H. 三维超声在产前诊断中的应用. 谢红宁, 译. 北京: 人民卫生出版社, 2018.

第七章　频谱多普勒超声的成像原理与应用

众所周知，二维超声的临床应用大大地提高了疾病的正确诊断率，已经成为临床必不可少的诊断方法。但二维超声却有一个明显的应用限制，即不能检测脏器和组织的血流，因此人们在临床实践中开始应用多普勒超声技术，并在现代科技进步的基础上逐渐扩展了各种多普勒超声技术，如频谱多普勒技术、彩色多普勒技术、能量多普勒技术和组织多普勒技术等，其中频谱多普勒技术是基础，只有熟练掌握频谱多普勒技术的基本原理，才能更好地了解和掌握其他多普勒超声技术。

早期的频谱多普勒超声应用是在20世纪50年代，以单独的笔式探头为主，为连续式频谱多普勒，用于探测心脏内的血流速度，它的优点是能探测最大血流速度，但不能定位。20世纪70年代以后，随着计算机技术的快速进步，通过应用距离选通门技术，具有定位功能的脉冲波多普勒技术得以发展起来，它可以准确定位血流，但由于技术本身的限制，即Nyquist极限，不能探测高速血流，这样连续波和脉冲波两者的结合应用就成了必然选择。

频谱多普勒具有丰富的时间和速度参数，应用这些参数不仅可以定性诊断狭窄性、反流性和分流性疾病，还可以定量分析血流量的变化、房室、心室之间或跨瓣的压力梯度，用以评价心血管内的容量、压力变化和心脏的功能，其结果与有创的检查结果有很好的一致性，已成为临床上广为应用的无创性定量方法。

频谱多普勒超声技术的临床应用有效地解决了二维超声不能检测血流的问题，大大提高了超声诊断的准确率，尤其是在心血管疾病中的诊断和鉴别诊断及心脏功能的定量评价中发挥着重要的作用。

第一节　多普勒超声的基本原理

一、多普勒超声的基本原理

所有多普勒超声技术的基本原理都是多普勒效应（Doppler effect）。

多普勒效应早在1842年由奥地利物理学家和天文学家多普勒提出，他在观测星体间的运动过程中发现星体的光谱会随运动发生有规律的变化，这种变化与星体的运动速度和运动方向有关，并发表在科学杂志上。后来的学者又把这一理论应用到声学领域，得到了很好的印证。

在声学领域中，构成多普勒效应的因素有声源（S）、接收体（R）、两者间的相对运动速度（V）、声波的传导速度（c）以及声束与声源和接收体运动方向的夹角θ，见图7-1。

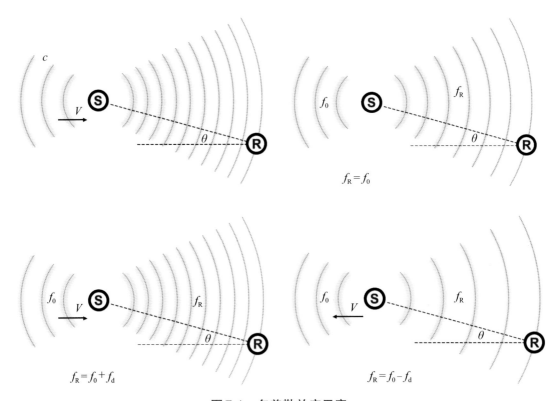

图7-1　多普勒效应示意

c—声速；S—声源；R—接收体；V—两者间的相对运动速度；
θ—声束与声源和接收体运动方向的夹角；f_R—接收体所接收到的频率；f_0—声源发出的频率；f_d—频移

当声源和接收体固定不动时，接收体所接收到的声音频率f_R与声源发出的频率f_0一致，即$f_R = f_0$。当声源和接收体发生相对运动时，接收体所接收到的声音频率f_R与声源发出的频率f_0不一致，即$f_R = f_0 \pm f_d$，f_d被称为频移（图7-1），其大小与相对运动的速度V和f_0成正比，与声波在人体内的传播速度c成反比，见多普勒效应公式（7-1），数字2代表探头至接收体和接收体至探头的往返。

$$f_d = f_R - f_0 = \pm\frac{2V\cos\theta}{c}f_0 \qquad (7\text{-}1)$$

人体内产生多普勒效应的基本条件有两个：一个是同时具有声源和接收体，探头和红细胞可以互为声源和接收体；另一个是红细胞具有一定速度的运动。

当探头发射超声波时，探头作为声源，进入人体后遇到的红细胞作为接收体，由于探头的波长远大于红细胞的直径，后者将产生散射现象（scattering）。红细胞为散射体，即新的二次声源，可以等能量向任一方向发射声波，此时，探头将成为新的二次接收体接收这些散射信号。事实上探头只能接收到返回朝向探头方向的散射信号，这些信号被称为背向散射（back scattering）。

背向散射信号的振幅比较弱，其强度取决于单位容积内红细胞的数量，数量越多，散射源越多，探头接收到的散射信号越多，表现为频谱多普勒的辉度越大；反之，红细胞的数量越少，探头接收到的散射信号越少，表现为频谱多普勒的辉度越小。

在人体检查中主要检测红细胞的运动速度，即血流速度V，因此可以将公式（7-1）转换为公式（7-2）

$$V = c(\pm f_d)/2f_0\cos\theta \qquad (7\text{-}2)$$

从公式（7-2）可以看出，当声波在人体内的传播速度c被看作是常数（1540m/s），探头频率f_0相对固定，V与$\pm f_d$成正比，与声束与血流方向之间夹角的余弦函数成反比。当血流朝向探头流动，f_d值为正，显示在频谱的基线上方；当血流背离探头流动，f_d值为负，显示在频谱的基线下方。f_d值越大，V值越大，通常医用超声诊断仪已将f_d的频率单位kHz转换为更为实用的速度计量单位cm/s（脉冲波式频谱）和m/s（连续波式频谱），与多普勒频谱同步显示。

声束与血流运动方向的夹角θ影响多普勒频谱的显示。当θ角在$0°\sim90°$之间，$\cos\theta$函数值为正，代表血流朝向探头方向流动，f_d值为正；当θ角在$90°\sim180°$之间，$\cos\theta$函数值为负，代表血流背离探头方向流动，f_d值为负。

当θ角为$0°$或$180°$时，代表朝向或背离的血流运动方向与声束方向一致，$\cos\theta = \pm1$，f_d值最大；当θ角为$90°$时，代表血流运动方向与声束方向垂直，$\cos\theta = 0$，理论上0不能做分母，此时f_d值标记为0。

θ角的大小影响血流速度的检测。θ角越小，检测误差越小；θ角越大，检测误差越大。

有研究表明血流速度检测误差与 θ 角呈函数关系，θ 角 30° 以下其误差很小，可以忽略不计；θ 角大于 60° 以后误差明显增大，θ 角大于 70° 以后其测值已不可信。因此，在多普勒血流测量时应尽可能将声束与血流运动方向的夹角调整到 30° 以内。

探头获取的多普勒散射信号经过各种方式的计算和处理后，以不同的显示方式应用到临床。以频谱显示方式的被称为频谱多普勒，包括脉冲波式和连续波式，以色彩显示的有彩色多普勒血流显像和彩色多普勒血流能量图等。

二、连续波多普勒超声的基本原理

连续波多普勒技术（continous wave Doppler，CW）是最早应用于临床的频谱多普勒技术，在 20 世纪 50 年代和 60 年代用于检测血管和心脏的血流。

早期的连续波探头是独立的，多为笔式探头，没有二维超声图像作背景，属于盲测，依赖于操作技巧和操作经验。随着技术的发展，现在应用的探头包括连续发射和接收超声波的功能。探头中发射单元和接收单元是分开的，发射单元只负责发射超声波，接收单元只负责接收背向散射信号，发射和接收过程是完全连续的，见图 7-2。

连续波多普勒技术接收所有声束经过部位的背向散射信号，其优点是可以在同一频谱中显示不同深度的血流信号，不受高速血流的限制，心脏检测中可以探测到超过 6m/s 的异常高速血流；缺点是不能定位信号源的位置，无法进行定位分析，无法识别异常血流的起源点。

为了减少声束与血流运动方向的夹角 θ 对多普勒频谱的影响，目前应用的超声诊断仪都配置了 CW 取样线，可以在扇面内左右移动，寻求使该取样线尽可能与需要检测的血流束之间的夹角控制在 0° 左右或小于 30°。同时 CW 取样线上还有一个取样点（聚焦点），可以在取样线上朝向探头或背离探头方向移动，与 PW 的取样点不同，它不是用于定位的，它的作用是聚焦，提高分辨力，见图 7-3。

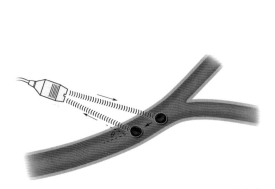

图 7-2　连续波多普勒探头发射和接收方式

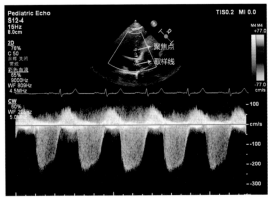

图 7-3　连续波多普勒的取样线与聚焦点

图7-4和图7-5为应用连续波多普勒技术检测主动脉瓣和肺动脉瓣狭窄。

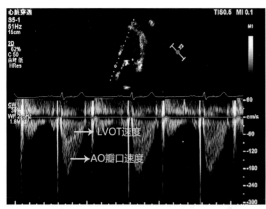

图7-4 主动脉瓣口轻度狭窄连续波多
普勒频谱

AO—主动脉；LVOT—左心室流出道

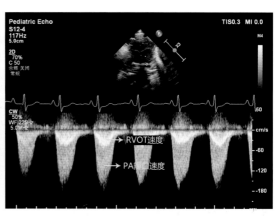

图7-5 肺动脉瓣狭窄连续波
多普勒频谱

PA—肺动脉；RVOT—右心室流出道

三、脉冲波多普勒超声的基本原理

脉冲波多普勒技术（pulsed wave Doppler，PW）是频谱多普勒技术的核心和重点，也是彩色多普勒血流显像和彩色多普勒血流能量图的基础。脉冲波多普勒的技术原理是间断发射脉冲波和应用距离选通技术，选择性接收背向散射信号，进行定位信号分析和处理。图7-6为脉冲波多普勒原理示意图。探头发射一组脉冲波后，暂停发射，经过设定时间T后，开始接收红细胞的背向散射信号。如果探头固定不动，此时的信号源与探头之间的距离R可以通过式（7-3）获得，数字2代表脉冲波到达红细胞和背向散射信号返回探头的往返过程。

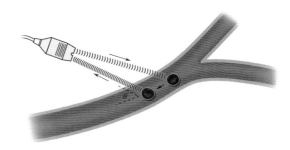

图7-6 脉冲波多普勒原理示意

根据式（7-3），因为声波在人体内的传播速度c被看作是常数（1540m/s），探测距离R与接收时间T成正比，这样可以通过调整接收时间T的大小进行某一深度血流的定位分析。

$$R = \frac{T}{2}c \qquad (7-3)$$

在超声诊断仪中T用取样容积或取样点来表示，见图7-7。选择脉冲波多普勒检测后，二维切面内的取样线上有一个取样容积，其宽度与声束的宽度一致，是不能调整的，但其长度是可调的，取决于*T*接收时间后持续时间长短，时间短，取样容积就短，时间长，取样容积就长。

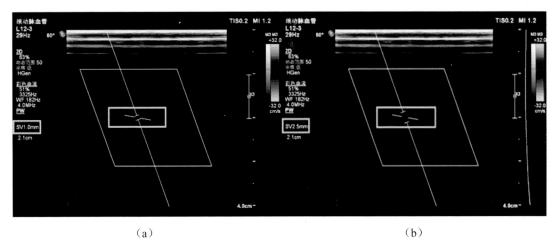

（a）　　　　　　　　　　　　（b）

图7-7　脉冲波多普勒取样容积

（a）取样容积为1.0mm；（b）取样容积为2.5mm

取样容积的范围可在1～10mm，临床上根据取样目的进行适当调整，需要更精准的定位，取样容积就短些；需要取样信息量大些，取样容积就长些。一般取样容积设置为2～3mm。

脉冲波多普勒技术较为复杂，受到许多因素的影响，比如脉冲重复频率（pulse repetition frequency，PRF）、取样深度和探头频率等。

脉冲重复频率是指单位时间内发射的脉冲波组数，两组脉冲波之间的时间间隔与脉冲重复频率成反比，即脉冲重复频率越高，时间间隔越短；反之，脉冲重复频率越低，时间间隔越长。

脉冲重复频率限定了脉冲波多普勒技术的最大检测速度，根据取样定理，脉冲重复频率必须大于2倍的频移频率，才能够准确显示频移的方向和大小，见式（7-4）。

$$f_d < 1/2PRF \qquad\qquad (7\text{-}4)$$

脉冲重复频率的一半又称之为Nyquist极限频率，当探测的频移大于Nyquist极限频率时，频谱不能完整显示在基线上，超出部分会重叠在一起，表现为频谱混叠，这种现象被称之为Aliasing现象。正常诊断探头频率下，其Nyquist极限频率多为1～2m/s以下，远低于心血管病变状态下的5～6m/s异常高速血流，检测时常会出现频谱混叠，见图7-8和图7-9。

Aliasing现象不能显示正确的频谱形态和完整性，不能显示频谱的方向和大小，无法进行进一步的测量和分析。因此，脉冲波多普勒虽然具有准确的定位诊断功能，但由于受

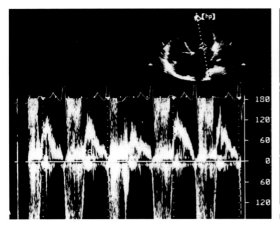

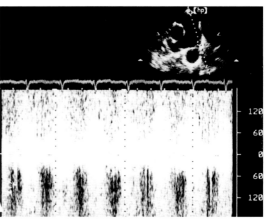

图7-8　脉冲波多普勒轻度混叠

风湿性心脏病二尖瓣瓣口收缩期血流
速度较快，形成轻度混叠

图7-9　脉冲波多普勒频谱严重混叠

动脉导管未闭导管开口处可探及全心动
周期高速血流，形成严重混叠

Nyquist 极限频率的限制不能测量高速血流速度，临床应用受到一定的限制。

取样深度（R）与脉冲重复频率成反比，当声速 c 为常数时，脉冲重复频率越高，最大取样深度越小；脉冲重复频率越低，最大取样深度越大。见式（7-5）。

$$R < c/2PRF \tag{7-5}$$

最大取样深度（R_{max}）与最大检测速度（V_{max}）之间的相互关系见式（7-6）。

$$R_{max} \cdot V_{max} < c^2/8f_0 \tag{7-6}$$

当 f_0 一定时，最大取样深度与最大检测速度之间相互制约，取样深度越大，能探测的最大血流速度越低。

了解脉冲波多普勒的优点和技术限制有助于更好地进行仪器设置和调节，将脉冲波多普勒技术和连续波多普勒技术有机结合，充分发挥其各自的优点，同时弥补了各自的缺点，既能准确定位诊断，又能准确定量分析，两者的联合应用已成为目前临床上常规和必不可少的血流检测技术。

不论是脉冲波多普勒还是连续波多普勒，为了获得一个高质量的频谱图像，正确的取样是关键，因此频谱多普勒取样时应注意以下事项。

①高质量的二维图像，病变结构清楚。

②彩色血流显像作为取样的引导。

③控制声束与血流方向的夹角小于30°。

④关注呼吸和体位对频谱波形的影响。

⑤设置相应的速度量程。

⑥调节基线。

⑦ 调节频谱增益。

⑧ 设置合适的滤波条件。

⑨ 设置合适的频谱扫描速度。

四、高脉冲重复频率多普勒超声的基本原理

高脉冲重复频率多普勒技术（high pulsed repetition frequency Doppler，HPRF），是在脉冲波多普勒基础上的改变，尝试通过增加单位时间内发射的脉冲波组数来提高最大检测速度。高脉冲重复频率多普勒模式下，取样线上可出现多个取样容积，虽然在一定程度上提高了最大检测速度，但定位功能下降，临床上并不实用。

第二节　血流动力学基础知识

一、相关基本概念

流体力学建立在两个条件之上：一是理想流体，不可压缩和没有黏滞性；二是在刚性管道中流动。人体心血管内的血液是流体的一种，虽然不是理想流体，而且是在有弹性的血管内流动，但仍然具有流体力学的基本特性。

1.流速

管腔中的流体在外力的作用下就会产生流动，定量流动大小的参数就是流速。速度是一种矢量，既有方向，又有大小，只有非垂直于声束的速度矢量才能被探头接收到。多普勒超声检测时，流速有几种表示方式，如峰速度、平均速度、加速度和减速度等，是常用的多普勒测量参数。

2.流量

某一时间内流经管腔截面积（A）的血流容积，称之为流量（Q），用 mL/min 表示，是定量评价的主要指标，见式（7-7），临床用于心搏量、反流量、分流量和狭窄程度等的计算。

$$Q = A \cdot V_{\mathrm{m}} \tag{7-7}$$

3.血流阻力

血液流动过程中的阻力（R），主要取决于血管径的大小（r）、管腔长度（L）和血液

黏滞性或黏性阻力（η），其相互关系有泊肃叶定律（Poiseuille law），见式（7-8）。

$$R = 8\eta L / \pi r^4 \qquad (7\text{-}8)$$

从式（7-8）看出，当管腔长度L和黏性阻力η相对固定时，R主要取决于管腔内径r。

人体的动脉系统供应全身血液，其血管阻力随动脉管径逐渐变细和长度增加而逐渐增加，头颈部和内脏血管阻力较低，四肢血管阻力离心性增加，微小血管的阻力最大。

人体血管的周围总阻力（TPR）与平均动脉压和心搏量相关，见式（7-9）。

$$\text{TPR} = 平均动脉压 / 心搏量 \qquad (7\text{-}9)$$

4.血流黏滞性

血液不是理想流体，成分较为复杂，在流动过程中有一定的黏性摩擦阻力，尤其是靠近管壁处，黏性阻力最大，这样就形成了管腔中央的血流速度最快、管壁处血流速度最慢，这种现象称为速度梯度，见图7-10。

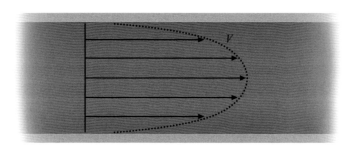

图7-10　速度梯度示意

靠近管壁最外侧的血流速度较慢，形成减速的边界层，其宽度取决于局部的黏性摩擦阻力，阻力越大，边界层越厚；阻力越小，边界层越薄。

影响血流黏滞性的因素有许多，包括如下几个。

（1）血细胞比容　红细胞容积与全血容积的比值称为血细胞比容，当血细胞比容小于45%时，血流黏滞性很低；当血细胞比容大于45%时，血流黏滞性迅速升高；当血细胞比容大于80%时，血流黏滞性极高，血液凝结成块，趋于停止流动。

（2）各种原因导致的红细胞聚集，如高凝、高原反应等。

（3）血浆的有形成分增加。

（4）血管内径和管壁光滑度，管径越细，光滑度越差，血液黏度越高；管径越宽，光滑度越好，血液黏度越低。

（5）雷诺数　雷诺数（Reynolds number）是一种可用来表示流体流动情况的无量纲数，以Re表示，见式（7-10）。

$$\text{Re} = \rho v d / \eta \qquad (7\text{-}10)$$

式中，v、ρ、η分别为流体的流速、密度与黏性系数；d为特征长度。

雷诺数的本质是流体的惯性力，即动能与流体的黏性力的比值，用于区分流体的流动是层流或湍流，也可用来确定物体在流体中流动所受到的阻力。当雷诺数小于1000时，代表流体的流动状态为层流；当雷诺数大于1500时，代表流体的流动状态为湍流；当雷诺数介于1000～1500时，处于一种过渡状态，流体的流动状态可为层流或湍流。

二、血液流动方式

心脏血管的结构较为复杂，有各种不同的血液流动方式。有高压的动脉血流，有低速的静脉血流；有房室瓣口血流，有半月瓣口血流；有正常血流，有异常血流，如各种狭窄血流、瓣膜反流、各种心脏内或动静脉之间的分流以及人工植入装置血流等。

1.层流

流体里的质点以相近的速度沿同一方向的流动方式称为层流，见图7-11。心脏血管里的红细胞在正常生理状态下的流动方式为层流，因此层流多代表正常血流。

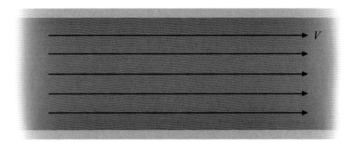

图7-11　层流示意

2.湍流

流体里的质点以大不相同的速度沿不同的方向流动的方式称为湍流，常常代表红细胞的紊乱流动状态，多为病变时的异常血流，见图7-12。

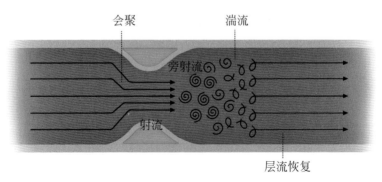

图7-12　湍流示意

当血管某处狭窄时，血流从较宽的管腔进入狭窄处管腔，在狭窄前出现会聚现象，是彩色多普勒血流显像时判断异常血流起源的重要征象。狭窄处的红细胞流速加快，但其流动的方式为高速的层流。狭窄后，血流从较窄的管腔进入较宽的正常管腔，会出现红细胞紊乱流动状态，红细胞的流速和方向高度不一致，即狭窄后的湍流。湍流区在经过一段流动过程后，由于血液的黏滞性，会逐渐消耗湍流的动能，最后红细胞再次恢复到层流状态，称之为层流恢复。

当湍流的动能过大时，会出现两个附加效应，即系列效应和旁效应。如果对此不了解，在临床上会出现误判。

系列效应，指发生在A点的湍流会延续到下游的B点，虽然B点并没有局部狭窄，但可以在B点探及湍流样血流信号。比如在先心病室间隔膜部缺损时，室水平的高速分流可能延续到肺动脉瓣口，探测到肺动脉瓣血流速度加快，误以为有肺动脉瓣狭窄，此时应将取样容积分别置于肺动脉瓣下和瓣上，动态检测有无跨肺动脉瓣口压差。如果有压差存在，可考虑有肺动脉瓣狭窄；如果没有压差存在，可考虑为系列效应所致，见图7-13。

旁效应，指发生在A点的湍流会传导到其紧邻的B点，虽然B点并没有局部狭窄，但可以在B点探及湍流样血流信号。比如主动脉瓣口在舒张期的反流指向肺动脉瓣口方向，导致肺动脉瓣口可以探测到舒张期高速血流信号，见图7-14。

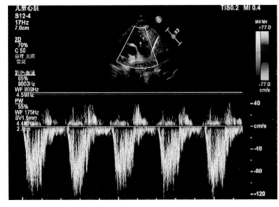

图7-13　系列效应

室缺时肺动脉瓣口速度频谱

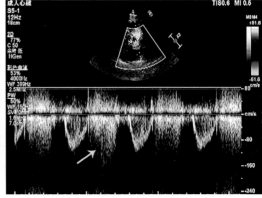

图7-14　旁效应

黄色箭头所示为舒张期高速血流信号

3.旋流

旋流一般出现在狭窄后扩张的管腔内或较大的动脉瘤内，血流在管腔内折返流动，形成方向相反的主流流动，见图7-15。

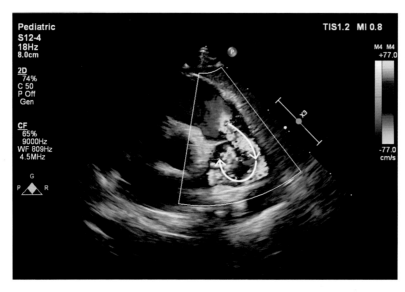

图7-15　旋流

图为肺动脉瓣狭窄，管腔呈窄后扩张样改变，血流形成旋流，方向如箭头所示

三、伯努利方程（Bernoulli equation）的应用

根据能量守恒定律，理想流体的动能、势能和压强能之和为一常量，位置1和位置2的总能量相同，见式（7-11）。

$$P_1+1/2\rho V_1^2+\rho gh_1 = P_2+1/2\rho V_2^2+\rho gh_2 \tag{7-11}$$

式中，P为压强能；ρ为流体的密度，代表黏性阻力；V为流速，代表动能；g为重力加速度；h为参考高度，代表势能。

为了便于临床应用，通常将势能看成远小于动能和压强能，可以忽略不计，这样将式（7-11）简化为式（7-12）。

$$P_1+1/2\rho V_1^2 = P_2+1/2\rho V_2^2 \tag{7-12}$$

如果位置1代表狭窄前，位置2代表狭窄后，两者之间的压差为ΔP，见式（7-13）。

$$\Delta P = P_2-P_1 = 1/2\rho（V_2^2-V_1^2）\tag{7-13}$$

再假设V_1的速度值远小于V_2（通常8倍以上），可以进一步简化为式（7-14）。

$$\Delta P = 4V^2 \tag{7-14}$$

式中，V代表狭窄处的血流速度；ΔP用mmHg表示。例如测量的V为4m/s，ΔP为64mmHg。

式（7-14）被称为简化的伯努利方程，已成为临床上广为应用的定量检测方法，参见本章第四节。

第三节　频谱多普勒超声分析内容

频谱多普勒超声分析简称频谱分析，是解读人体血流特征的重要方法，它完整地表示了血管内红细胞的流动状态。以脉冲波多普勒为例，频谱分析主要包括以下8个内容，参见图7-16。

（1）频谱的方向　代表血流的方向。常规设置下将朝向探头流动的血流频谱显示在频谱的基线之上，将背离探头流动的血流频谱显示在频谱的基线之下。

基线通常位于频谱标尺的中位，可根据测量速度的大小上下调节。为更好地显示频谱的完整性，探测朝向探头流动的血流时向下移动基线，探测背离探头流动的血流时向上移动基线，参见图7-17。

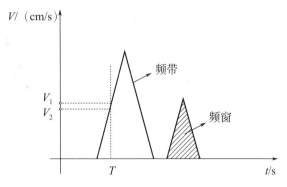

图7-16　脉冲波多普勒频谱分析示意

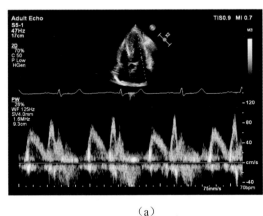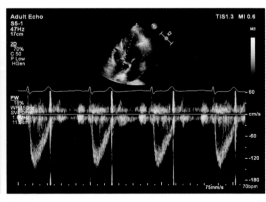

（a）　　　　　　　　　　　（b）

图7-17　基线移动

（a）基线向下移动；（b）基线向上移动

（2）频谱的时相　同步心电图（ECG）显示，观察频谱出现在收缩期、舒张期或全心动周期。基线的水平方向为时间轴（x轴），可以定量测量各种时间参数和速度参数，参见图7-18。

（3）频谱的幅度　代表血流速度的大小，在基线的上下方向为速度轴（y轴），有速度刻度标尺，通常用cm/s表示，速度较快时用m/s表示。频谱最高点的速度值称为峰速度，频谱面积下的速度为平均速度，见图7-19。

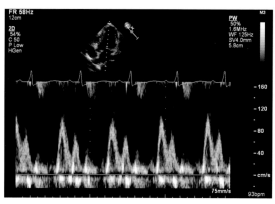

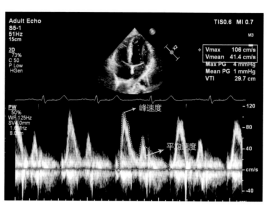

图7-18　频谱时相

图为正常人二尖瓣口速度频谱。E峰出现在舒张早期，心电图T波结束后；A峰出现在舒张晚期，心电图P波结束后

图7-19　频谱速度

图为正常人二尖瓣口速度频谱。
V_{max}—峰速度；V_{mean}—平均速度

（4）频谱的形态　在心动周期过程中局部的血流是变化的，使得不同取样部位的血流频谱的外形是不同的，比如二尖瓣口的舒张期血流频谱在窦性心律时呈双峰形态，房颤时呈单峰形态，而主动脉瓣口的收缩期血流频谱不论是窦性心律还是房颤时都呈单峰形态，见图7-20。

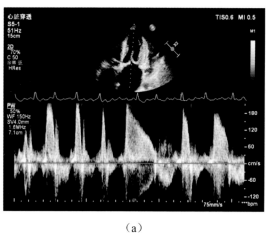

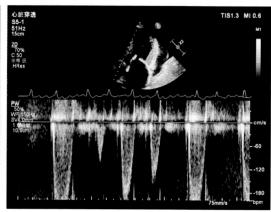

（a）

（b）

图7-20　频谱形态

图为二尖瓣与主动脉瓣狭窄同时伴有房颤的患者。

（a）图二尖瓣为单峰形态；（b）图主动脉瓣速度大小不等呈单峰形态

（5）频谱的性质 表示某一瞬时取样容积内不同速度红细胞的分布范围，表现为频带的宽窄。如果不同速度红细胞的分布范围较窄，流速较为均匀，则频带较窄，有明显的频窗，通常代表层流；如果不同速度红细胞的分布范围较宽，流速差异较大，则频带变宽，频窗变窄或消失，通常代表湍流，见图7-21。

（6）频谱的灰度 表示某一瞬时取样容积内相同速度红细胞的数量，表现为频谱的灰白度。如果相同速度红细胞的数量较多，则频带灰度较深；如果相同速度红细胞的数量较少，则频谱灰度较浅。频谱的灰度明显受患者透声条件、增益大小、滤波大小和取样深度等的影响，见图7-22。

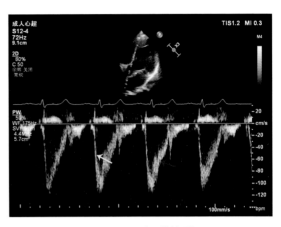

图7-21 频谱性质

黄色箭头所示频带较细，红色箭头所示频带增宽

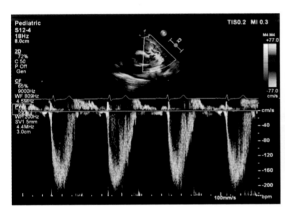

（a）

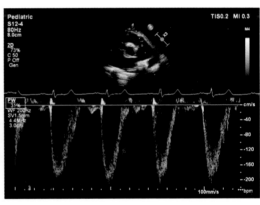

（b）

图7-22 频谱灰度

（a）增益为55%，频谱灰度增加；（b）增益为31%，频谱灰度减低

（7）伴随频谱的音频 一般层流样血流的音频为柔和的乐音，而湍流样血流的音频为粗糙的噪声。不同的病变引起的多普勒音频是不同的，检查过程中分析这些音频的变化有助于对病变血流的判断。

（8）频谱混叠 检测高速血流时，常常受到Nyquist极限频率的限制，出现频谱混叠，无法显示频谱的完整形态，应及时转换连续波多普勒检测。

第四节　频谱多普勒超声的临床应用

频谱多普勒具有丰富的时间和速度参数，在ECG同步显示心动周期的基础上，应用这些参数不仅可以定性诊断心脏狭窄性、反流性和分流性疾病，还可以定量分析血流量的变化、房室、心室之间或跨瓣的压力梯度；同时可以评价心血管内的容量、压力变化和心脏的收缩和舒张功能，其结果与有创的检查结果有很好的一致性，已成为临床上广为应用的无创性定性和定量诊断方法。下面简要介绍常用的各类定量诊断参数。

一、速度参数

应用脉冲波和连续波多普勒技术，定位、定量测量心脏和血管内的各部位血流参数，并根据参数变化等频谱分析内容判断有无狭窄或供血不足，参见图7-23。

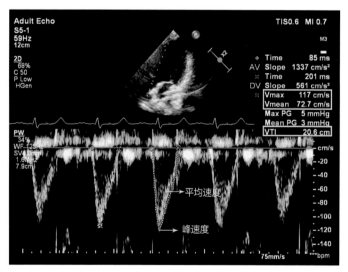

图7-23　速度参数测量

AV—加速度；DV—减速度；V_{max}—峰速度；V_{mean}—平均速度；VTI—速度时间积分

（1）峰速度（peak velocity，V_p；或最大速度，V_{max}）　指取样容积内最大血流速度，基线至频谱顶端，用cm/s或m/s表示。

（2）瞬时速度（instantaneous velocity，IV）　时间轴上任一垂直线与频谱相交处对应的速度值。

（3）平均速度（mean velocity，V_{mean}）　指取样容积内平均血流速度，频谱包络线下方积分面积除以所用时间，用cm/s或 m/s表示。

（4）加速度（acceleration velocity，AV） 表示血液在流动过程中随时间加速，指血流峰速度除以从基线达到峰值所用的时间，用 m/s^2 表示。

（5）减速度（deceleration velocity，DV） 表示血液在流动过程中随时间减速，指血流峰速度除以从峰值降到基线所用的时间，用 m/s^2 表示。

（6）速度时间积分（velocity time integral，VTI，频谱曲线下面积） 用 cm 或 m 表示，用于流量的计算。

（7）收缩期血流速度（systolic velocity，SV） 主要用于头颈部、腹腔和四肢动脉血流检测，参见图 7-24。

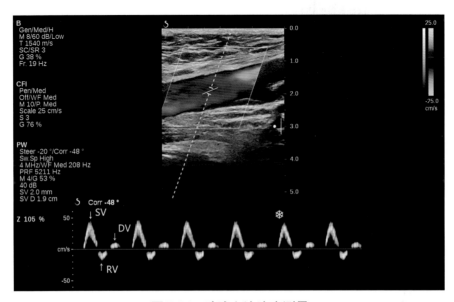

图 7-24 动脉血流速度测量

DV—舒张期血流速度；RV—逆向血流速度；SV—收缩期血流速度

（8）舒张期血流速度（diastolic velocity，DV） 主要用于头颈部和腹腔动脉血流检测。

（9）逆向血流速度（reverse velocity，RV） 表示与主波方向相反的血流速度，主要见于四肢动脉和肺静脉血流检测。

（10）阻力指数（resistance index，RI） 收缩期血流速度与舒张期血流速度的差值除以收缩期血流速度，主要用于动脉血流检测。

（11）搏动指数（pulsatility index，PI） 收缩期血流速度与舒张期血流速度的差值除以平均血流速度，主要用于动脉血流检测。

二、时间参数

时间参数测量见图 7-25。

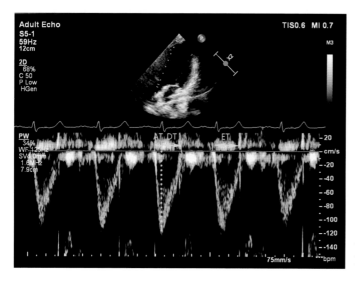

图7-25 时间参数测量

图为正常人主动脉瓣口速度频谱。

AT—加速时间；DT—减速时间；

ET—射血时间

（1）加速时间（acceleration time，AT）　频谱起点至峰速度的时间，通常用ms表示。

（2）减速时间（deceleration time，DT）　频谱峰速度下降至基线的时间，通常用ms表示。

（3）射血时间（ejection time，ET）　频谱起点至终点的时间，通常用ms表示，包括收缩期主动脉和肺动脉瓣口的射血时间，有时也用于二尖瓣口舒张期充盈时间的描述。

（4）射血前期时间（pre-ejection time，PET）　ECG QRS波至频谱起点的时间，通常用ms表示，主要用于肺动脉瓣口血流频谱的测量，间接评价右心室功能或肺动脉高压，参见图7-26。

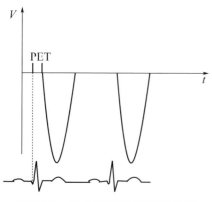

图7-26 射血前期时间测量示意

PET—射血前期时间

射血前期时间/射血时间比值，也用于间接评价右心室功能或肺动脉高压。

（5）压力降半时间（pressure half-time，PHT）　在二尖瓣口狭窄时，舒张期频谱峰速度下降至0.7峰速度值所用的时间，主要用于评价二尖瓣口狭窄面积。

（6）等容收缩时间（isovolumic contraction time，IVCT）　二尖瓣口血流频谱终止点至主动脉瓣口血流频谱起始点的时间，用ms表示。

（7）等容舒张时间（isovolumic relaxation time，IVRT）　主动脉瓣口血流频谱终止点至二尖瓣口血流频谱起始点的时间，用ms表示。

等容收缩时间与等容舒张时间测量示意见图7-27。

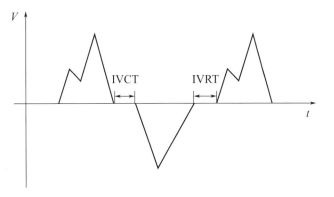

图7-27　等容收缩时间与等容舒张时间测量示意

IVCT—等容收缩时间；IVRT—等容舒张时间

三、压力阶差参数

压力阶差参数简称压差，主要应用连续波多普勒技术，根据简化的伯努利方程计算得出，用于进行各种定量分析。临床上广为应用的领域有瓣膜狭窄程度的术前评估，术中监测和术后效果评价以及肺动脉压力的无创定量评估等。

目前高档超声诊断仪器均配置计算软件，只需操作者描记频谱轮廓曲线即可，相关测量参数可以在显示屏上实时读取，见图7-28。

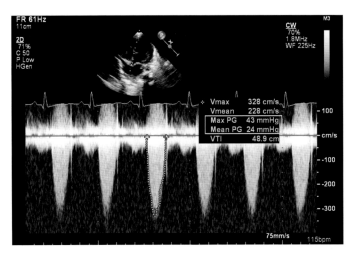

图7-28　频谱描记

图为主动脉瓣狭窄患者频谱。Max PG—峰压差；Mean PG—平均压差

峰压差（peak pressure-gradient，PG）也称为最大瞬时压差，通过最大瞬时峰速度换算得出，常用于评价瓣膜狭窄、血管狭窄和肺动脉高压，但有高估的缺点。定量评估瓣膜狭窄时，一般与平均压差联合应用，见图7-28。评估肺动脉高压时一般单独应用。

评估肺动脉收缩压时可选择三尖瓣反流频谱，也可以选择室水平或大动脉水平分流频谱进行测量，两者相似不相同。评估肺动脉舒张压时可选择肺动脉瓣反流频谱进行测量。

平均压差（mean pressure-gradient，MG）是通过对所有瞬时速度进行换算得出，常用于评价瓣口狭窄、血管狭窄和肺动脉高压，文献报道平均压差在评价瓣膜狭窄程度准确性方面优于峰压差，是目前指南推荐应用的首选参数。

四、心脏功能检测

1.左心室舒张功能

通常应用脉冲波多普勒技术获取的二尖瓣血流频谱和肺静脉血流频谱对左心室的舒张功能进行评估，操作简便，临床实用。

在心脏舒张期，二尖瓣口血流进入左心室，分为早期快速充盈（用E峰表示）、缓慢充盈和晚期心房收缩（用A峰表示）三个部分。E峰和A峰的速度参数和时间参数反映了舒张期左心室与左心房内压力的变化和左房室间的压力梯度变化，可以间接定量评估左心室的舒张功能。

二尖瓣血流频谱的主要测量参数包括舒张早期E峰、舒张晚期A峰、A峰持续时间、E/A、DT及IVRT。根据左心房压力的增高对二尖瓣口血流形态的影响，其模式包括正常波形、左心室松弛异常、假性正常化及限制性充盈四种模式，见图7-29。其主要限制是假性正常化与左心室射血分数正常的舒张性心衰患者的频谱很难区别，需借助其他手段进行鉴别。

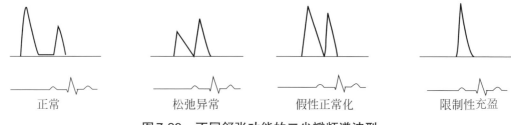

正常　　　　　松弛异常　　　　　假性正常化　　　　限制性充盈

图7-29　不同舒张功能的二尖瓣频谱波型

鉴别假性正常化的简便方法有两种。一是Sitting实验，让患者从卧位变为坐位，探头固定不动，保证二尖瓣频谱多普勒取样容积置于二尖瓣瓣尖处，通过减低患者的前负荷，观察频谱形态变化。假性正常化患者的二尖瓣频谱形态会随体位变化而改变，E峰速度下降，A峰速度上升，E/A比值降低，多数<1，同时伴有E峰DT延长。二是Valsava动作，深吸气后屏气，闭住口鼻用力做呼气动作，保证频谱多普勒取样容积始终在二尖瓣瓣尖处，同样见到与Sitting实验相似的改变。E/A比值减少≥50%评价左心室充盈压增高具有较高的特异性；而E/A比值轻度减低也不能提示舒张功能正常。

肺静脉血流频谱（图7-30），主要测量S1、S2、D峰和Ar峰峰值，S/D比值，Ar峰持续时间，Ar-A及D峰减速时间。随着左心室舒张末压增加，Ar峰峰速度及持续时间增加，Ar-A峰持续时间差也增加。

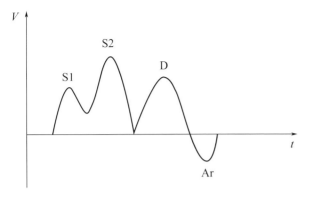

图7-30　正常肺静脉频谱波型

Ar—心房收缩反向峰；D—舒张期峰；S1、S2—收缩期峰

2. 左心室收缩功能

虽然可以应用频谱多普勒获取的主动脉瓣血流频谱对左心室的收缩功能进行评估，但由于临床测量左心室收缩功能的方法较多且有优势，频谱测量方法只起辅助作用。

每搏量（SV）通过式（7-15）进行测量。

$$SV = CSA \times VTI \tag{7-15}$$

SV用mL表示，CSA为主动脉瓣口或左心室流出道的横截面积，用cm^{2}表示，VTI为该横截面积处取样的频谱曲线下面积，用cm表示。将每搏量乘以心率HR得出心排血量（CO），用L/min表示，见式（7-16）。

$$CO = SV \times HR \tag{7-16}$$

其他速度和时间参数包括主动脉瓣口峰值血流速度、加速度、加速时间、等容收缩时间等。另外左心室压力变化速率dp/dt可以从合并的二尖瓣反流频谱上获得，应用简化的伯努利方程，分别计算出二尖瓣反流频谱下降曲线上任意两点的压差，然后除以两点间的时间。如果心脏功能减低，dp/dt值下降，与有创的导管法测值有良好的相关性。

3. 右心室功能检测

收缩功能主要应用肺动脉瓣口血流频谱和三尖瓣反流频谱，舒张功能的检测主要应用三尖瓣口血流频谱，测量参数与左心室功能测量参数相似，包括速度、时间和压差指标等。

4. Tei指数

这是一种综合评价心脏收缩和舒张功能的方法，见图7-31。

在心尖五腔切面上将取样容积设置在左心室流出道入口，同时获取左心室流出道和二尖瓣口血流频谱，将测量的IVRT、IVCT和ET数值代入式（7-17）。

$$Tei = \frac{IVRT + IVCT}{ET} \tag{7-17}$$

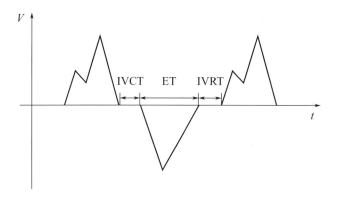

图7-31 Tei指数测量方法示意

ET—射血时间；IVCT—等容收缩时间；
IVRT—等容舒张时间

Tei指数的优点是不受心率、血压和年龄的影响，操作简便；缺点是不能明确判定左心室或右心室功能。

（肖杨杰　任卫东）

参 考 文 献

[1]　袁光华, 张武, 简文豪, 等.超声诊断基础与临床检查规范.北京:科学技术文献出版社,2005.

[2]　曹铁生, 段云友.多普勒超声诊断学.2版.北京:人民卫生出版社,2014.

第八章 彩色多普勒超声的成像原理与应用

20世纪80年代开始，彩色多普勒血流显像在脉冲式多普勒技术上改良发展而来，是人类第一次无创伤性实时显示心脏和血管内的血液流动，堪称超声诊断学发展历史上的另一个里程碑。

20世纪90年代以后，彩色多普勒血流显像技术日臻成熟，并在临床上得到了迅速的应用和普及。彩色多普勒血流显像技术可以直观快速地显示血流的起源、走行、速度和性质，对多点起源血流的显示更具优势。同时，可以在二维超声的背景下显示血流与结构之间的相互关系，并指导频谱多普勒的取样设置。

第一节 彩色多普勒血流显像的成像原理

彩色多普勒血流显像的成像基础是脉冲波多普勒原理和技术，因此必须掌握了脉冲波多普勒原理才能理解和掌握彩色多普勒血流显像的原理。

与脉冲波多普勒取样不同，彩色多普勒血流显像的取样不是单一一个点，而是取样框。取样框多数为梯形，叠加在二维切面之上，可以左右、上下移动和增加或缩小面积，见图8-1。

取样框可以设定为由 N 个取样线构成，每条取样线又由 n 个取样容积构成，这样可以理解为取样框由 $N×n$ 个取样容积构成，见图8-2。

假设取样框有32条取样线，每条取样线有256个取样容积，那么取样框内有超过8000个取样容积。如果取样框面积不变，取样线增加到128条，每条取样线的取样容积增加到512个，则该取样框内的取样容积超过65000个。取样框单位面积内取样容积的个数越多，彩色分辨力越高；取样容积的个数越少，彩色分辨力越低。

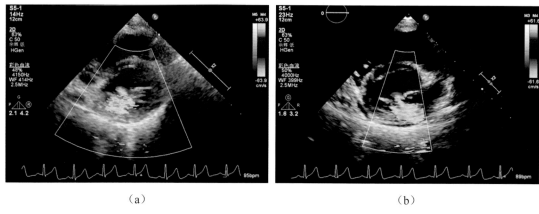

（a）　　　　　　　　　　　　　　　　　　　（b）

图8-1　取样框调节

（a）取样框增大，帧频为14Hz；（b）取样框缩小，帧频增加至23Hz

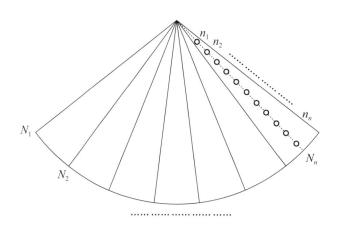

图8-2　彩色取样容积示意

每个取样容积内都包含有血流的三要素即血流方向、速度和性质，这些信息都由仪器的信号处理器进行分析。由于取样的信息量太大，频谱多普勒应用的快速傅立叶转换技术已无法完成信号处理。

自相关技术（autocorrelation technique）可以在短时间内快速分析海量多普勒信息，通过检测信号间的相位差并应用差值计算速度，利用正负表示方向。自相关技术促成了彩色多普勒血流显像的临床应用。

获取的多普勒信号中既有高速、低振幅的血流信号，同时也有低速、高振幅的组织结构信号，需要选择性的滤过后者、保留前者，保证血流信号的纯度。

通过彩色编码技术分别由红或蓝代表血流朝向探头流动或背离探头流动；用亮度的高低表示血流速度的快慢，亮代表速度较快，暗代表速度较慢；用彩色混叠来表示血流的性质，这样就完成了对体内血流的可视化动态显示。

彩色多普勒血流显像技术的优劣代表了超声诊断仪器的质量高低，彩色多普勒血流显示的真实性与准确性对临床诊断有直接和重要的影响。评价彩色多普勒血流显像优劣的指标主要有以下三种。

（1）时间分辨力　指实时显示血流的能力，主要用彩色帧频来表示。彩色帧频随取样框大小和取样深度变化，过大的取样框会明显降低帧频，当帧频低于10幅/s时，会出现慢动作图像，影响结构和血流的显示，无法做出正确的判断（同图8-1取样框变化图）。

（2）速度分辨力　指实时显示不同速度血流的能力，主要用彩色梯度来表示，以左心室流出的彩色血流显像为例，见图8-3。

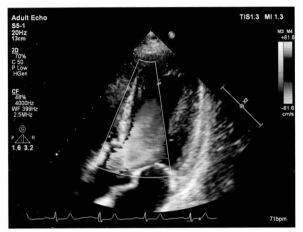

图8-3　彩色梯度

从心尖到主动脉瓣口，血流色彩从暗蓝色逐步过渡到浅蓝色，到Nyquist极限频率，到彩色血流会聚，到彩色混叠出现的层次是否清晰作为判断速度分辨力的常用方法。

（3）空间分辨力　指实时显示血流束向性的能力，主要用彩色血流束的宽度来表示。彩色血流束较窄，不发散，代表空间分辨力好；彩色血流束较宽，明显发散，没有束向性，代表空间分辨力差。

第二节　彩色多普勒血流显像的参数调节与图像分析

彩色血流的显示质量不仅受仪器优劣的影响，也与操作者的正确使用有密切关系。实际工作中，根据患者的条件和检查内容的不同，需要随时调整仪器设置和参数。因为彩色多普勒血流显像的基本原理为脉冲式多普勒技术，因此许多影响脉冲式多普勒的因素同样可以影响彩色血流的显示。

一、彩色速度标尺与基线

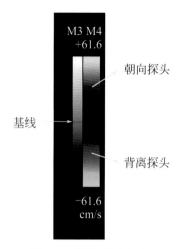

图8-4　彩色速度标尺

在显示屏的右上方有条状彩色速度标尺，也称之为Color bar或者Color map，操作界面有相应的调节键Scale。速度标尺分为上、下两部分，分别代表两个方向的速度梯度，中间为一绿色短线，即为彩色基线，见图8-4。

基线上半部分为红色，代表现有探头频率下，现有深度和取样框大小条件下能探测到的朝向探头流动的最大血流速度。基线下半部分为蓝色，代表现有探头频率下，现有深度和取样框大小条件下能探测到的背离探头流动的最大血流速度。

速度标尺两端的数值代表即刻的Nyquist极限速度，如果探测的血流速度超过了该速度，就会形成彩色混叠。Nyquist极限速度受取样框大小、深度和探头频率影响，现有的高档超声仪器中，在成人心脏检查中极限速度值一般在1m/s以下，在儿童或小儿心脏检查中极限速度值可在1m/s以上，但不超过1.5m/s。

当探测高速血流时，常出现彩色混叠，此时只能判断探测血流超过了Nyquist极限速度，可能是正常血流，也可能是异常血流，应尽可能调节Nyquist极限速度到最大，同时减小取样深度和取样框面积。如仍然不能消除混叠，则需在混叠处设置连续波多普勒取样线，通过连续波多普勒频谱速度值进行定量分析。

有时也可以上调或下调中间的基线，人为扩大背离或朝向探头流动的最大血流速度值，但临床上并不常用。

当探测低速血流时，比如远场的房水平分流或肺静脉血流，应适当下调Nyquist极限速度值，同时配合彩色增益以获取较为理想的彩色血流显示。

不同仪器厂商的速度标尺的色彩是不同的，每台仪器的Color map也是可调的，颜色多的可达10种以上，但临床上多选择红、黄、蓝三种颜色或红、蓝、绿三种颜色，以能清晰显示速度梯度为最佳标准。

二、取样框设置

取样框大小的设置明显影响彩色血流显示。过大的取样框会降低彩色帧频，在成人心脏检查时降低时间分辨力。但在小儿心脏检查中由于帧频高，心率快，适当扩大取样框、降低一定程度的帧频，反而有利于彩色血流显示。

取样框过小虽然可以提升时间分辨力，但减少了彩色面积，不利于观察血流的完整性及其与邻近组织结构的关系。因此两者兼顾的合适的取样框大小设置反映了操作者的经验和水平。

取样框深度同样会影响彩色血流显示，当取样深度增加时，最大脉冲重复频率就会减小，Nyquist极限速度随之减低，易产生彩色混叠现象。同时取样深度增加还会降低彩色帧频，减低时间分辨力。

三、彩色增益

彩色增益的调整对显示高质量的彩色血流图像至关重要。过低的彩色增益可能导致真实的血流信号不能显示，表现为彩色血流暗淡不清或彩色缺失；过高的彩色增益可能导致真实的血流信号和噪声过饱和，表现为弥漫、闪烁的彩色斑点，完全覆盖了取样框，不能显示真实的血流和二维结构，见图8-5。

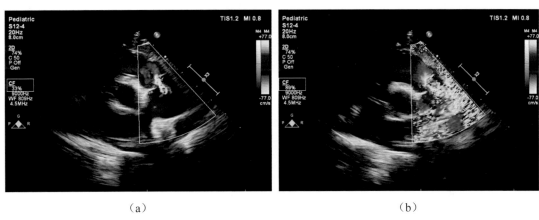

（a）　　　　　　　　　　　　　（b）

图8-5　彩色增益过低或过高

（a）彩色增益33%；（b）彩色增益89%

彩色增益通常与速度标尺协同调节，在合适的速度标尺条件下，彩色增益一般调节到即将出现弥漫、闪烁的彩色斑点为止，最大程度显示真实血流信号，同时又有清晰的二维结构图像。

当显示高速湍流样血流时，如二尖瓣腱索断裂引起的偏心反流，常常会出现彩色信号过饱和或旁效应，掩盖了异常血流的起源点或走行，此时应先将彩色增益归零，然后一点一点上调增益，逐步显示异常血流的起源点和走行。

四、彩色混叠

与脉冲波多普勒相同，当检测速度超过Nyquist极限速度就会出现Aliasing现象，表现为彩色混叠，其特征为多色镶嵌的花样血流显示。彩色混叠常常会随异常血流延续一定距离，表现为彩色系列效应，最终恢复为层流的纯色，见图8-6。

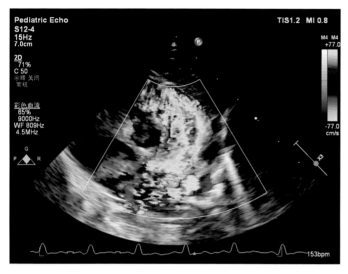

图8-6 彩色混叠

要正确认识和应用彩色混叠，了解彩色混叠既可以提示高速湍流，也可能是正常血流，结合速度标尺和连续波多普勒进行识别。

五、彩色会聚

彩色会聚（color flow convergence）是彩色多普勒血流显像判断异常血流起源点的重要征象。当血流从较宽大管腔进入较窄的管腔时，如瓣膜狭窄、反流或分流性病变，血液会在最窄处聚集，此处血流急剧加速，形成特征性的彩色会聚现象，见图8-7。

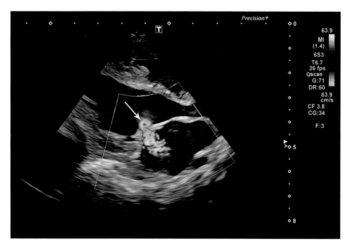

图8-7 彩色会聚

图为二尖瓣发育不良，可探及中度反流，箭头所示为彩色会聚

如图8-7所示，会聚点处的彩色血流形态为扇形，称为会聚区，其面积受速度标尺影响。会聚区色彩显示最亮，在达到Nyquist极限速度后颜色翻转为反向血流颜色，然后出现彩色混叠血流图像。

六、角度调整

声束方向与血流方向的夹角会影响彩色血流的显示，角度越小，彩色血流越真实，越清晰；角度过大，尤其是大于60°～70°以后，血流变得暗淡或缺失，90°时可能完全没有血流显示，见图8-8。因此尽可能选择合适的二维切面，让血流方向与声束方向尽可能保持一致。

某些特殊部位的血流，如卵圆孔未闭的血流，随心动周期的运动过程中会改变与声束之间的夹角，导致房水平的分流束在取样框内有时显示为朝向探头的红色，有时显示为背离探头的蓝色。

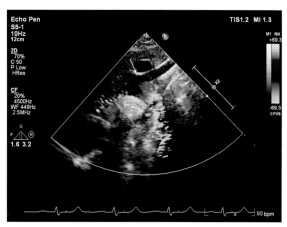

图8-8　角度影响血流显示（主动脉弓）

箭头所示声束与血流成90°彩色不显示

在血管检查时，尤其是四肢血管，血流与声束方向的夹角都较大，因此现代仪器都专门设置了角度调节按键，其原理为探头倾斜方向发射声束，减少与血流的夹角，最大调节角度达到60°，见图8-9。

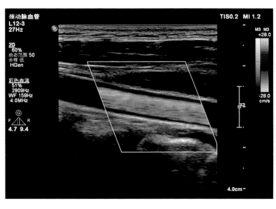

（a）

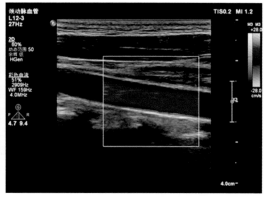

（b）

图8-9　血管检查角度调节（颈动脉）

（a）取样框角度与血流方向一致，色彩鲜亮；（b）取样框与血流方向夹角增大，色彩变暗，充盈不良

七、探头频率

一般情况下小儿心脏及浅表血管检查应用高频探头，成人心脏和深部血管检查应用低频探头。高频探头虽然二维结构分辨力较高，但其可探测的最大血流速度减低，同时能量衰减明显，损失部分多普勒血流信号。低频探头虽然二维结构分辨力不如高频探头，但其可探测的最大血流速度较大，同时能量衰减较少，可获取更多的多普勒血流信号，有更好的彩色分辨力。

第三节　彩色多普勒血流显像的临床应用

彩色多普勒血流显像技术以其独特的技术优势在临床上得到了迅速普及和广泛应用，在全身各个亚专业领域中都取得了令临床信赖的结果，已成为超声医学中不可或缺的核心技术之一。

彩色多普勒血流显像的技术优势就在于能实时显示心脏和血管内的血液流动，被称之为无创伤性心血管造影。应用这项技术能够迅速判断血流的起源部位、速度大小、走行方向、走行过程、流动性质及其与邻近组织结构的空间关系，且操作简便，准确可靠。

一、应用范围

早期的彩色多普勒血流显像技术主要应用于心脏和大血管检查，包括结构性心脏病、先天性心脏病、头颈部大血管和四肢血管疾病等。随着技术的进步和推广，这项技术已经普及全身所有脏器和组织，包括腹腔脏器、盆腔脏器、浅表脏器、胎儿、眼、颅内血管、指间血管和皮肤等。

结构性心脏病主要应用于瓣口血流和心腔血流的显示，判断有无瓣膜和心腔狭窄，有无瓣膜反流等。偶尔用于显示心外膜冠状动脉血流或壁间冠状动脉分支血流及心脏肿瘤内的血流。

先天性心脏病主要应用于心室水平、心房水平和大动脉水平的分流显示和动静脉异位起源和异位连接的血流显示，包括冠状动脉异位起源、单支肺动脉异位起源于升主动脉、肺静脉异位引流、上下腔静脉异位连接和各种类型的冠状动脉瘘等。

头颈部大血管和四肢血管疾病包括头臂干动脉和四肢各部位的动脉狭窄，动静脉的急性或慢性血栓形成或栓塞，下肢深静脉的静脉瓣反流和动静脉瘘等。

腹腔脏器和盆腔脏器主要用于显示腹主动脉、腹腔干动脉、肠系膜上动脉、肾动脉和髂总动脉及分支、子宫动脉和下腔静脉等血管的血流，判断有无动脉瘤、动脉狭窄、血栓形成或栓塞和静脉受压变窄等。

通过专业性较强的特殊探头，彩色多普勒血流显像技术已经逐渐应用到浅表脏器、胎儿、眼、颅内血管、指间血管和皮肤等特殊或细小血管的血流显示，极大地拓展了其临床应用领域。

二、定性和定位诊断

1.正常血流显示

心脏和血管内的血液是在特定的解剖结构中流动，有其特定的血流方向和走行，其中绝大多数的血流速度都在可调节的最大Nyquist极限速度之下，显示为较纯净的红色或蓝色，只有少数部位的血流速度可能超过Nyquist极限速度，显示为混叠样的花色血流。因此，通过彩色多普勒血流显像很容易迅速判断血流出现的部位、是否充盈完整、血流速度是否加快或减低以及是否有附加异常血流出现等。

2.异常血流显示

各种先天性或获得性原因可导致心血管结构发生明显的改变，这些改变同时可引起其内的血流发生异常改变。这些异常血流主要包括心脏瓣膜狭窄和反流，动脉血管狭窄，静脉血管阻塞和静脉瓣反流，心腔内和血管间的各种分流以及各种血管瘤和肿瘤的特殊血流等。

彩色多普勒血流显像技术可以通过血流会聚迅速定位异常血流的起源点，可以全程显示异常血流的走行方向和走行过程，见图8-10。

异常血流的速度一般都较高，心脏瓣膜狭窄或动脉局部狭窄，没有肺动脉高压的室水平分流或大动脉分流的速度可达5～6m/s，常表现为较明亮的混叠样花色血流，很容易识别。

3.多源血流显示

多源血流显示是彩色多普勒血流显像技术的独特优点之一，在取样框内可以同时显示不同来源、不同方向、不同时相和不同性质的各种血流，包括正常血流和异常血流。例如在同一心动周期内，在心尖长轴切面上可以同时显示收缩期二尖瓣口反流和左心室流出道至主动脉瓣口血流，舒张期左心室流出道内主动脉瓣口反流和二尖瓣口血流。尤其是在先天性心脏病多部位或多孔型室间

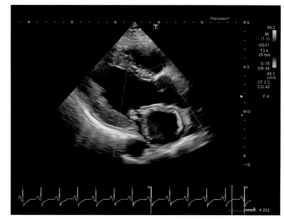

图8-10 二尖瓣反流束走行图像

图为二尖瓣后叶脱垂反流束沿前叶走行

隔缺损或房间隔缺损的检查时可以同时显示多源的室水平或房水平的多束分流，在诊断中发挥着不可替代的作用，见图8-11。

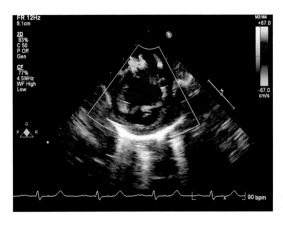

图8-11　多部位室水平分流

三、半定量诊断

1.心脏瓣膜反流

彩色多普勒血流显像技术不仅可以定性和定位心脏瓣膜反流，还可以实时半定量判断瓣膜反流的程度，尤其是在评估主动脉瓣和二尖瓣反流程度方面。虽然这些方法并不十分准确，但使用便捷、迅速，已在临床上广为应用。

目前有多种半定量方法应用于临床，简单和常用的是长度法、宽度法和面积法，主要依据目测或实测反流束的长度、宽度和面积的大小来评估反流的程度，见图8-12。

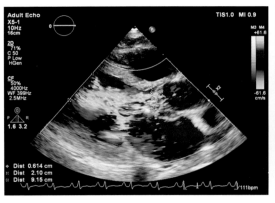
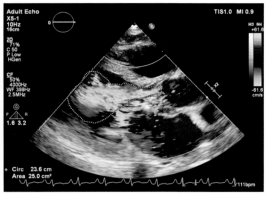

（a）　　　　　　　　　　　　　　　　（b）

图8-12　长度法、宽度法和面积法测量

图为主动脉瓣赘生物患者主瓣重度反流图像。

（a）长度法、宽度法；（b）面积法

另外也有比值法和实时三维的测量方法。以主动脉瓣反流为例，比值法是在左心室长轴切面上测量左心室流出道内主动脉瓣下反流束的宽度（前后径）比上测量处左心室流出道的宽度，≤25%定义为轻度反流，≥65%定义为重度反流，两者之间为中度反流。也有应用左心室流出道内反流束的面积与左心室流出道截面积的比值大小定量评估反流程度。

由于二维切面的局限性，也有学者开始应用三维超声技术重建反流束的容积，并通过容积值和容积分数进行定量评估。

2.心脏瓣膜狭窄

通过显示狭窄处射流区的彩色血流束宽度目测评估狭窄程度，宽度越窄表明狭窄越重。也可以应用彩色血流会聚方法（PISA）定量评估瓣膜的狭窄程度，其优点为影响因素较少。

3.动脉、静脉血管狭窄

当动静脉血管发生阻塞性或栓塞性病变，后由于外源性压迫可能导致管腔狭窄，血流受阻，表现为管腔内彩色血流径变细或充盈受损，完全闭塞时无任何彩色血流显示。

定量狭窄程度的方法有两种：一种是内径法；另一种是面积法。

内径法是在血管的长轴或短轴上测量狭窄率，见图8-13。

通过下列式8-1计算。

$$狭窄率 = (D-D_S)/D \times 100\% \tag{8-1}$$

D代表正常血管直径，D_S代表管腔狭窄处的彩色血流直径，内径法主要用于对称性狭窄，如果狭窄为非对称性形态，可应用面积法。

面积法是在血管的短轴上测量，见图8-14。

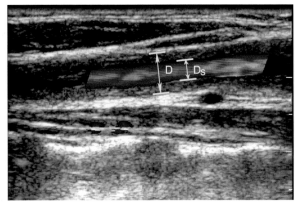

图8-13 内径法测量狭窄率

图为大动脉炎患者血管均匀性狭窄。D—正常血管直径；D_S—管腔狭窄处的彩色血流直径

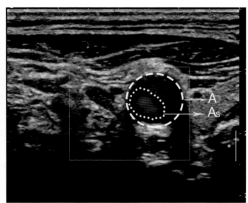

图8-14 面积法测量狭窄率

图为颈动脉斑块横切面图像。

A—正常管径的截面积；

A_S—管腔狭窄处残留的彩色血流面积

通过下列式8-2计算。

$$狭窄率 = (A{-}A_S)/A\times100\% \tag{8-2}$$

A代表正常管径的截面积，A_S代表管腔狭窄处残留的彩色血流面积。狭窄率小于50%时为轻度狭窄，一般不会引起明显的局部血流速度加快；狭窄率介于50% ~ 75%时为中度狭窄，局部血流速度明显加快；狭窄率大于75%时为重度狭窄，局部血流速度进一步加快。但当管腔接近完全闭塞时，血流速度可能会减低。

4.静脉及静脉瓣反流

体静脉血液是向心性流动，邻近心脏的主要静脉包括下腔静脉、上腔静脉、肝静脉和胎儿时期的静脉导管等常常受到心房压力的影响，当其压力超过静脉压时，可能产生短时间的离心样反流，表现为瞬时的反向色彩血流，见图8-15。

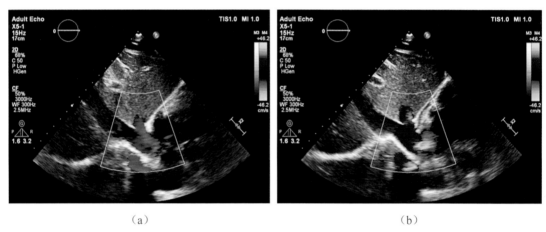

（a） （b）

图8-15 下腔静脉和肝静脉瞬时离心样反流

（a）正常下腔静脉图像；（b）出现瞬时离心样反流图像

下肢深浅静脉和部分头臂静脉有防止血液逆流的静脉瓣，当静脉瓣功能不全时会出现静脉瓣反流，表现为瞬时的反向色彩血流束，通过观察反流束的速度，面积和持续时间可以定量静脉瓣的反流程度，见图8-16。

5.分流量大小

在先天性心脏病中，不论是室水平、房水平或是大动脉水平的左向右分流，彩色分流束的宽度和速度与分流量大小成正比，分流束的宽度越宽和速度越快代表分流量越大，分流束的宽度越窄和速度越低代表分流量越小。相比较而言，分流束的宽度比速度更能代表分流量的大小。

当出现明显的肺动脉高压时，可以观察到反向的低速右向左分流。

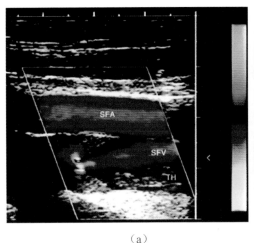
（a）

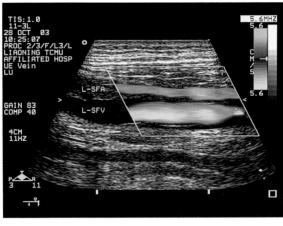
（b）

图8-16　静脉瓣和静脉反流

（a）股浅静脉瓣反流图像；（b）股浅静脉反流图像。

SFA—股浅动脉，SFV—股浅静脉

6.动脉狭窄后远端供血不足

近心端的动脉狭窄可能导致远端的动脉缺血，表现为动脉血流速度较低，显示为色彩亮度变暗，脉动性减弱，或出现连续样血流。如果缺血严重，管腔内彩色血流充盈困难，此时需要下调Nyquist极限速度，并逐步加大彩色增益。

四、指引频谱多普勒取样

应用频谱多普勒进行血流定量分析已成为日常临床诊断和科学研究的重要内容，快速和准确的多普勒取样决定了这些定量测量的结果。彩色多普勒血流显像可以在直视动态下依据彩色会聚点和彩色血流束的位置和走行，在角度最小的条件下调整取样线或取样容积的设置。

五、其他特殊应用

彩色多普勒血流显像还可以与其他的超声检查技术一起联合应用，包括M型超声心动图（主要用于心脏功能的定量评估）、超声造影、三维超声成像，尤其是在心脏和产科领域的空间血流成像，详见本书其他章节。

最近有厂家研发出微细血流显示技术，扩展了彩色多普勒血流显像技术的临床应用。比如日本佳能公司的SMI技术可以显示组织脏器内常规方法不能显示的低速微细血流，见图8-17～图8-20。

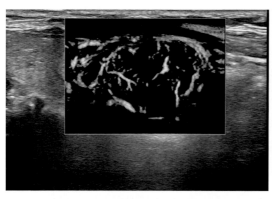

图8-17　甲状腺结节SMI图像

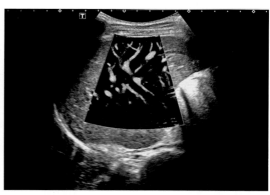

图8-18　正常肝脏SMI图像

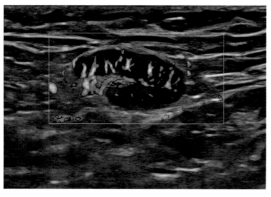

图8-19　腋窝淋巴结SMI图像

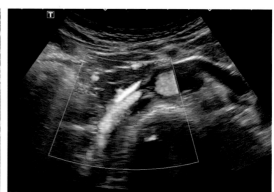

图8-20　肾动脉起始部狭窄SMI图像

　　法国声科公司的平面波超敏感血流成像技术，又称为AP技术，可不用注射对比剂快速"造影"，更好地观察和测量微血流，见图8-21～图8-24。

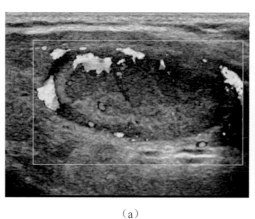

（a）

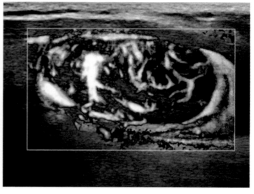

（b）

图8-21　甲状腺腺瘤

（a）传统彩色多普勒图像；（b）AP图像

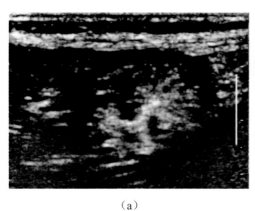
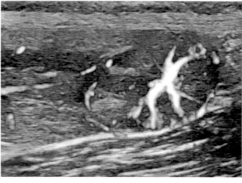

（a）　　　　　　　　　　　　　　　　　（b）

图8-22　肝脏局灶结节增生

（a）超声造影图像；（b）AP图像

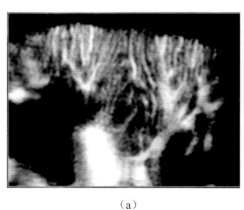
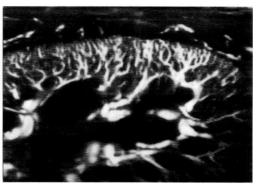

（a）　　　　　　　　　　　　　　　　　（b）

图8-23　肾脏各级血管

（a）剪影模式图像；（b）AP图像

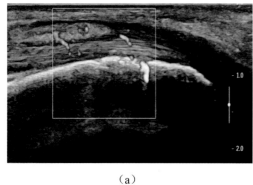
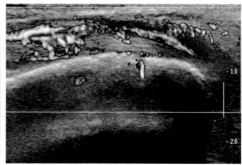

（a）　　　　　　　　　　　　　　　　　（b）

图8-24　膝关节髌腱炎

（a）传统能量多普勒图像；（b）AP图像

（孙璐　任卫东）

参考文献

[1] 曹铁生,段云友.多普勒超声诊断学.2版.北京:人民卫生出版社,2014.

[2] 任卫东,张立敏.心脏超声诊断图谱.2版.沈阳:辽宁科学技术出版社,2018.

第九章　超声仪器的基本操作与调节

第一节　超声仪器标准操作流程

一、开机步骤

① 安全接通电源及稳压器，待电压稳定后，打开仪器的ON/OFF电源开关，此时显示器上出现开机画面，短暂等待后，按New Patient键进入待机画面。

② 在工作站出现登录界面后，输入用户名及密码。

③ 当仪器停止使用10min，图像自动进入冻结状态。此时，大多数功能键处于抑制状态，按冻结键恢复之前的状态。

二、关机顺序

① 按仪器的ON/OFF电源开关等待关机，待仪器关闭后将稳压器关闭，然后切断电源。

② 关闭工作站系统。

第二节　超声仪器的使用与维护

一、对工作环境的要求

① 超声诊断室应具备干燥、清洁、防尘等环境条件。使用环境温度在5～35℃。

② 具有良好的接地装置，并避免强电磁场干扰。在我国，超声诊断设备对电源的要求是：单相，交流（220±22）V，（50±1）Hz。一般应具备稳压电源。

③ 超声诊断设备应稳固放置在平坦地面上或工作台上，避免震动、机械冲击和阳光的直射。仪器的排风口与墙壁间应有一定距离，便于设备散热。

二、日常维护

1.保持清洁

① 应使用软布或干刷子清除机箱与操作面板上的尘土，或用微湿的软布擦净机箱外壳。清洁仪器时，不要使用任何腐蚀性的清洁剂，也不允许水或其他溶液进入仪器内部。仪器不使用时，应切断电源，罩上防尘罩。

② 必须定期清洁除去防尘网上的灰尘。随时检查风扇运转是否正常。假如发现排风扇有故障，应关机排查。

③ 探头在每次使用后应用软纸擦去超声耦合剂。每天探头使用完毕后，应注意清洁和消毒。

2.使用注意事项

① 对使用交流稳压电源的超声仪器，应先开启稳压电源，预热2～5min，待稳压电源进入正常工作状态后再开机。若有自检过程的仪器，应在仪器完成自检后才能对仪器进行操作。在工作结束时，应先关主机电源，最后才关闭稳压电源。

② 在仪器附近，如果有其他电气设备使用同一相电源，则当其他设备使用马达或可控硅类开关工作时，不要使用超声仪器，以免受到干扰。

③ 在仪器工作过程中，如果由于误操作而使仪器不能正常工作或死机，应强制关机，切断主电源开关，等待数分钟后再次开机。如果再次开机，仪器仍有异常，不能启动或进行正常操作，应立即切断电源，请有关部门检修。

④ 需要移动仪器时，应注意卸除所有同仪器连接的电缆线，各种连接线和探头线应用固定件进行固定，将探头放在探头架中，抽屉式键盘应将键盘缩进，移动过程中要避免仪器过于倾斜或过于颠簸。

3.探头的注意事项

① 探头易损易碎，使用过程中应注意避免受到外力冲击。

② 不允许过分拉扯、弯曲和扭动电缆及护套或使用尖锐器具破坏电缆及护套，以免产生安全问题。

③ 避免接触有机溶剂和对探头有害的液体，以免探头开裂损坏。

④ 探头使用前要进行检查：检查探头外壳和声透镜是否有破损、碰伤和变质等异常情况。若观察到电缆内线或外壳破碎，应停止使用。

⑤ 透声面损坏后，耦合剂易进入探头损坏换能器，应注意保护好透声面。

⑥ 禁止高温消毒，非水密探头不能浸水使用，以免损坏探头。

4.探头的消毒灭菌

不同探头对消毒灭菌有不同要求，例如穿刺探头及术中探头较普通探头消毒灭菌更严格。同一种探头不同用途时所需的消毒灭菌也不同。例如普通探头一般使用完毕无须专门消毒，但若考虑到防止交叉感染时，使用后则必须进行严格消毒。

穿刺探头和术中探头在使用前一定要进行消毒灭菌，通常使用的方法有以下几种。

（1）液体消毒法　可用1∶1000苯扎溴铵、0.5%的氯己定溶液、2%的戊二醛或75%的乙醇溶液浸泡消毒。浸泡前，应严格按照说明书规定，确认所用探头能否浸泡及可经受何种消毒液。同时，在浸泡时要注意浸泡的高度，防止消毒液进入电缆出口内。

（2）气体熏蒸消毒法　首先将探头与机器的接插件部分装入塑料袋，扎紧袋口，使这部分不接触气体，以免损坏金属部件，然后将探头放入密闭器皿中。使用环氧乙烷或甲醛气体，常温常压下熏蒸12～24h即可。

（3）包裹隔离法　对于不能浸泡的探头，可用消毒好的塑料薄膜或塑料袋将探头包裹密封，其透声面与塑料膜之间应涂上超声耦合剂。

（4）采用杀菌耦合剂　这种耦合剂具有杀菌功能，使用方便。

5.对超声耦合剂的要求

（1）超声耦合剂首先能充填换能器表面与人体之间的微小空隙，由于超声耦合剂的特性声阻抗介于探头和人体皮肤之间，可使超声波较好地传输到人体。其次，耦合剂黏稠度应适当，可起到润滑作用，减少探头与皮肤间的摩擦力，既可得到连续的声像图，又可减少探头因摩擦受到的损坏。

（2）使用超声耦合剂的正确方法　超声检查时，挤出适量的耦合剂涂覆在探头表面，检查完毕后用柔软纸巾擦去多余的耦合剂即可。在使用过程中注意观察耦合剂的质量，发现不合格产品要停止使用。经阴道或经直肠探头、眼科用探头以及防止交叉感染时应使用杀菌耦合剂，穿刺时应使用无菌型耦合剂。

（3）对超声耦合剂的要求　国家制定的医用超声耦合剂的医药行业新标准（YY 0299—2008），属于一类医疗器械行业标准，适用于低风险行为，即与完好皮肤接触的检查用。若属于风险行为，即与破损皮肤及黏膜接触，包括眼部、阴道、直肠和会阴部分的超声检查，则要符合二类医疗器械要求。国家还未制定适用于二类医疗器械要求的超声耦合剂行业标准，目前仅有企业标准。

第三节　超声仪器基本设置与调节

1.探头的选择

超声探头的选择原则是在保证超声穿透能力的前提下，尽量选用频率较高的探头，以此提高分辨力。不同仪器的选择键不同，有 Xducer、Scanhead、Transducer 或 Probe 等，探头连接于超声仪器时，按相应的选择键，依照提示操作即可。常见探头分型见表9-1，超声仪器控制板面图示见图9-1。

表9-1　常见探头分型

探头类型	探头面	接触面	近场视野	远场视野	成像特点	主要应用
线阵	平面	大	大	小	矩形	浅表、血管
凸阵	凸面	小	小	大	扇形	腹部、妇产
相控阵	平面	最小	最小	大	扇形	心脏
微凸阵	凸面/环阵	小	小	大	扇形	腔内

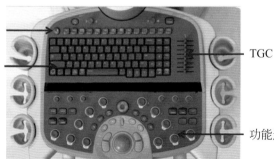

图9-1　超声仪器控制板面图示

2.超声仪器常用按键的功能

FREEZE：冻结键。

M：激活 M 型。

LINE：调出 M 型或彩色取样线。

CW：激活连续多普勒功能（仅在心脏探头）。

B：二维显示或在多普勒/M 模式下转回二维模式。

CFM：彩色功能键激活或退出。

PW：激活脉冲多普勒功能，连续触发可进行二维 / 多普勒频谱实时转换。

ZOOM：局部放大键，连续触发可进行局部放大或转回正常二维状态。

MULIT：双幅/四幅拼图功能键，单击后再触发B键，可实现双幅拼图。

POWER：按此键后左右移动下面的调节轮，可调节超声功率大小。

VOLUME：按此键后左右移动下面的调节轮，可调节多普勒音量大小。

ECG：按此键后左右移动下面的调节轮，可调节心电信号幅度大小。

SPEED：用于调整M/PW/CW的刷新速度。

SV SIZE：调节取样容积大小。

STEER：用于调整线阵探头彩色取样框或取样线偏转角度。

POST：对二维/彩色/能量图进行后处理调整。

PRE：对二维彩色进行前处理。

CHROMA：伪彩选择。

ANGLE：调整多普勒取样角度。

BSLINE：调整PW/CW的基线。

PRF：调整彩色脉冲重复频率即彩色量程范围。

FILTER：壁滤波。

SECTOR：凸阵及相控阵探头扇扫角度调整。

DEPTH：深度。

REVERSE：图像左右/频谱上下反转。

TX FOCUS：冻结焦点移动或在彩色模式下作为彩色取样框和聚焦点的激活转换。

B/CFM ROI：彩色取样框/局部放大框大小的调整。

MEASURE：测量菜单键。

REPORT：报告键。

ESC：清除键。

ENTER：确认键/软件功能激活键。

ANNOT：文本输入键。

CLEAR：文本清除键。

ID：患者基本信息及检查条件选择键。

PROBE：探头选择键。

VTR：放像键。

ARCHIE REW：存储图像调出键。

MENU：系统菜单键。

3.超声仪器的基本调节方法

（1）二维超声的调节　二维图像的调节，应以提高图像分辨力、减少噪声干扰、最大限度改善图像质量为目的，同时应保持较高的帧频。帧频越高，图像显示就越平稳，得到的信息也就越多。

① 深度（Depth）：用于调节扫查图像的深度，一般通过旋转或上下拨动"DEPTH"键来实现。应根据检查区域的深浅随时调整。深度较大时，受到声束扩散的影响，容易造成远场的侧向分辨力降低，可影响较小的病灶的显示。另外，图像的深度影响帧频数，深度越大，信号返回探头的时间越长，帧频数就越低。因此，在观察某个病灶时，应尽量将它显示在比较合适的深度后再行观察。见图9-2～图9-4。

② 二维增益（2D Gain）：增益为后处理过程之一，主要针对回波信号的幅度进行调节，用于改变图像亮度（回声强度）。增益过高或过低都有可能造成漏诊。增益的调节因患者和检查部位而异，也会受到环境亮度影响。因此，检查过程中需要随时调节。见图9-5～图9-7。

③ 时间增益控制（TGC，也称STC）：TGC主要补偿因深度增加而造成的声衰减。调节TGC可使声像图亮度均匀，多由8～10键组成。一般情况下，超声仪器的TGC平行放

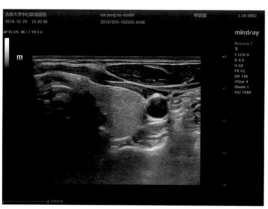

图9-2　深度适宜，图像清晰

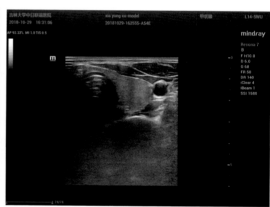

图9-3　深度过大

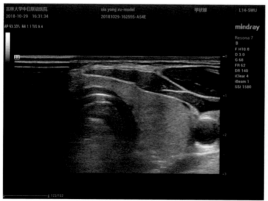

图9-4　深度过小

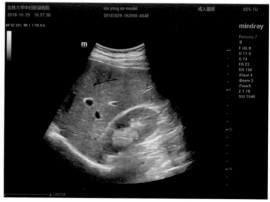

图9-5　增益强度适中

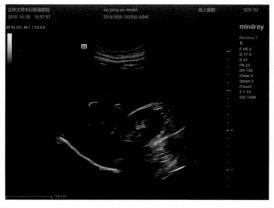

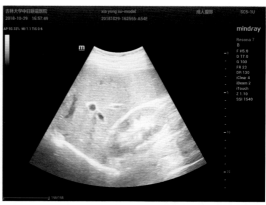

图9-6　增益过低　　　　　　　　　　　　图9-7　增益过高

置在中间位置即可，有时为了更好地显示感兴趣区，也可适当地调节近场抑制、远场抑制或远场增强等。

a.近场抑制：通常用于检查近场有皮肤或腹壁等强反射界面等情况，例如腹水患者需要观察腹壁是否存在病变时，就需要适当进行近场抑制，才不会使腹壁上的较小病灶被腹壁的强回声掩盖。

b.远场抑制：通常用于空腔含液脏器的检查，例如检查充盈的膀胱时，抑制膀胱后壁的强反射等。

c.远场增强：主要用于降低近场或中场引起的衰减，以利于远场病灶的检出。另外，探头若使用时间过久，会因老化而使远场衰减比较明显，此时也可通过调节TGC对远场进行补偿。

④ 输出功率（Power）：输出功率主要是用于改变探头发射超声的总能量。增加输出功率可以提高超声穿透力，也可增加图像亮度。出于安全性的考虑，一般采用能得到的满意图像质量的最低能量输出。特别是检查产科超声时，超声能量对胎儿生长发育影响的程度尚无定论，须尽量使用低输出功率并缩短检查时间。

⑤ 图像放大（Zoom）：感兴趣区域的放大功能，对相对较小的结构和快速运动的结构的评价有很大价值，如瓣膜的形态学。

⑥ 动态范围（Dynamic Range，DR）：动态范围是相对于探头接收的回波信号幅度而言的。探头能接收的最大有用信号电压幅度（A1）与最小有用信号电压幅度（A2）之间的差异，代表探头接收有用信号的能力或超声仪器的放大电路处理有用信号的能力。动态范围通常会影响图像的细微分辨能力。动态范围宽的图像，得到的回波信号信息量更多，肉眼所见图像较平滑，图像质量较好。但动态范围增加后，由于超声仪器处理信号的数据量也会增加，会使图像的帧频降低，因此应适当调节。一般应先采用一个比较高的动态范围，然后向低的方向调节旋钮，并放置在噪声干扰最小并且图像比较清晰的水平，通常在60 ～ 80dB。

⑦ 聚焦数量（Trans Zone 或 Focus Number）及位置（Position）：此功能可由超声仪器自动完成，不需要单独进行调节。控制面板上的可变聚焦是针对探头发射的声束而言的。一般按下该按钮后，通过顺时针或逆时针旋转调节聚焦的数量。再次按下该按钮，并顺时针或逆时针旋转可调节聚焦的位置。在观察较深部的结构时，应尽量将聚焦放置在该部位，如此更有利于观察其内部回声情况。另外，聚焦的数量和位置也会对仪器显示的帧频产生影响，特别是聚焦数量较多时，会使帧频明显降低，有可能对诊断产生影响。见图9-8、图9-9。

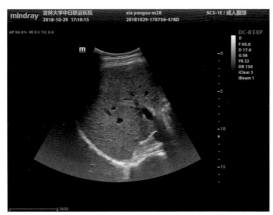

图9-8　焦点位于中后部，位置适中　　　　图9-9　焦点位置偏差，影响图像帧频

⑧ 多域复合成像（XBeam）：通过频率域和空间域进行复合的图像处理，能有效消除由于图像离散化和图像衰减引起的空间分辨率下降的不利影响，弥补原有图像空间分辨率的不足，获得更加清晰的图像。

⑨ 一键优化（≌）：某些超声仪器在面板上设置了一键优化按钮，按下该按钮后可由超声仪器自动对二维及多普勒图像进行调节。但此种调节有一定限度，若确保得到满意的图像，还需超声医生熟练掌握仪器的调节方法。

（2）彩色多普勒超声的调节　彩色多普勒用于在实时观察组织和器官结构的基础上，同时观察其内血流的走行方向和分布等有关信息。

① 彩色多普勒增益（CD Gain）：用于改变彩色多普勒信号输出的幅度，主要表现为彩色图像总体显示亮度的变化，一般通过旋转增益控制旋钮来改变增益的大小。彩色增益设置过低，则彩色信号显示困难。但彩色增益设置过高，可出现彩色多普勒的"溢出伪像"和"镜面伪像"。见图9-10～图9-12。

② 壁滤波（Filter）：壁滤波可抑制低频率、高幅度的噪声信号，但也可将低速的血流信号同时滤除。因此，显示低速血流信号时，应将壁滤波设置在较低水平。但如果壁滤波设置过低，彩色会出现外溢。壁滤波设置过高，则速度范围调整过大，则会造成彩色血流显示不良。见图9-13～图9-14。

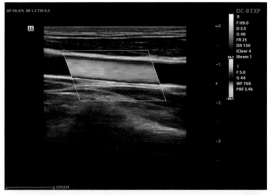

图9-10　彩色多普勒增益适中

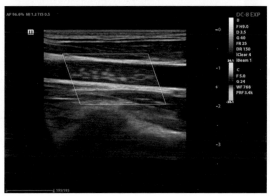

图9-11　彩色多普勒增益过低，彩色信号缺损

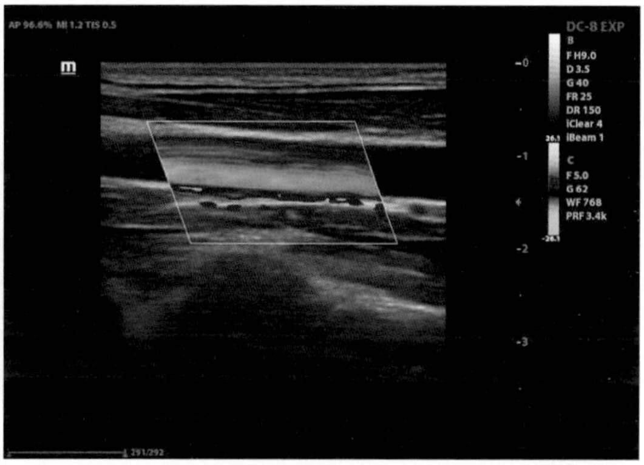

图9-12　彩色多普勒增益过高，彩色信号外溢

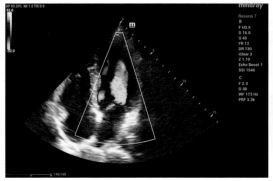

图9-13　彩色多普勒壁滤波适宜

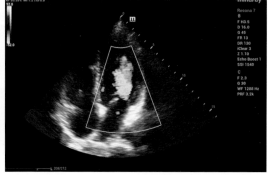

图9-14　彩色多普勒壁滤波过高

③ 脉冲重复频率（PRF）：对彩色多普勒而言，PRF的数值为彩阶正向和负向的最大频移之和，大多数超声仪器上以流速的数值来显示。可通过拨动或旋转Scale键或PRF键来调节。一般原则是将其调至正常血管内血流信号不出现混叠现象为宜。

④ 彩色反转（Invert或Reverse）：彩色反转是指将彩阶的红色和蓝色相对于基线进行上下反转，此时朝向探头的血流信号被显示为蓝色，而远离探头的血流信号被显示为红色。

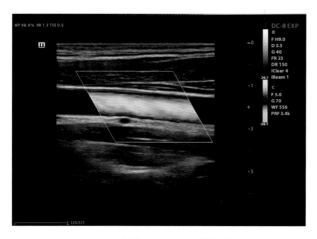

图9-15　取样框方向与血管长轴一致

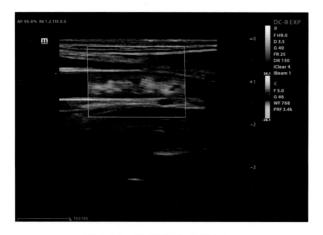

图9-16　取样框方向错误一

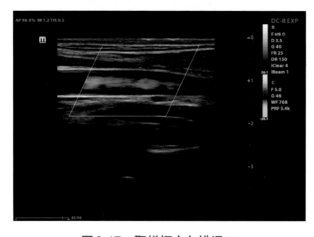

图9-17　取样框方向错误二

⑤ 基线（Baseline）：基线位于彩阶的红蓝色彩之间，一般位于中间。上下移动基线，可用于消除或减轻色彩倒错，使彩色多普勒更准确地反映血流状态。

⑥ 取样框大小和位置（Sample Box Size and Position）：取样框大小通过面板上的Size键或直接按轨迹球旁的Set键来调节，位置可通过轨迹球来调节。增大取样框的大小和增加其深度均可使帧频降低。其大小和位置需根据待观察部位的范围而定，调节时最好将其范围设置在刚好覆盖待观察区域为宜。

⑦ 取样框方向（Steer）：对于大血管，取样框以菱形为宜，长对角线与血管长轴一致；对于实质性脏器或病变组织，取样框以正方形或梯形为宜。调节取样框方向可减少多普勒声束与血流之间的夹角，使血流信号显示更佳。但启用STEER键时，由于声束偏转，多普勒信号的衰减会增加，同时可能会影响声束传播，有时血流信号显示反而不理想。见图9-15～图9-17。

⑧ 速度标尺（Scale）：有kHz、cm/sec、m/sec等选项，一般选择cm/sec。

⑨ 平滑（Smoothing）：平滑色彩，使图像看上去更柔和。用RISE和FALL两个选项来达到平衡，每种选项又有从低到高若干选择。

⑩ 线密度（Line Density）：线密度增加时，帧频降低，但彩色多普勒所包含的信息增加。设置时需要平衡

线密度和频率之间的关系，尽可能在可接收的帧频下达到较高的线密度。

⑪ 伪像抑制（Artifact Suppression）：通常选择关闭状态。

⑫ 彩色多普勒能量图（CDE）：需先按下面板上的CDE按钮，再行调节。

⑬ 彩色优先（Color Priority）：改变灰阶条上的绿色短线的高低，调整背景灰度和彩色信号的优先显示。当目标区域灰阶值低于设定的灰阶值时，如果检测到频移，则增加彩色；反之，即使检测到频移，也不加彩色。

（3）频谱多普勒超声的调节　其调节方法与彩色多普勒较为类似。

① 脉冲多普勒增益（D Gain或PW Gain）：当PW增益过大时，噪声信号较大，会出现频带增宽，甚至出现"镜面伪像"，影响正确的频谱分析。一般调节方法是先加大增益，然后逐渐减小至噪声信号导致的杂波信号刚刚消失为宜。

② 壁滤波（Filter）：可降低或消除低频率高幅度噪声信号的干扰。但检查低速血流时，需适当降低壁滤波水平。见图9-18、图9-19。

③ 脉冲重复频率（PRF）：可通过拨动或旋转Scale键或PRF键来调节，一般将其调至正常血管内血流信号不出现混叠现象为宜。

④ 频谱反转（Invert或Reverse）：可根据习惯将频谱方向任意反转，但波形本身形态不会发生变化，也不会影响测量数值。

⑤ 基线（Baseline）：频谱图中有一条水平横线，称为基线，表示流速为零的水平，一般位于中央位置。向上调时会增加基线下方能够显示的最大流速，但会降低上方波形的最大流速。反之，则结果相反。见图9-20～图9-22。若某方向的最高流速大，频谱波形会出现混叠，此时将基线向另一方向移动，可将频谱完整地显示出来。

⑥ 取样线（Cursor）及方向（Steer）：按下PW或Cursor按钮，屏幕上会显示一条直线，代表多普勒取样线的方向。取样容积位于这条线上"小等号"或"小括号"之间。多数

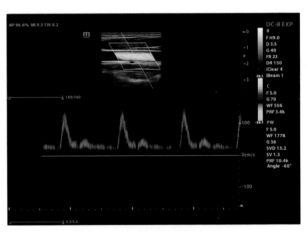

图9-18　脉冲多普勒壁滤波适中

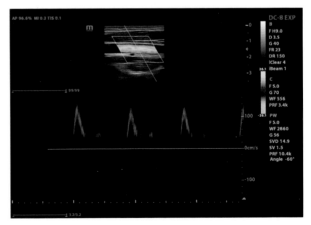

图9-19　脉冲多普勒壁滤波过高

超声仪器可通过调节STEER按钮来改变取样线的方向，但改变的范围有限。通常只能在三个角度范围进行调节，目的在于改变多普勒角度，将其调整在60°以内。

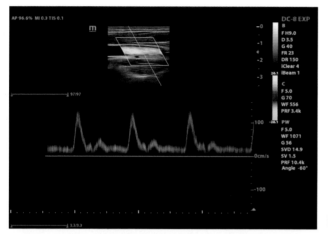

图9-20　脉冲多普勒基线调节适宜

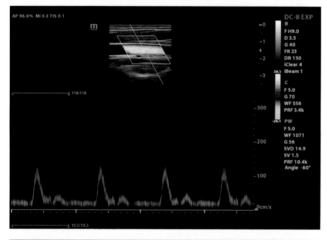

图9-21　脉冲多普勒基线过低

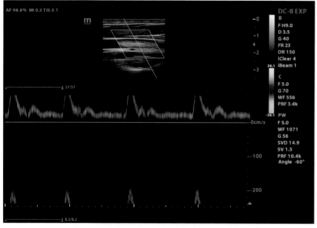

图9-22　脉冲多普勒基线过高

⑦ 取样容积大小（Gate或Sample Volume Size）和位置：取样容积的大小一般通过面板上的Gate键或SV键调节，主要根据需要取样血流频谱的部位和目的而定，以取样容积恰好盖住所要检测的血流宽度为宜，通常选用1～2mm。取样容积的位置一般放于血管中央流速较高的部位或其他需要测量流速的感兴趣区。测量动脉狭窄部位时，应在狭窄区移动取样容积多点观察波形，以免遗漏最高流速的部位。

⑧ 多普勒角度（Angle）：大多数超声仪器面板上都有角度校正（ANGLE CORRECT）键，但实际通过此键并不能改变多普勒声束线的角度，其作用是测量多普勒角度大小用于后处理时计算血流速度。

4. 超声仪器调节的临床应用

（1）保持高分辨力的调节方法

① 在不影响观察深度的情况下，尽可能使用高频探头；

② 将焦点置于观察部位；

③ 打开谐波；

④ 将观察的病变部位放置于合适深度。

（2）提高穿透力的调节方法 见图9-23、图9-24。

① 调低频率；

② 将焦点移至远场；

③ 关闭谐波；

④ 调高远场TGC；

⑤ 使用低频率探头。

（3）检查微小病变的调节方法见图9-25。

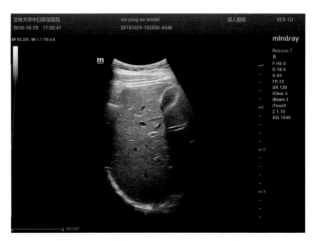

图9-23 图像穿透力不够，显示不佳

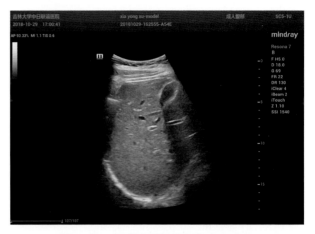

图9-24 调节机器后图像显示良好

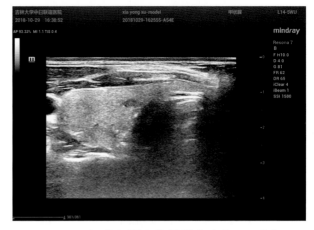

图9-25 调节机器参数使微小病变显示良好

① 打开谐波；

② 降低动态范围；

③ 调高频率；

④ 将焦点置于病变部位。

（4）二维图像有薄雾感，仪器调节方法见图9-26、图9-27。

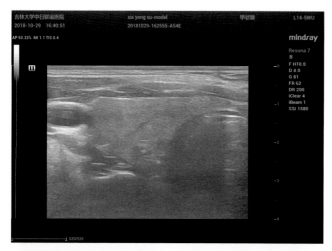

图9-26　二维图像有薄雾感

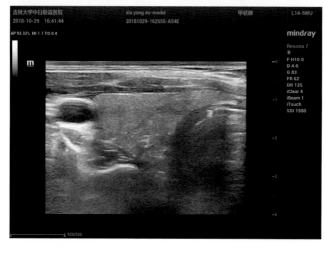

图9-27　调节机器后，图像显示
清晰

① 降低动态范围；

② 打开谐波；

③ 选择合适的灰阶图；

④ 降低总增益；

⑤ 调低显示器亮度。

（5）肥胖或深部血流充盈不佳，仪器调节方法见图9-28、图9-29。

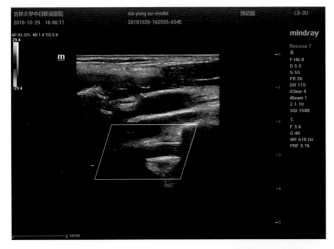

图9-28　彩色多普勒血流信号充盈不佳

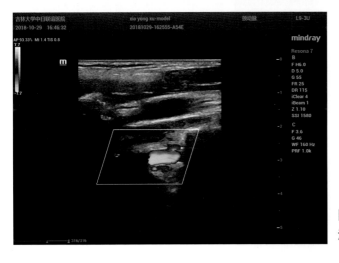

图9-29　调节机器后，彩色多普勒血流信号显示良好

① 适当增加彩色增益；

② 降低彩色标尺；

③ 偏转彩色取样框；

④ 适当增加彩色余辉；

⑤ 适当降低彩色滤波；

⑥ 可选用腹部凸阵探头。

（6）血流不敏感边缘散碎，仪器调节方法见图9-30、图9-31。

① 增加彩色线密度；

② 增加彩色平滑度；

③ 适当降低二维增益；

④ 提高彩色优先；

⑤ 调整彩色增益；

⑥ 调低彩色标尺。

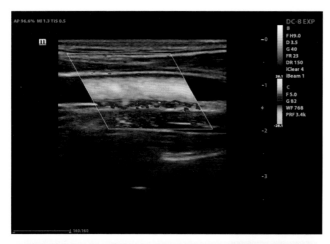

图9-30　彩色多普勒血流信号边缘散碎

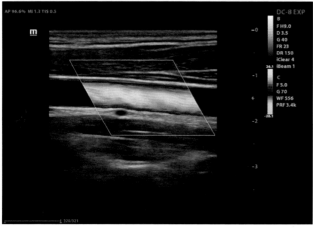

图9-31　调节机器后，彩色多普勒血流信号边缘光滑

（王辉）

参考文献

[1] 吴建琼, 张才智. 超声影像仪器设备的现代管理. 医学信息, 2009, 22(5): 661-662.

[2] 王功华, 张平. 超声诊断仪器的预防性维护. 中国医疗设备, 2012, 27(1): 104-106.

[3] 王丰, 周美静, 李春晖. 对影响二维超声图像质量指标的探讨. 中国超声医学杂志, 2002, 18(4): 309-312.

[4] 王艳丽, 金宝荣. 影响超声图像质量的变量因素及控制对策. 数理医药杂志, 2007, 20(1): 85-86.

[5] 郑智雄. 医用超声诊断仪超声源计量检定中应注意的问题. 中国医疗器械杂志, 2007, 31(4): 299-300.

第十章 超声伪像的形成与识别

第一节 超声伪像

超声图像伪差（artifact）是指超声显示的切面声像图与其相对应的实际断面解剖结构之间存在的差异，伪像表现为声像图中回声的增加、减少或失真。伪像在超声成像中是普遍存在的，灰阶超声、彩色多普勒及频谱多普勒成像均可产生不同程度的伪像，超声医生应充分认识伪像及其产生的原因，善于识别伪像，同时利用某些伪像特征帮助诊断，提高超声诊断正确率。

一、超声伪像产生的原因

超声仪器工作原理基于以下假设：① 超声波在人体组织中以理想的直线形式传播，反射体的空间位置取决于超声声束初始发射方位和角度；② 在人体不同的组织中，超声波传播速度统一假定为1540m/s；③ 假定超声波经过不同的人体组织的声衰减系数相同，并采用TGC（时间增益补偿，time gain complement）或DGC（深度增益补偿，depth gain complement）曲线进行人为额外的补偿，以保持图像的全场均匀性。但实际上人体是一种复杂的声学介质，其主要特点是声学特性阻抗的不连续性和存在超声波传播过程中的非线性因素，因此构成了许多声学界面，由于超声波在传播时与人体组织之间的相互作用，如折射、散射、绕射等，超声成像不能完全满足上述假设，大部分伪像是由于这些假设条件不满足而产生。

二、多普勒成像

多普勒显示主要有彩色血流多普勒（color Doppler flow imaging，CDFI）、脉冲波型多普勒（pulsed waves Doppler，PWD）和连续波型多普勒（continuous wave Doppler，CWD）。前者为多普勒频移的彩色编码显示，后二者显示为随时间变化的多普勒频移大小。

彩色多普勒成像优点：① 可实时显示血管内血流方向、血流速度和血流状态等信息；② 可实时显示异常血流出现的时间和部位。缺点：① 受脉冲重复频率（pulse repetition frequency，PRF）限制，检测高速血流时出现彩色混叠现象（aliasing）；② 启动彩色血流显示后，会降低二维图像的帧频；③ 受多普勒角度影响较为明显。

脉冲多普勒成像优点：① 可准确测量指定部位的血流速度；② 实时分析心动周期中异常血流出现的时间。缺点：① 受脉冲重复频率（PRF）限制，检测高速血流时出现混叠现象；② 受多普勒角度（取样线与血流方向夹角）影响较为明显。

无论是彩色多普勒还是频谱多普勒，其超声伪像也较多见，超声医生应学习正确地解释、判断和评价多普勒超声所见，减少多普勒伪像的形成以避免误诊。

第二节　灰阶超声伪像

一、混响效应

混响效应（reverberation effect）指在超声波的传播过程中，当声束垂直通过人体内平滑大界面时，部分超声能量反射回到探头表面之后，又从探头的平滑面再次反射并第二次进入体内，是多次反射中的一种（图10-1）。此反射回波信号需要更多的时间返回探头，系统将这部分延迟回声误认为是距离的增加，因此混响伪像表现为在真实反射体下方出现特征性的等距离排列的多条回声，其回声强度依深度递减。当邻近探头的大界面后方为液性无回声区时，微弱的二次图像可在液性区的前壁后方显示，表现为大界面上方图像的重复、移位。混响效应多见于正常充盈的膀胱（图10-2）、胆囊底及浅表大囊肿前壁后方，可被误认为壁的增厚、分泌物或肿瘤等。

改善方法：① 侧动探头改变声束方向，使入射声束与界面不垂直，则多重反射强度可减弱或消失；② 探头加压扫查，使探头与界面之间的距离缩小，

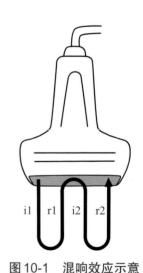

图10-1　混响效应示意

i1—入射声束；r1—反射声束；
i2—反射后声束第二次进入人体；
r2—第二次反射声束

这样多次反射所致回声间距也相应缩小；③ 适当降低近场增益或利用水囊扫查，可改善图像质量。

二、振铃效应

振铃效应（ringing effect）又名声尾、"彗尾"（comet tail），是声束在传播过程中遇到一层很薄的液体层，且其后方有极强的声反射界面时（通常在胃肠道、肺部及胆道内气体后方产生，因气体与液体间的声反射系数在99.9%以上，使绝大部分超声能量返回），则超声波在此薄层液体两侧界面间产生来回往复多次反射（图10-3），其回声强度依次递减、图像宽度逐渐变窄，振铃效应超声图像上显示为长条状多层重复纹路分布的光亮带，呈倒三角形或锥形，其部位及内部纹路亦随着气体变化而改变。

利用振铃效应亦可鉴别胆道内气体与胆道内泥沙样结石。振铃效应常见于胆囊壁内胆固醇结晶伴少量液体（图10-4）、子宫内节育器（图10-5）、胃肠道及胆道内气体后方（图10-6）。

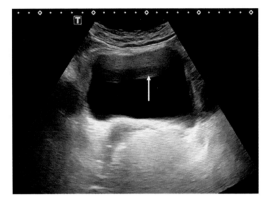

图 10-2　膀胱前壁后方混响效应（箭头所示）

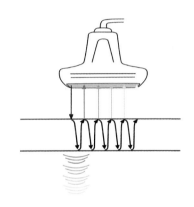

图 10-3　振铃效应示意

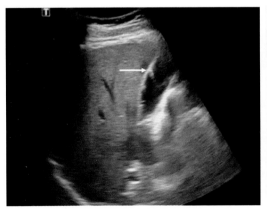

图 10-4　胆囊壁胆固醇结晶后方的振铃效应（箭头所示）

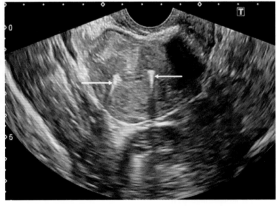

图 10-5　子宫内节育器后方的振铃效应（箭头所示）

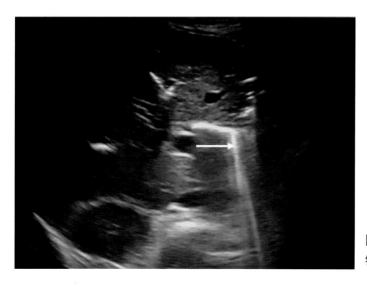

图 10-6　肠道内气体后方的振铃效应（箭头所示）

改善方法：① 适量饮水或改变体位，可消除胃肠道内气体所致伪像；② 适当充盈膀胱，可消除盆腔内肠气所致伪像；③ 适当给探头加压，可消除探头附近的胃肠道内气体所致伪像；④ 利用谐波成像技术可减弱伪像。

三、部分容积效应

部分容积效应（partial volume effect），又称为切片厚度伪像，探头发射的超声波束具有一定的厚度，超声设备将一定厚度内不同平面的回波信号全部叠加在一起显示在一幅声像图上（图10-7），引起部分容积效应伪像，声束越宽，体层容积中回声信息叠加越严重。当病灶尺寸小于声束宽度，或者虽然大于束宽但部分处于声束内时，则病灶回声与周围组织的回声可叠加在一起，造成图像失真。

常见于小型液性病灶，例如肝小囊肿常显示其内呈低弱回声，系周围肝组织回声叠加于无回声的液体内（图10-8），而难以与实质性肿块鉴别，在此情况下应观察其后方是否有回声增强效应。在进行小肿瘤、肝内胆管扩张的胆管超声导向穿刺时，当针尖接近病灶而又落入声束宽度内时，因部分容积效应呈现针尖刺入病灶内的假象。

改善方法：① 改变聚焦功能；② 穿刺时采用高频探头和导向器正确引导，选择最近距离对病变部位穿刺，从不同角度定位病变和进针方向；③ 提高探头频率以及应用组织谐波成像，可减弱这种伪像。

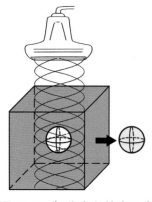

图 10-7　部分容积效应示意

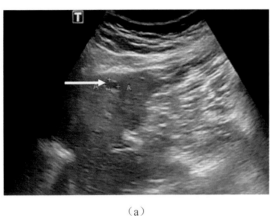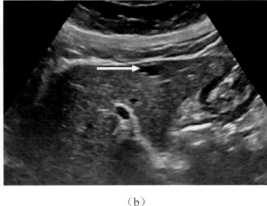

（a）　　　　　　　　　　　　　　　　　（b）

图 10-8　肝小囊肿

箭头所示为肝内小囊肿。（a）探头频率为3 ～ 5MHz；（b）探头频率为5 ～ 10MHz

四、后方回声增强效应

　　超声声束在传播过程中，因小界面的散射、大界面的反射、声束的扩散以及软组织对超声能量的吸收等，造成了超声能量随深度的增加不断衰减，为使近场区与远场区的声能保持一致，需在仪器中使用深度增益补偿（DGC）或时间增益补偿（TGC）调节系统。后方回声增强效应（posterial enhancement effect）是指在常规调节的DGC系统下所发生的图像显示效应，当DGC调节与组织的衰减一致时，获"正补偿"图；当声束通过衰减很少的组织时（例如液性区），其后方因"过补偿"而较同等深度的周围组织回声增高，称为后方回声增强效应。

　　此效应常出现在囊肿（图10-9）、脓肿（图10-10）及其他液性区的后方，通常可以用来

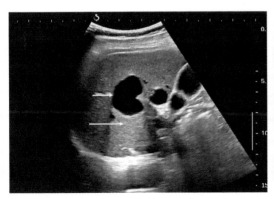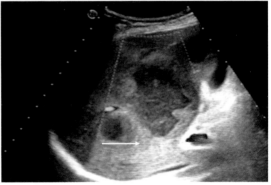

图 10-9　肝囊肿后方回声增强效应

短箭头—肝囊肿；长箭头—后方回声增强效应

图 10-10　肝脓肿后方回声增强效应
（ 箭头所示 ）

鉴别囊性与实性病变。有些实性肿瘤，例如小肝癌的后方，亦可见轻度后方回声增强效应。

五、声影

人体不同组织对超声波的衰减及反射特性有很大不同，当超声声束在传播过程中遇到高衰减或者强反射体时，超声波难以通过该区域到达其后方，因此在组织或病灶后方产生边界清晰、条带状低弱回声或无回声区，称声影（acoustic shadow）。声衰减由于多种因素综合形成，高吸收系数物体（如骨骼、结石、瘢痕、钙化灶等），如果其衰减值超过 1dB/（MHz·cm）仪器设定的增益补偿范围，后方产生声影（图 10-11）；高反射系数物体（如气体等）后方伴声影（图 10-12）；兼具高反射及高吸收系数者声影更明显。

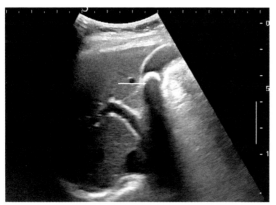

图 10-11　胆囊结石后方伴声影
（箭头所示）

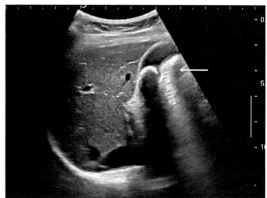

图 10-12　十二指肠气体后方伴声影
（箭头所示）

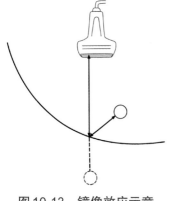

图 10-13　镜像效应示意

六、镜像效应

镜像效应（mirror effect），超声波在传播过程中遇到人体内的平滑大镜面时，若反射回声遇到离镜面较接近的组织结构（或病灶）后，其反射回声沿原路达镜面，再次按入射途径反射折返回探头，由于超声成像是基于声波沿直线传播假设的，因而在镜面两侧出现距离相等、显示形态相似的声像图。常见于横膈附近，横膈的浅侧为实像，深侧为虚像或镜像（图 10-13、图 10-14）。

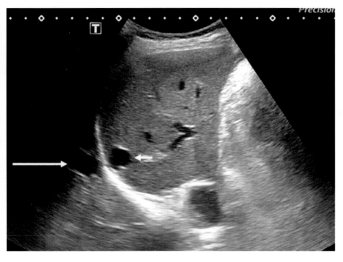

图 10-14　肝囊肿镜像效应

短箭头—实像；长箭头—镜像或虚像

改善方法：改变探头声束的入射方向，镜像效应将随之减少甚至消失。

七、侧壁回声失落效应和各向异性

大界面回声具明显角度依赖现象，超声声束通过囊肿或实性肿瘤（通常其外周有光滑的纤维包膜）的侧壁时，由于入射角过大，反射回声转向他侧不返回探头，则产生侧壁回声失落效应（lateral wall echo drop-out）（图 10-15、图 10-16）。此时超声常可清晰显示囊肿或实性肿瘤的前壁、后壁，但侧壁不显示。

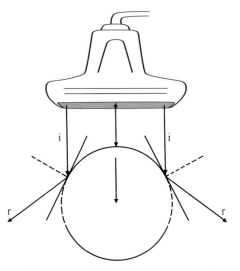

图 10-15　侧壁回声失落效应示意

i—入射声束，r—反射声束

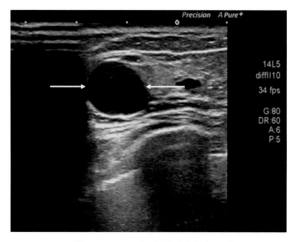

图 10-16　乳腺囊肿侧壁回声

失落效应（箭头所示）

各向异性（anistropy）伪像多见于肌腱、韧带、神经和肌肉组织，由于声束入射不能同时保持与肌腱各部分纤维呈垂直方向，导致不同走行方向的肌腱回声强弱不同（图10-17），甚至低至无回声。

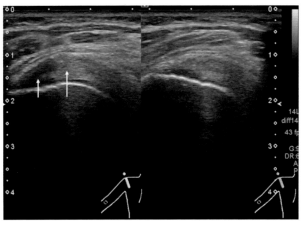

图10-17　冈下肌腱各向异性

长箭头—肌腱回声正常；短箭头—因方向原因呈低弱回声

改善方法：改变探头的扫查方向，调整声束的入射角度。

八、侧后折射声影

由于人体各种组织、脏器中的声速不同，在超声波声束倾斜进入这些组织的大界面时，会产生声束前进方向的改变，称为折射。侧后折射声影（posterio-lateral shadowing due to refraction）发生于圆形病灶（周围有纤维包膜、声速较软组织高）的两侧壁，由于入射角超过临界角时产生全反射现象，折射声束完全返回在其侧后方无声波透过，从而显示为直线形或三角形的声影，侧后折射声影提示该病灶具有较高声速的外壁（多由纤维组织构成，见图10-18、图10-19）。常见于有纤维包膜的实性肿瘤，胆囊颈部等。

九、旁瓣效应

旁瓣效应（side lobe effect）指第1旁瓣的成像重叠效应。超声探头发射的声束有主瓣和旁瓣，主瓣轴线与声源表面垂直，探头发射的声能主要集中在主瓣，其周围存在对称分布的数对小瓣称为旁瓣，其声束轴线与主瓣声束轴线形成大小不等的角度（图10-20）。靠近主瓣的第1旁瓣声束能量较强，越往外越弱。超声图像主要由主瓣形成，但旁瓣同样会接收来自不同方向的回声，叠加在主瓣上成像。超声仪器不能区分主瓣和旁瓣回波信号，当旁瓣方向上有较强的反射界面时，就会在主瓣方向上显示实际并不存在的组织回声，产生伪像。常见较大的胆囊结石（图10-21）和膀胱结石强回声、异物、胆囊壁相邻的含气十二指肠、子宫内节育器等两侧出现"狗耳"或"披纱"状伪像。

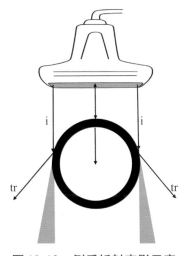

图 10-18　侧后折射声影示意

i—入射声束，tr—全反射

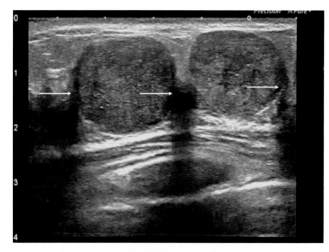

图 10-19　乳腺纤维瘤伴侧后折射声影
（箭头所示）

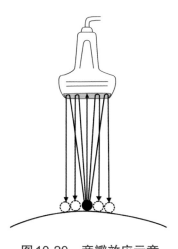

图 10-20　旁瓣效应示意

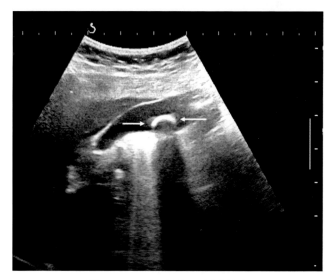

图 10-21　胆囊结石旁瓣效应
（箭头所示）

改善方法：① 适当降低仪器的增益；② 改变探头的扫查方向，调整声束的入射角度，调整聚焦；③ 组织谐波成像技术有助于减弱这种伪像。

十、声速伪像

人体组织是不均质的各向异性的传播介质，因此超声波在不同组织中的传播速度是不同的。超声波在传播过程中，由于声束通过不同介质的速度不同，即使相邻介质所处的深度相同，但在显示器上的回声距离却有差异（图10-22），称声速伪像（acoustic velocity distortion）。当超声波通过声速较低的组织（例如脂肪），位于该组织后方的回声信号会延迟到达探头表面，反之则较早到达，从而导致原本连续的后壁界线在图像上出现断裂。此现象常见于眼球玻璃体内金属异物，超声显示异物回声后方的视网膜局部向前隆起（由于金属异物声速大于玻璃体）。超声诊断仪显示屏上的测量标志，是按人体平均软组织声速1540m/s而设定的，对于声速低的组织，如巨大的脂肪瘤等，测量值会增大；而对于声速较高的组织，如骨组织等，测量值会减小。

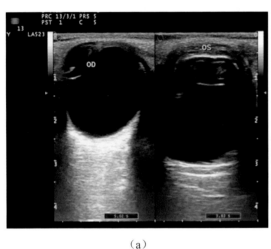
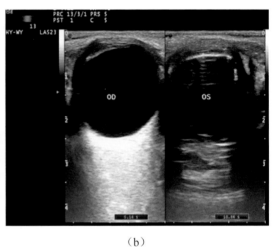

（a）　　　　　　　　　　　　　　　　（b）

图10-22　超声测量硅油眼的眼轴出现声速伪像

（a）平卧位；（b）坐位。平卧位OS眼轴长度测量值大于坐位。OD—右眼；OS—左眼

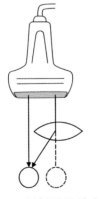

图10-23　折射重影效应示意

十一、折射重影效应

声束经过棱形或圆形低声速区时，产生折射现象。折射使实物与图像间产生了空间位置的差异，由于双侧的内向折射，则一个靶标可同时被两处声束所探测到，显示了两个同样的图像并列一起，称折射重影效应（duplicated imaging effect due to refraction，见图10-23）。如：在腹部靠近正中线横断面（腹直肌横断）扫查时，肠系膜上静脉和腹主动脉均可显示为两个并列的血管影，将探头方向改为纵切面扫查时，上述伪像消失。

第三节 多普勒超声伪像

在彩色多普勒血流成像时，由于仪器设置不当，包括彩色多普勒增益、彩色速度标尺范围（scale）、脉冲重复频率（pulse repeat frequency，PRF）、壁滤波（filter）设置、彩色取样框大小、聚焦位置、探头声束与血流方向的夹角、探头频率等，以及心跳、呼吸、大血管搏动、肠蠕动等，均可能产生彩色多普勒血流成像伪像。

一、衰减伪像

多普勒频移信号来自血流中红细胞的散射，超声衰减程度与深度、超声波频率呈正相关，因此对较深部位的组织脏器进行扫查或者使用过高频率的超声波进行扫查时，会出现本来血流正常的部位血流显示减少（图10-24）甚至检测不到血流的情况，称衰减伪像。

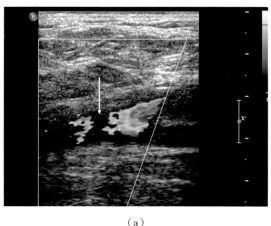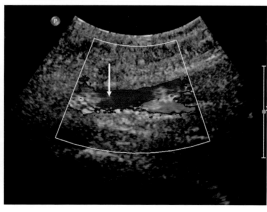

（a） （b）

图10-24 股动脉彩色多普勒血流图

（a）线阵高频探头显示股动脉内彩色血流充盈不良（箭头所示）；
（b）低频凸阵探头显示股动脉内彩色血流充盈良好（箭头所示）

改善方法：选择频率低的探头、降低探头频率、调整聚焦位置、进行超声造影成像等。

二、混叠现象

1.彩色混叠（aliasing）

也称彩色镶嵌，是较常见的彩色多普勒超声伪像。应用多普勒超声测量血流速度（频移）时，受脉冲重复频率（PRF）的限制，为了准确显示频移（fd，frequency difference）的大小和方向，需满足fd<1/2PRF，1/2PRF亦称为Nyquist极限频率。当fd超过此极限时会产生血流方向的倒错表达，由红色变为蓝色或由蓝色变为红色，称彩色混叠现象（图10-25）。

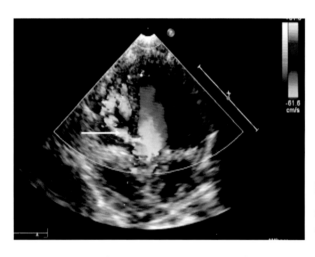

图10-25　室间隔缺损彩色血流图像

显示从左心室向右心室分流的五彩镶嵌血流信号（箭头所示）

改善方法：调高彩色速度标尺范围，彩色混叠现象可减弱或消失。

注意：脉冲重复频率过低可人为造成彩色混叠（图10-26），而不是真正的异常高速湍流血流。因此在检测心脏以及全身各不同部位组织脏器的血流时，应使用适当的PRF，避免人为产生血流异常的伪像。

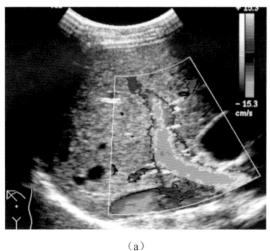
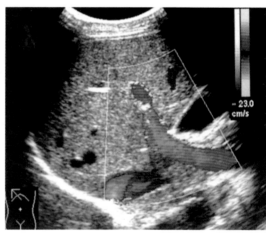

（a）　　　　　　　　　　　　　　　　　（b）

图10-26　门静脉彩色血流

（a）门静脉内红色向肝血流反转为蓝色（速度标尺15.3cm/s）；

（b）调高彩色速度标尺范围后血流显示为红色（速度标尺23.0cm/s）

2.多普勒频谱混叠

脉冲多普勒超声检测血流时，为了准确显示频移（fd）的大小和方向，需满足 fd<1/2PRF，当 fd 超过此极限时，脉冲多普勒频谱图会出现倒置，频谱图的高峰部分被去顶，去顶的部分折返到零基线负侧，或负侧折返到正侧，称为多普勒频谱混叠（图10-27、图10-28）。

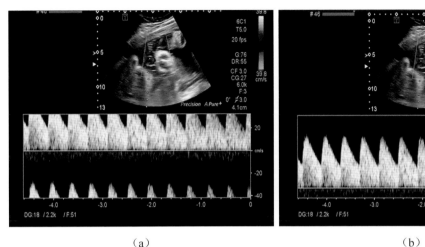

（a） （b）

图 10-27 胎儿脐动脉血流频谱图

（a）脉冲多普勒图出现倒置；（b）向下移动零位基线后频谱方向显示正常

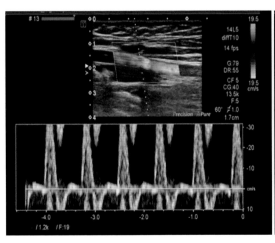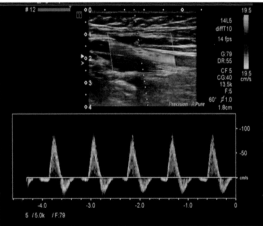

（a） （b）

图 10-28 股动脉血流频谱图

（a）脉冲多普勒图出现倒置；（b）调高速度标尺范围后频谱方向显示正常

改善方法：① 调高多普勒速度标尺（scale）范围可增大PRF，能测量的最大血流速度增大，每一档scale能测量的最大血流速度显示在频谱图的纵坐标上；② 移动零位基线；③ 使用连续多普勒（continuous waves，CW）检测，由于CW不受PRF的限制，可测量高速血流，其缺点是无距离分辨力；④ 降低探头的发射频率，当扫查深度一定时，最大可测血流速度与探头频率成反比。

注意：PRF与取样容积（sample volume，SV）的深度相关，随SV深度增加，脉冲信号往返时间增加，PRF降低，能测量的最大血流速度减小。

三、彩色多普勒闪烁伪像

在彩色多普勒血流成像过程中，由于机械运动，如心脏跳动、大血管搏动、呼吸运动以及胃肠道蠕动等，组织界面与探头之间出现相对运动产生多普勒频移，可使相邻组织器官图像产生杂乱的搏动性彩色信号干扰，称闪烁伪像（clutter rejection），此时组织器官内的血管分支、肿瘤内血管均难以显示和检测，如肝左叶彩色血流显示受心脏跳动的影响（图10-29），椎动脉内彩色血流显示受颈动脉搏动的影响等。

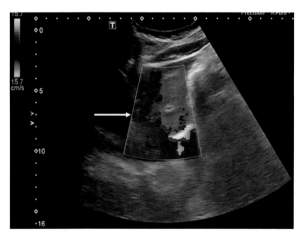

图10-29　肝左叶彩色多普勒闪烁伪像（箭头所示）

改善方法：降低彩色增益、适当调高彩色速度标尺范围、适当提高壁滤波以及利用组织谐波成像功能等可减弱闪烁伪像。

四、彩色多普勒快闪伪像

快闪伪像（twinkling artifact）多见于表面有结晶的不光滑的泌尿系结石，彩色伪像位于强回声结石后方的声影区内，表现为红蓝相嵌快速闪烁变化的彩色伪像（图10-30），脉冲多普勒显示噪声但无血流频谱信号。快闪伪像有助于进一步识别肾、输尿管等泌尿系结石，对判别其性质、提高诊断准确性有较大的帮助。

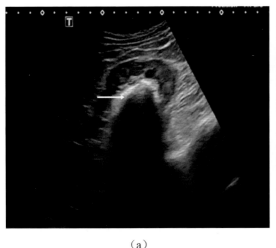

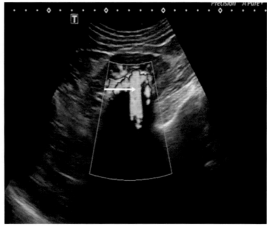

（a）　　　　　　　　　　　　　　（b）

图 10-30　肾结石后方的彩色多普勒快闪伪像

（a）灰阶超声显示左肾结石（箭头所示）；（b）CDFI显示结石后方的彩色快闪伪像（箭头所示）

五、彩色多普勒镜面伪像

　　彩色多普勒镜面伪像较常见，其产生条件与灰阶图像镜像效应产生条件相似，当邻近血管后方为高反射平滑大界面（如肺胸膜、膈肌等）时，在界面的两侧出现距离相等、显示形态相似的声像图（图10-31），界面的浅侧为实像，深侧为虚像或镜像。

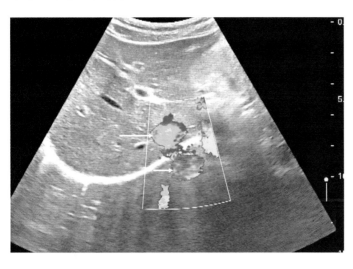

图 10-31　下腔静脉彩色镜面伪像

长箭头—实像；短箭头—虚像或镜像

　　改善方法：①降低彩色多普勒增益；②侧动探头改变探头扫查入射角度，使入射声束与血流方向夹角减小。

六、声学造影与多普勒超声伪像

静脉注射超声对比剂如声诺维（SonoVue）等，可以使组织器官的彩色多普勒、频谱多普勒的信号明显增强，但并非代表血流速度或血流灌注的真正增加。另外，由于微气泡在高机械指数超声作用下的破裂，还会产生多普勒血流频谱图的不规则噪声信号（图10-32）和CDFI的开花伪像（blooming artifact）。

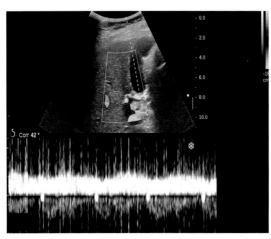
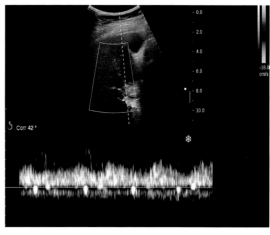

（a） （b）

图10-32 静脉注射超声对比剂后门静脉频谱图

（a）注射超声对比剂约1min，多普勒频谱图显示出不规则噪声信号；

（b）注射超声对比剂后约10min，噪声信号明显减弱

（黄丽萍）

参考文献

[1] 任卫东，常才.超声诊断学.3版.北京：人民卫生出版社，2013.

[2] 国家卫生计生委能力建设和继续教育中心组织编写.超声医学专科能力建设专用初级教材 基础分册.北京：人民卫生出版社，2016.

[3] 郭瑞军.肌肉骨骼系统超声学.北京：人民卫生出版社，2008.

[4] 唐杰，姜玉新.超声医学.北京：人民卫生出版社，2008.

[5] 夏焙.小儿超声诊断学.2版.北京：人民卫生出版社，2013.

[6] 吴长君.肛肠超声诊断与解剖图谱.北京：人民卫生出版社，2012.

第十一章　超声造影

超声造影（contrast-enhanced ultrasound，CEUS）技术是当今医学影像学领域发展最快的技术之一，通过注射超声对比剂，增强超声对机体组织血流灌注的探测能力，能够清晰显示正常及病变组织的细微血管结构，为临床提供重要的诊断信息。超声造影由于具有操作简便、经济、实时动态性、高效、安全等诸多优点，在临床上有重要的应用价值，为超声医学掀开了崭新的一页，被称为超声发展史上继B型超声和彩色多普勒超声之后的第三次革命，推动超声医学进入了一个崭新的发展阶段，在超声医学的发展史上具有划时代的意义。

一、超声造影技术的发展历程

在超声医学发展的历史中，20世纪70年代崛起的B型超声技术奠定了超声诊断的基础，为超声广泛地临床应用铺平了道路；20世纪80年代发展起来的多普勒成像技术，为心血管系统和组织脏器血流的无损检测和血流动力学的研究开创了新的领域；20世纪90年代以来，超声新技术如雨后春笋般层出不穷，其中，对超声发展最具影响力的，当属超声造影技术。

超声造影的历史可追溯到1968年。Gramiak在进行心脏超声检查时，恰好他人注射靛氰蓝绿作稀释试验，他无意中看到心腔中出现了"云絮状影"，于是尝试应用注射靛氰蓝绿所产生的这种变化对心肌进行解剖定位，观察心脏血液分流的情况。这项技术逐步发展成为在临床上极有价值的声学造影，也就是早期的超声造影。

Barry B.Goldberg是世界上研发新型超声对比剂的先驱者。1984年美国的Feinstein发明了能成功通过肺循环使左心显影的人体白蛋白微泡。20世纪90年代初期，微泡超声对比剂的研究进入临床研究阶段，并随之开始在临床上广泛应用。但在此阶段，微泡超声对比剂的作用是增强彩色多普勒血流信号的显示，主要应用于心脏和肝脏方面，有一定的增强效果。

21世纪以来，稳定的新型微泡超声对比剂不断涌现，很大程度上改善了超声造影效果，开创了超声造影研究的新纪元，扩大了超声造影在临床应用范围，提高了诊断水平，在分子水平成像及靶向治疗方面具有良好的发展前景。

二、超声造影的原理

超声造影诊断的物理基础是利用机体血液中悬浮的微泡在声场中所产生的非线性效应和强烈背向散射作用来获取对比增强图像。超声对比剂具有较高的散射性，可显著增强超声的检测信号。对比剂注入血管内使血液中悬浮着大量对比剂微泡，增加了血液与微气泡之间的声特性阻抗差，当声波抵达血液中的微泡时会发生较强的背向散射，显著提高血流信噪比，通过静脉注入的对比剂微泡，能够随血流分布到全身，在血液中以示踪剂的形式反映出机体正常和异常组织的血流灌注情况，提高了病灶的检出率，见图11-1。超声造影可增强机体深部组织的微小血管显示，很大程度上避免肥胖、深度、超声伪像等因素的影响，与常规彩色多普勒超声相比有明显的优势。

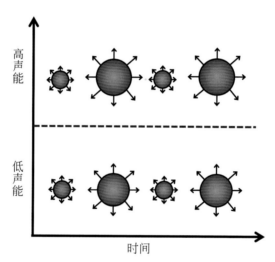

图11-1　高声能下微泡膨胀程度大于压缩程度，产生非线性效应

三、超声对比剂

超声对比剂中的微泡，大小和特性与人体红细胞相似，微泡的平均直径一般在 2～3μm，见图11-2，无生物活性，不影响机体血流动力学，注入人体后通过体肺循环随血流抵达全身，是一种理想的血池增强显示剂。作为强烈的声散射体，对比剂微泡在微血管水平上增强组织和器官的声学显像，实时动态地获取机体血流动力学和组织脏器的灌注信息，不同组织灌注在增强时间及强度上表现出具体差别。

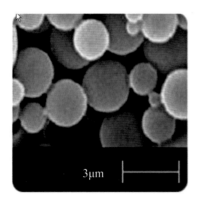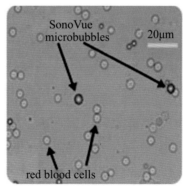

图 11-2　超声对比剂（六氟化硫）微泡大小

超声对比剂的研究经历了三个阶段：① 以 CO_2 自由微气泡为代表的第一代无壳膜型对比剂，但由于其分子量小、受外界压力影响大、扩散速度快、不能随血流分布至全身等限制，只限于右心系统显像；② 以空气微气泡为代表的第二代含有壳膜型对比剂，如 Albunex 和 Levovist（利声显），这类对比剂可以通过肺循环进入左心腔和体循环，使实质脏器显像，但因其在血中持续时间短，影响了其在临床上的广泛应用；③ 含惰性气体的新型第三代微泡对比剂，如 SonoVue（声诺维）（见图 11-3）、Optison、Definity 和 Sonaziod 等，由于微泡内惰性气体分子量大、弥散性和溶解性低，提高了微泡的稳定性，造影显像时间长，增强效果显著，是目前市场上广为应用的一类对比剂。根据对比剂的包膜材料不同，又将对比剂分为白蛋白、非离子表面活性剂、糖类、磷酯类化合物和高分子多聚体等五大类。包膜微泡模型见图 11-4。其中上述提到的 Albunex 和 Optison 为蛋白类造影微泡；Levovist 为糖类造影微泡；SonoVue、Definity 和 Sonaziod 为磷酯类造影微泡。虽然对比剂的成分各不相同，但基本原理都是通过改变声速、声衰减和增强后散射作用等途径去改变声波与组织间的吸收、反射和折射作用来增强回声信号。

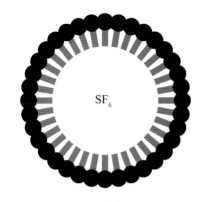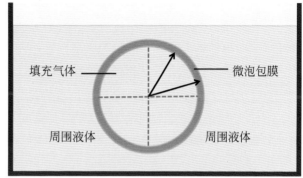

图 11-3　对比剂声诺维分子结构　　　图 11-4　悬浮在液体中的包膜微泡模型

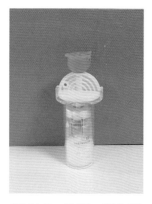

图 11-5　溶解、摇匀后 微泡悬液

目前，国内使用的超声对比剂是声诺维（SonoVue，意大利Bracco公司），2001年在欧洲应用于临床，2004年在中国正式应用于临床。声诺维主要成分是由磷脂及聚乙烯二醇包裹的六氟化硫（SF_6）气体微泡，平均直径为2～3μm，浓度为（1～5）×10^8/mL。在体内，对比剂中的SF_6通过肺随呼吸排出，注射后11min时80%以上对比剂被排出。磷脂参与机体代谢，聚乙烯二醇由肾脏代谢清除。声诺维商品包装为冻干粉剂，59mg/瓶，使用时需向瓶内注入无菌生理盐水5mL，用力振摇直至成为均质混悬液状，见图11-5～图11-8。超声对比剂与增强CT所使用的碘对比剂不同，不存在碘过敏，超声造影前无需进行过敏试验。

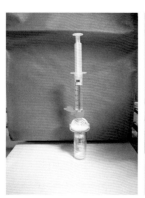

图 11-6　溶药前

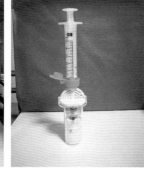

图 11-7　溶药后（用 5mL 生理盐水）

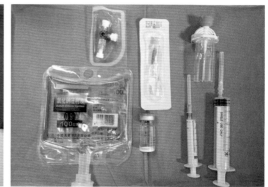

图 11-8　超声造影所需材料

四、超声造影检查的适应证及禁忌证

随着超声造影技术的进一步发展，其适应证范围也逐渐增加，包括腹部实质脏器、胃肠道等空腔脏器、心血管、妇科及表浅器官的占位性病变及非占位性病变的诊断和鉴别诊断。另外，超声造影还可以在脏器移植后用于评估血流灌注状况、肿瘤介入或化疗过程中的疗效评估。

超声对比剂虽不用作过敏试验，但为了避免副作用的发生，以下情况禁忌做超声造影。

1.血管途径的超声造影

① 已知对六氟化硫或对比剂其他成分有过敏史的患者。

② 孕妇及哺乳期妇女。

③ 伴有右向左分流心脏病患者，重度肺高压者（肺动脉压>90mmHg），未控制的系

统高血压患者和成人呼吸窘迫综合征者。

④ 严重心律失常。

⑤ 近期发生心肌梗死并有进行性和（或）不稳定型心绞痛。

⑥ 急性心内膜炎。

⑦ 心脏瓣膜修复。

⑧ 高凝状态和（或）近期的血栓栓塞。

⑨ 肝肾疾病晚期。

⑩ 急性全身感染和（或）败血症。

2.非血管途径的超声造影

非血管途径的超声造影禁忌证与血管途径的基本一致，但需特殊注意的是，胆道超声造影需除外严重胆道梗阻，胃肠道超声造影需除外严重胃肠道梗阻、明显的呕吐和（或）腹泻，泌尿系统超声造影需除外严重泌尿道梗阻，子宫输卵管造影需除外未婚者及有明显阴道出血者。

此外，所有行超声造影检查的患者在检查前必须签署知情同意书。

五、超声对比剂的不良反应

大量研究表明，超声对比剂经过Ⅰ、Ⅱ、Ⅲ期临床试验其不良反应和安全性已得到医学界证实及接受。在试验及应用过程中，超声对比剂表现出良好的安全性和耐受性，尚未发现其对脑部、肝脏及肾脏有特殊的毒性作用。并且，超声对比剂极少对人体产生副作用，即使出现也只是程度很弱的瞬间反应。从文献报道统计来看，超声对比剂轻度的不良反应少于5%。超声对比剂典型的不良反应包括短暂的不适，味觉异常，血管迷走神经性发作，有时注射部位或引流静脉可能会产生短暂疼痛、冷、热及组织刺激的感觉等。也曾有报道在超声对比剂使用过程中或注射后短时间内，患者出现呼吸困难、胸痛、高血压、低血压、恶心和呕吐、头痛、眩晕、脸部灼热、全身潮红和皮疹等症状的病例。但尚无单独微泡对比剂导致严重过敏反应的报道。

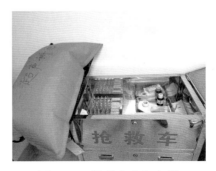

图 11-9　抢救车和氧气袋

造影检查前要严格掌握适应证和禁忌证，清楚了解可能发生的上述不良反应，造影时操作车里要配备抗休克药物、抗过敏药物和心肺复苏用品，见图11-9及图11-10。

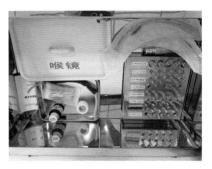

图 11-10　抢救药品和器具

六、超声造影的检查方法

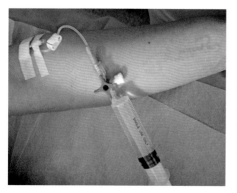

图 11-11　经肘正中静脉给药

超声造影检查的途径目前分两种：一种是经静脉注射造影成像，见图11-11；另一种是经管腔灌注造影成像。但所有行超声造影检查的患者需首先进行常规超声检查，初步了解病灶的位置、大小、形态、边界、回声特征等一般情况，继而用彩色多普勒和频谱多普勒观察病灶的血流特点，最后注入对比剂进行超声造影检查，除采集各个时相的典型图像外，建议实时造影图像以录像形式保存。整个超声造影检查过程需要 15 ～ 30min。

患者超声造影检查前一般无需特殊准备，消化系统脏器、腹部大血管超声造影检查前需禁食禁水6h以上，胃肠道造影根据部位不同需充盈脏器，一般剂量为500 ～ 1000mL；膀胱、经腹妇科造影需适度充盈膀胱。超声造影检查过程中，患者需根据医生提示做出适当的呼吸配合；检查结束后，患者需观察至少15min，如感心慌、胸闷、呼吸困难等不适应及时向医生报告。

经静脉超声造影检查操作步骤：

① 注射选用外周静脉，针头≥20G，以防止微泡破裂受损；

② 对比剂团注2 ～ 3s完成，推荐用5mL注射器；

③ 团注结束后立即用5 ～ 10mL生理盐水冲洗，速度2mL/s；

④ 造影图像全程录制动态图像，用以分析诊断；

⑤ 计时与团注同步进行；

⑥ 图像采用造影模式和灰阶模式双屏显示；

⑦ 建议连续观察至少60s。

七、超声造影成像技术

超声造影技术除了常规的造影谐波成像外，还有间歇式超声成像、能量对比谐波成像、反脉冲谐波成像、受激声波发射成像、低机械指数成像、对比剂爆破成像、分子成像技术等方法。

1.常规造影谐波成像

超声波在组织中的传播以线性规律为主，主要产生基波回声信号。超声对比剂微泡在超声场作用下会发生非线性共振，从而产生大量的2倍于探头发射频率的回波信号，即二次谐波信号，见图11-12。常规造影谐波成像技术就是通过选择性获取二次谐波信号来提高信噪比，改善超声造影的图像质量，提高病灶的检出率。

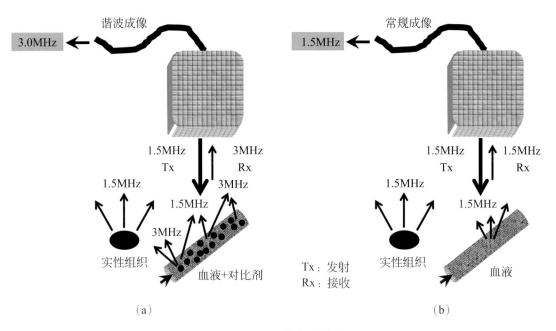

图 11-12　二次谐波成像

2.间歇式超声成像

间断发射高机械指数的超声脉冲可缩短微泡在声波照射下的暴露时间，减少超声波对超声对比剂微泡的破坏，提高局部组织的超声对比剂微泡累积浓度，增强造影部位的增强效果。

3.能量对比谐波成像

能量对比谐波成像是结合了二次谐波和多普勒能量组织成像，只接收对比剂产生的谐波能量信号的一种成像技术。高机械指数的超声脉冲破坏了超声对比剂微泡所产生的宽频高能多普勒信号，从而产生不同于血流的多普勒信号，且微泡被破坏时所发出的散射信号频率与超声探头发射频率失去相关性，表现为假性多普勒频移所产生的随机镶嵌图像。

4.反脉冲谐波成像

反脉冲谐波成像是指在同一扫描线上发射正相脉冲的同时，发射振幅相同、相位相差180°的反向脉冲信号，使超声造影微泡在超声场中产生的非线性回波信号能够互相叠加，提高了信噪比，增强了超声对比剂的增强效果，见图11-13。

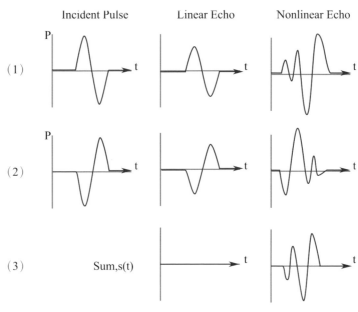

图 11-13　反脉冲谐波成像

5.受激声波发射成像

在含有超声对比剂微泡的组织内，瞬间发射的高功率声波可造成对比剂微泡爆破，导致微泡散射信号的大小和方向与入射声波失去相关性，形成非血流性频移信号，这种瞬间频移信号在彩色多普勒的取样框内表现为随机分布的五彩镶嵌的闪烁图像。受激声波发射成像可用于判断某一部位或组织是否存在对比剂灌注，也可利用某些造影微泡的组织特异性或靶向性的特点探查肿瘤。

6.低机械指数成像

所谓低机械指数指的是低于0.15的超声波，这种状态下的超声波低于微泡被击破时的能量，低机械指数成像可实现血流连续谐波成像，减少组织谐波的干扰。

7.对比剂爆破成像

在第一代对比剂使用时，采用爆破对比剂微泡的方式获取丰富的谐波来观察对比剂在组织脏器中的分布情况，见图11-14。心肌灌注的图像可通过心电波触发进行爆破对比谐波成像，肝脏等腹部脏器的肿瘤灌注图

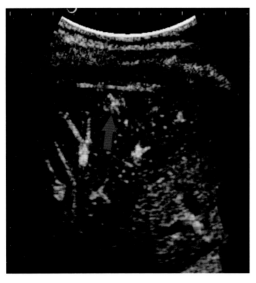

图 11-14　爆破成像（MI：0.8）可以观察到肝局灶性结节增生内放射状的血流分布

可通过手动触发获得。

8.分子成像技术

带有特定配体的靶向微泡对比剂，以配体与受体结合的方式选择性地聚集在机体内靶组织或靶器官内，在组织、细胞及亚细胞水平上做出特异性分子信息成像。

9.血管参数成像（到达时间参数成像）

到达时间参数成像是对对比剂的灌注按时间顺序进行彩色编码，在同一幅图像里既清晰地显示微血管灌注，也表现出对比剂灌注的时间顺序，这对于理解图像、归纳总结不同血供特点的肿瘤特征并进行鉴别诊断有帮助，见图11-15、图11-16。

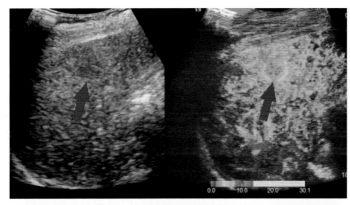

图 11-15　到达时间参数成像显示对比剂先进入肿瘤内（粉色），然后再进入肝实质（黄色、蓝色）

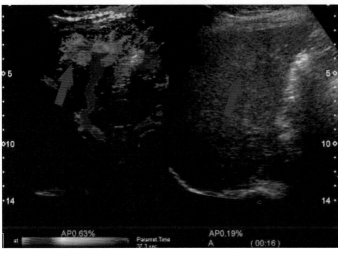

图 11-16　肝脏局灶性结节增生（FNH）内放射状血管（红色）分布特点有利于鉴别诊断

八、超声造影的临床应用

目前，超声造影在临床主要应用于以下几方面。

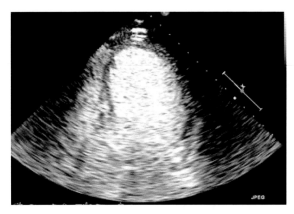

图 11-17　左心室心肌造影：通过对比剂的进入时间和分布情况，判断心肌血供

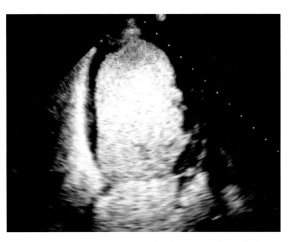

图 11-18　左心室心腔造影：通过增强清晰显示心内膜边缘，精准显示左心室心腔病变

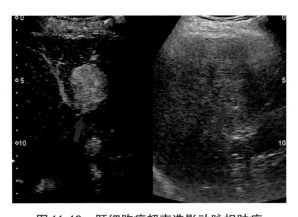

图 11-19　肝细胞癌超声造影动脉相肿瘤先于肝实质增强

（一）血管途径的超声造影

血管途径的超声造影是指对比剂直接通过静脉血管注射到达全身各处，是目前超声造影的主要方法，应用范围较广。

血管途径的超声造影可用于浅表器官中的乳腺肿瘤、甲状腺肿瘤、睾丸瘤及睾丸扭转、骨肿瘤及前列腺肿瘤的鉴别诊断等，超声对比剂有助于显示肿瘤微血管分布，超声造影时间-强度曲线（time intensity curve，TIC）通过曲线分析获得一系列造影参数，一般包括对比剂到达时间（arrival time，AT）、对比剂达峰时间（time to peak，TTP）、峰值强度（peak intensity，PI）、曲线下面积（area under curve，AUC）等有助于鉴别良性和恶性肿瘤，应用时间-强度曲线还可以获得对比剂在肝动脉-肝静脉、门静脉-肝静脉渡越时间，来进一步评估慢性肝病、肝硬化门脉高压的程度。在心脏方面，超声造影可显示心脏的异常分流、反流，评价冠脉血流储备，定位心肌缺血并判断心肌存活，见图 11-17，左心室心腔造影还可以通过增强清晰显示心内膜边缘精准显示左心室心腔病变，见图 11-18。超声造影在腹部脏器上具有极大的优势，可用于脏器占位性病变的定性及鉴别诊断（见图 11-19 及图 11-20），还可以评价脏器的功能状况（图 11-21）。

此外，超声造影也可用于观测血管情况，诊断血管狭窄、血管闭塞、血栓、动脉瘤、血管壁破裂、血管支架通畅性、定位创伤创口并观察活动性出血等。

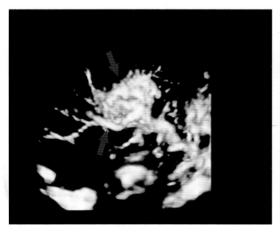

图 11-20　三维造影图像可以观察到肿瘤
供血血管的立体结构

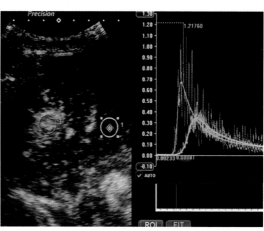

图 11-21　超声造影时间 - 强度曲线可以
定量直观显示肿瘤的血流灌注特点

（二）非血管途径的超声造影

随着超声造影技术的发展，除了传统的经静脉注射对比剂行超声造影外，也可通过机体生理性或非生理性管腔注入对比剂使其显影，观察管腔的形态及灌注情况。

胆道超声造影是通过不同形式的胆道插管（见图 11-22），如 PTCD 引流管、ENBD（经鼻胆管引流）管（见图 11-23）、T 管（见图 11-24）等，将对比剂直接注入胆道内，实时动态显示对比剂在胆道内充盈情况，观察胆道形态、有无变异、引流管位置及走行，明确置管情况；判断梗阻发生部位、胆道内是否有残石等。胃肠道作为含气体的空腔脏器，常规超声常难以清晰显示，通过口服或灌肠使超声对比剂充盈腔道，有助于消除内部气体和黏液的干扰，颗粒型对比剂溶于水中后充盈腔道，使其成为均匀的散射体，从而清晰显示胃

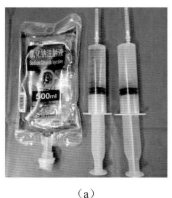

（a）

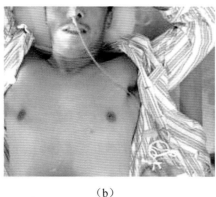

（b）

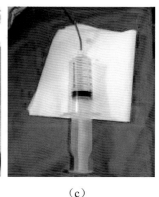

（c）

图 11-22　胆道超声造影

（a）将对比剂按 1 ： 100 比例稀释；（b）经胆道插管（ENBD 管）；（c）注入对比剂进行胆道造影

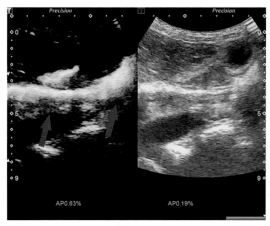

图11-23　经ENBD管内注入对比剂
观察胆总管走行及残石情况

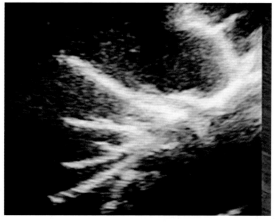

图11-24　经胆管T型引流管内注入
对比剂观察肝内胆管形态

肠壁的层次结构，便于检出病灶。通过泌尿道注入对比剂可显示对比剂通过管腔的过程，反映泌尿道管腔的形态，评价泌尿道管腔的功能状况，判断有无管腔狭窄或扩张，管腔内有无结石、占位病灶及其位置、轮廓、大小和数目等情况。对于子宫输卵管造影，超声对比剂经由置入宫腔的导管进入子宫和输卵管，可显示宫腔和输卵管的形态及走行位置，有助于发现宫腔和输卵管内病变、畸形，并评估输卵管通畅性。

经胆道超声造影检查操作步骤：

① 将对比剂按1：100（或200）比例稀释；

② 经ENBD管（或T管、PTCD管）缓慢注入10～20mL稀释后的对比剂，速度为0.5mL/s；

③ 如观察胆总管残石情况，可再随后缓慢注入适当生理盐水；

④ 造影图像全程录制动态图像，用以分析诊断；

⑤ 图像采用造影模式和灰阶模式双屏显示。

经宫腔输卵管造影检查步骤：

① 将对比剂按1：30（或40）比例稀释；

② 经放置在宫腔内的带有水囊的双腔导管缓慢注入20mL稀释后的对比剂（混合入地塞米松、庆大霉素、利多卡因），速度为0.5mL/s；

③ 观察双侧输卵管通畅情况；

④ 造影图像全程录制动态图像，用于分析诊断。

（三）超声造影在介入方面的应用

介入方面的超声造影本质上也属于血管途径，超声造影有助于对可疑的微小肿瘤特别是等回声结节的定位穿刺活检；动脉栓塞化疗后、射频消融、微波消融、HIFU治疗后的超声造影，可评价治疗效果，判断有无残留瘤组织，有助于临床后续处理方案的制定，见图11-25。

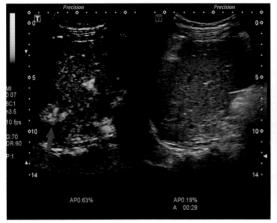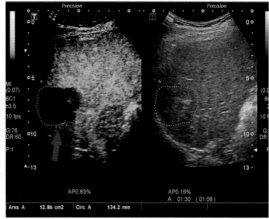

（a）　　　　　　　　　　　　　　　　　　（b）

图 11-25　超声造影对微波消融术前后肿瘤的评价

（a）超声造影动脉相显示肿瘤呈高增强；

（b）超声造影可见微波消融术后肿瘤部位呈无增强，表示肿瘤完全坏死

九、超声造影检查的优势和前景

超声造影检查提高了超声对病灶的定性诊断能力，具有安全性高、不良反应发生率低、经济高效等优点。

得益于超声对比剂与造影技术的突破性进展，超声造影技术在临床上得以广泛应用，超声造影已成为超声医学的一个重要发展方向。

随着分子影像学的迅速发展，特异性及功能性超声对比剂不仅能作为诊断显像剂使用，还可作为药物或基因载体，将药物或基因结合在对比剂微泡内或壳膜表面，随血流转运至靶器官及靶组织，借助超声波与对比剂微泡的相互作用及产生的生物学效应，实现药物和基因的靶向传输转移和释放，从而达到治疗的目的，见图11-26。

目前，超声造影靶向治疗学层面的部分研究还停在实验室或动物实验阶段，尚未在临床试验研究中明确其治疗效果和安全性。此外，利用超声造影的空化效应实现基因的高效转染和药物的靶向传输也需要更深入的研究。

总之，超声造影技术以其简便、无创、安全和高准确性等优点，在医学领域中得到广泛应用，具有重要的临床价值，超声造影在靶向治疗方面具有广阔发展前景，有望取得更好的临床效果。

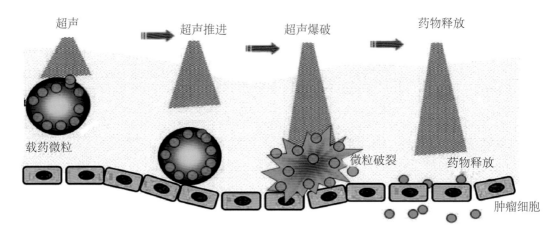

超声　　　　超声推进　　　　超声爆破　　　　　药物释放

载药微粒　　　　　　　　　　　　　　微粒破裂　　　药物释放

肿瘤细胞

图 11-26　载药微泡释放靶向治疗示意

（唐少珊）

参考文献

[1] 冯绍松, 章瑞铨. 超声造影术的声学原理. 声学技术, 1993 (1): 42-45.

[2] 王志刚. 超声对比剂基础研究现状与进展. 中华医学超声杂志(电子版), 2011, 08(5): 924-928.

[3] 刘吉斌, 王金锐. 超声造影显像. 北京: 科学技术文献出版社, 2010.

[4] 徐智章. 非线性超声成像及超声造影在临床应用中的一些重要概念. 肿瘤影像学, 2002, 11(2): 152-154.

[5] Basude R, Wheatley M A. Generation of ultraharmonics in surfactant based ultrasound contrast agents: use and advantages. Ultrasonics, 2001, 39(6): 437-444.

[6] 姜玉新. 超声造影的基础研究与临床应用(述评). 中国医学影像技术, 2004, 20(3): 325.

[7] 王阳, 唐少珊. 超声造影引导下生理盐水胆道注入在超声检测胆总管残石中的价值. 中华超声影像学杂志, 2017, 26(6): 517-521.

[8] Staub D, Partovi S, Imfeld S, et al. Novel applications of contrast-enhanced ultrasound imaging in vascular medicine. Vasa. zeitschrift Für Gefasskrankheiten. Journal for Vascular Diseases, 2013, 42(1): 17-31.

[9] Abou-Elkacem L, Bachawal S V, Willmann J K. Ultrasound molecular imaging: Moving toward clinical translation. European Journal of Radiology, 2015, 84(9): 1685-1693.

[10] Ma M, Chen H, Shi J. Construction of smart inorganic nanoparticle-based ultrasound contrast agents and their biomedical applications. Science Bulletin, 2015, 60(13): 1170-1183.

第十二章　组织多普勒成像的原理与应用

　　组织多普勒成像（tissue Doppler imaging，TDI）是一项在多普勒效应的基础上显示低频的心肌频移信号，分析心肌组织运动特征的新技术。

第一节　组织多普勒成像的概述及成像原理

一、物理基础

　　心腔内血液、心肌组织和瓣环都是运动的，均可产生多普勒效应。与血流多普勒成像一样，超声仪器还可以在体外检测、处理、计算并显示由心肌组织和瓣环反射、散射回来的多普勒信号，根据多普勒方程非侵入性检测心肌组织和瓣环运动状况。

二、成像原理

　　心腔内血液与心肌组织和瓣环运动的多普勒频移和振幅不同。血流中的红细胞运动速度快，多普勒频移大，振幅较低；而心肌组织和瓣环的运动速度较慢，多普勒频移较小，振幅较高。

　　传统的血流多普勒成像是通过高通滤波器检测血流的高频低振幅频移信号，从而检测血流的运动状态。相反，TDI通过低通滤波器，滤去高频低振幅的血流信号而显示低频高振幅的心肌组织和瓣环的频移信号，然后通过数模转换、自相关技术和彩色编码等处理，得到心肌组织和瓣环的运动信息，见图12-1。

　　由于TDI技术是基于多普勒原理，具有角度依赖性，因而主要用于检测心肌和瓣环的纵向运动，在评价心肌其他方向的运动信息方面应用受限。

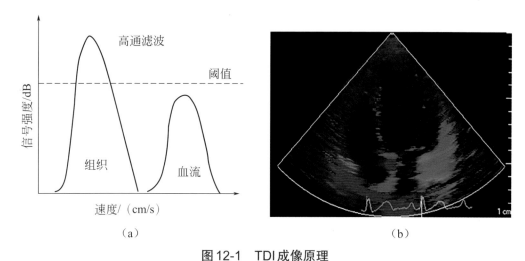

图 12-1　TDI 成像原理

（a）TDI 成像原理图；（b）心尖四腔心切面 TDI 成像图

TDI 主要包括彩色组织多普勒成像和脉冲波组织多普勒成像。彩色组织多普勒成像可直观地显示观察组织的运动特征；脉冲波组织多普勒成像可准确测量取样区内组织运动的瞬时速度。

1.彩色组织多普勒成像

彩色组织多普勒成像系统包括二维灰阶成像和二维彩色组织多普勒成像两部分，是将二维彩色组织多普勒信息叠加到同一显示器的二维灰阶图像的相应部位。通常采用红、蓝、绿或红、蓝、黄三种基本色彩，并根据光学三原色原理将三种颜色混合成不同颜色和不同亮度的信号来表示组织的运动状态。

彩色组织多普勒成像主要包括以下五种成像模式，可分别直观显示组织运动的速度、位移、应变、应变率和收缩同步性。

（1）组织速度成像　组织速度成像（tissue velocity imaging，TVI）是将心肌组织的运动速度和方向进行颜色编码，并与二维灰阶图像重叠，形成彩色组织多普勒速度成像图，可实时、直观地显示心肌组织的运动速度和方向。通常将朝向探头运动的心肌组织显示为红色，背离探头运动的心肌组织显示为蓝色。用红、蓝两种颜色的亮度表示心肌组织运动的速度大小，速度越快，颜色越鲜亮，见图 12-2（a）。

（2）组织位移成像　组织位移成像（tissue displacement imaging）是一种反映单位时间内心肌组织运动距离的成像技术。组织位移成像是在组织速度成像的基础上，对所获取的心肌运动速度进行积分，得到心肌运动的位移，用七种不同颜色表示心肌的收缩期位移大小，实时、直观地评价心肌收缩期运动的距离，见图 12-2（b）。

（3）组织应变成像　组织应变成像（tissue strain imaging，SI）是一种反映心肌组织形变能力的成像技术。应变（strain，*S*）也称应变力，用来描述心肌发生形变的能力。常用心肌长度的变化值占心肌初始长度的百分数表示，用公式表示为 $S = \Delta L/L_0 = (L-L_0)/L_0$，$\Delta L$ 为心肌长度的变化值，L_0 为心肌初始长度，L 为心肌发生形变后的长度。与心肌初始长度比较，当心肌为伸长或增厚状态时，应变为正值；当心肌为缩短或变薄状态时，应变为负值；当心肌长度未发生变化时，应变为零。

组织应变成像将负值的应变编码为红色，正值的应变编码为蓝色，用颜色的深浅表示应变的大小，可实时、直观地显示各节段心肌的应变大小，见图12-2（c）。

（4）组织应变率成像　组织应变率成像（tissue strain rate imaging，SRI）是一种反映心肌组织形变速度的成像技术。应变率用来描述心肌发生形变的速率，单位为1/s或s^{-1}，可将心肌组织应变进行时间微分获得。组织应变率成像用红、蓝两种颜色对组织应变率进行编码，实时、直观地显示各节段心肌的应变率，见图12-2（d）。

（5）组织同步成像　组织同步成像（tissue synchronization imaging，TSI）是一种反映心肌组织收缩同步性的成像技术。组织同步成像是在组织速度成像的基础上，测量不同节段心肌收缩期达峰速度的时间，并用不同的颜色表示，实时、直观地评价心肌组织的收缩同步性，见图12-2（e）。

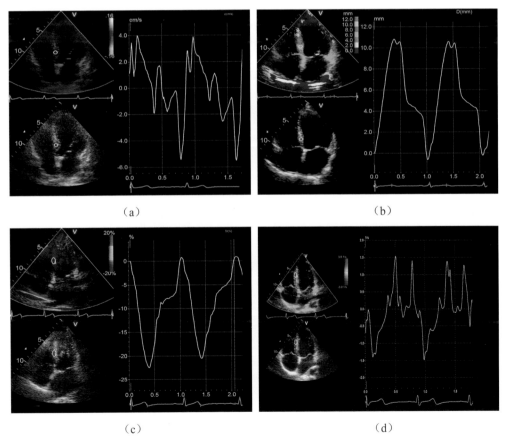

（a）　　　　　　　　　　　　　　　　（b）

（c）　　　　　　　　　　　　　　　　（d）

图 12-2

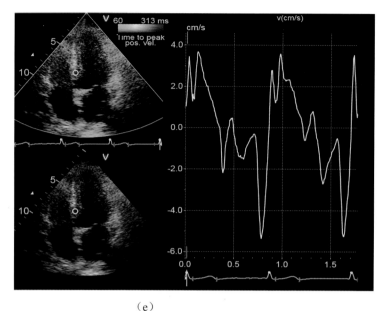

（e）

图12-2 彩色组织多普勒成像图

（a）速度成像图；（b）位移成像图；（c）应变成像图；（d）应变率成像图；（e）组织同步成像图

　　彩色组织多普勒成像的以上五种成像模式均是以组织速度成像为基础的。心肌组织的速度、位移、应变和应变率可以相互转化，见图12-3。

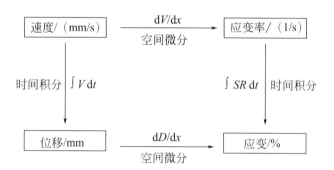

图12-3　TDI检测各参数之间的相互关系

2.脉冲波组织多普勒成像

　　脉冲波组织多普勒成像是以频谱图显示超声束方向上取样容积范围内组织运动的速度和方向。在脉冲波组织多普勒成像频谱图中，横坐标表示时间，纵坐标表示组织运动的速度，频带的宽度代表了某一时刻取样容积内所有组织运动速度的瞬时空间分布的范围。组织朝向探头运动时，速度为正值，位于频谱图基线的上方；组织背离探头运动时，速度为负值，位于频谱图基线的下方，见图12-4。

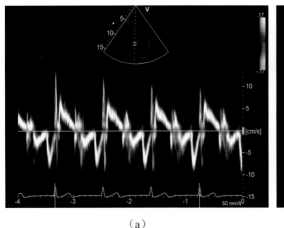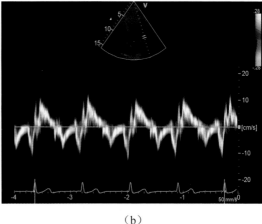

（a）　　　　　　　　　　　　　　（b）

图12-4　二尖瓣环脉冲波组织多普勒成像图

（a）二尖瓣环室间隔部位；（b）二尖瓣环侧壁部位

第二节　组织多普勒成像的图像采集及图像分析

一、图像采集

患者左侧卧位，平静呼吸，连接体表心电图。在TDI模式下，分别采集心尖四腔心切面、心尖二腔心切面和心尖长轴切面连续3个心动周期的彩色组织多普勒动态图像。

在彩色组织多普勒图像的基础上，采用脉冲波多普勒成像，将取样容积置于感兴趣区组织的部位，可直接在机显示脉冲波组织多普勒频谱图。

二、图像分析

目前，彩色组织多普勒成像可检测参数主要包括组织的运动速度、位移、应变和应变率，见图12-5。而脉冲波组织多普勒成像主要在机检测组织运动速度。

脉冲波TDI速度参数主要包括：① 收缩期峰值速度（systolic velocity，s′）；② 舒张早期峰值速度（early-diastolic velocity，e′）；③ 等容收缩时间（isovolumetric contraction time，IVCT）；④ 等容舒张时间（isovolumic relaxation time，IVRT）；⑤ 射血时间（ejection time，ET），见图12-6。

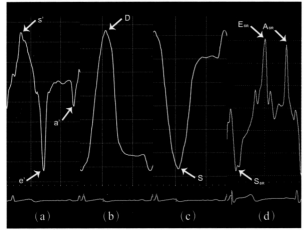

图 12-5　彩色组织多普勒成像参数曲线图

（a）速度曲线；（b）位移曲线；（c）应变曲线；（d）应变率曲线。a′—舒张晚期峰值速度；A_{SR}—舒张晚期峰值应变率；D—位移；e′—舒张早期峰值速度；E_{SR}—舒张早期峰值应变率；s′—收缩期峰值速度；S—收缩期峰值应变；S_{SR}—收缩期峰值应变率

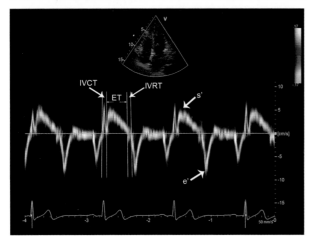

图 12-6　脉冲波组织多普勒成像速度曲线图

e′—舒张早期峰值速度；ET—射血时间；IVCT—等容收缩时间；IVRT—等容舒张时间；s′—收缩期峰值速度

三、注意事项

（1）控制多普勒角度　TDI 以多普勒效应为基础，因而具有角度依赖性。因此，在进行彩色组织多普勒成像检查时，应尽可能使超声束与被检测心肌组织的运动方向平行。在进行脉冲波组织多普勒检查时，多普勒取样线方向与组织运动方向之间夹角最好应小于20°。

（2）优化二维图像质量　理想的二维图像是 TDI 的基础。可通过调节超声波发射频率、聚焦、增益、深度、扇区宽度以及避免超声伪像等方法清晰显示检测心肌内膜和外膜。

（3）调节彩色组织多普勒帧频　彩色组织多普勒成像要求足够的帧频。可通过调节取样线密度、减小探查深度和缩小取样框等方法，尽量使彩色组织多普勒成像的帧频达到100帧/s 以上。

第三节　组织多普勒成像的临床应用

　　TDI技术通过检测心肌的速度、位移、应变和应变率等参数，可以用于直接评价心肌运动情况，但由于角度依赖性和心肌牵拉运动的影响，多用于检测纵向运动参数，且对心尖部位心肌运动评价准确性较低，因而对心肌功能评价的临床应用受到极大限制。目前中华医学会超声分会和美国超声心动图学会指南主要推荐采用脉冲波组织多普勒成像检测瓣环运动速度来评价左心室舒张功能和右心室功能。

一、左心室舒张功能

（一）评价左心室舒张功能的参数

1.主要参数（见图12-7）

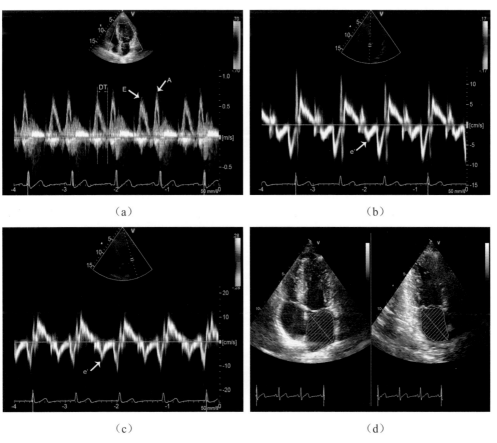

（a）　　　　　　　　　　　　　　（b）

（c）　　　　　　　　　　　　　　（d）

图 12-7

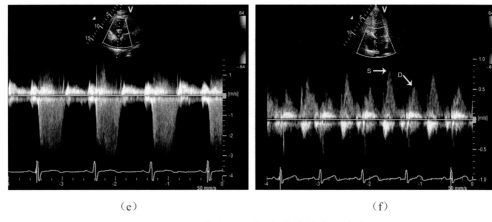

（e）　　　　　　　　　　　　　　　　　（f）

图12-7　评价左心室舒张功能的主要参数

（a）二尖瓣口血流频谱；（b）二尖瓣环室间隔部位速度频谱；（c）二尖瓣环侧壁部位速度频谱；
（d）左心房容积；（e）三尖瓣反流频谱；（f）右上肺静脉入口血流频谱。A—二尖瓣舒张晚期峰值
血流速度；D—肺静脉舒张早期峰值血流速度；DT—二尖瓣E峰减速时间；E—二尖瓣舒张
早期峰值血流速度；e′—二尖瓣环舒张早期峰值速度；S—肺静脉收缩期峰值血流速度

（1）二尖瓣口脉冲波多普勒血流频谱

① 二尖瓣舒张早期峰值血流速度（mitral valve early-diastolic velocity，MVE）；

② 二尖瓣舒张晚期峰值血流速度（mitral valve late-diastolic velocity，MVA）；

③ 二尖瓣E峰减速时间（mitral valve deceleration time of E，MVDT）；

④ 二尖瓣E与A的比值（mitral valve E/A ratio，MVE/A）。

（2）二尖瓣环脉冲波组织多普勒频谱

① 二尖瓣环室间隔部位和侧壁部位舒张早期峰值速度（Septal e′和Lateral e′）；

② Septal e′与Lateral e′的平均值（Average e′）；

③ MVE与Average e′的比值（Average E/e′）。

（3）左心房大小　左心房容积指数（left atrial volume index，LAVI）。

（4）三尖瓣反流　三尖瓣反流峰值速度（tricuspid regurgitation peak velocity，TR）。

（5）右上肺静脉入口血流频谱

① 肺静脉收缩期峰值血流速度（pulmonary vein systolic velocity，P-S）；

② 肺静脉舒张早期峰值血流速度（pulmonary vein early-diastolic velocity，P-D）；

③ P-S与P-D的比值（P-S/D）。

2.次要参数

（1）二尖瓣环脉冲波组织多普勒频谱IVRT。

（2）右上肺静脉入口血流频谱

① 肺静脉心房收缩时反向血流峰值速度（pulmonary vein atrial flow reversal velocity，Ar）；

② Ar峰持续时间与MVA持续时间的差值（Ar-A duration）。

（二）左心室舒张功能不全的诊断

1. LVEF正常

（1）诊断左心室舒张功能不全的指标及其临界值

① Septal e′＜7cm/s或Lateral e′＜10cm/s；

② Average E/e′＞14；

③ LAVI＞34mL/m²；

④ TR＞2.8m/s。

（2）诊断左心室舒张功能不全的方法

① 上述四个指标中，两项以上均未达临界值，提示左心室舒张功能正常；

② 两项以上均超过临界值，提示左心室舒张功能异常；

③ 如果恰好两项指标未达到临界值，则结论不能确定，见图12-7、图12-8。

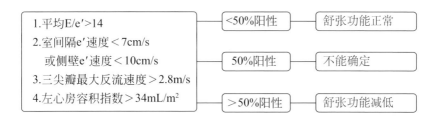

图12-8 左心室射血分数正常的左心室舒张功能不全诊断流程

2. LVEF减低

评价LVEF减低患者左心室舒张功能的主要目的是估测左心室充盈压；LVEF减低患者的左心室舒张功能几乎都减低。

（三）左心室舒张功能不全的分级

对于LVEF正常和减低的患者，左心室舒张功能不全的分级方法如下：

① 如果MVE/A≤0.8且MVE≤50cm/s时，左心室舒张功能不全为Ⅰ级；

② 如果MVE/A≥2时，左心室舒张功能不全为Ⅲ级；

③ 如果MVE/A≤0.8且MVE＞50cm/s，或0.8＜MVE/A＜2时，需要结合TR、Average E/e′和LAVI进行评估。

上述三个指标中，提示左心房压力增高的临界值分别为TR＞2.8m/s、Average E/e′＞14和LAVI＞34mL/m²。上述三个指标中，若只有一个指标达到临界值，左心室舒张功能不全为Ⅰ级；若有两个或三个指标达到临界值，左心室舒张功能不全为Ⅱ级；若只有两个指标可使用而这两个指标提供的信息相矛盾，或者只有一个指标可分析时，左心室舒张功能不全分级不能确定。

（四）注意事项

左心室舒张功能评价方法可适用于大多数患者，但不适用于某些特殊疾病，例如心房颤动、肥厚型心肌病、限制型心肌病、严重二尖瓣及主动脉瓣病变、心脏移植、人工机械瓣、房室传导阻滞和起搏器植入等。

进行左心室舒张功能评价时，需要保证多普勒频谱参数的质量，否则不能用来评价左心室舒张功能。

每一个参数都有其局限性，不能孤立应用于左心室舒张功能的评价。

二、右心室功能

以往研究多关注左心功能的评价，而评价右心室功能的研究较少。然而，近年来研究证实右心室功能与许多心血管疾病的预后和死亡率密切相关。因此对右心室功能的评价具有重要的临床意义。

（一）右心室收缩功能

（1）主要参数　见图12-9。三尖瓣环脉冲波组织多普勒频谱的主要参数是三尖瓣环侧壁部位收缩期峰值速度（Tricuspid s'）。

（2）诊断方法　Tricuspid s' < 9.5cm/s 提示右心室收缩功能不全。

（3）注意事项　Tricuspid s' 评价右心室收缩功能具有简便、重复性好的优点，并且不需要其他附加软件。但是，Tricuspid s' 评价右心室收缩功能的前提是用右心室侧壁的运动代表右心室的整体运动，因而，该方法不适用于右心室心肌节段性运动异常的患者。此外，Tricuspid s' 对右心室收缩功能的评价标准仅适用于年轻的成年患者，对老年患者的使用尚缺乏大样本数据的支持。

（二）右心室舒张功能

右心室舒张功能不全通常早于右心室收缩功能不全出现。因此，右心室舒张功能为判断右心室功能受损的一项早期敏感指标。

1.主要参数（见图12-9）

（1）三尖瓣口脉冲波多普勒血流频谱

① 三尖瓣舒张早期峰值血流速度（tricuspid valve early-diastolic velocity，TVE）；

② 三尖瓣舒张晚期峰值血流速度（tricuspid valve late-diastolic velocity，TVA）；

③ 三尖瓣E峰减速时间（tricuspid valve deceleration time of E，TVDT）；

④ 三尖瓣E与A的比值（tricuspid valve E/A ratio，TVE/A）。

（2）三尖瓣环脉冲波组织多普勒频谱

① 三尖瓣环侧壁部位舒张早期峰值速度（Tricuspid e'）；

② TVE与Tricuspid e'的比值（Tricuspid E/e'）。

2.诊断方法

右心室舒张功能不全的诊断方法如下：

① 如果TVE/A＜0.8，右心室松弛功能受损；

② 如果0.8＜TVE/A＜2伴TVE/e'＞6，或肝静脉明显的舒张期血流，右心室舒张功能中度受损（假性正常化）；

③ 如果TVE/A＞2伴有TVDT＜120ms，右心室呈限制型充盈障碍。

3.注意事项

右心室舒张功能评价方法可适用于大多数患者，但不适用于伴有三尖瓣中重度反流和房颤的患者。

（三）右心室整体功能

1.主要参数（见图12-9）

右心室心肌工作指数（right ventricular index of myocardial performance，RIMP）：采用三尖瓣环脉冲波组织多普勒频谱测量，RIMP ＝（IVCT ＋ IVRT）/ ET。见图12-9。

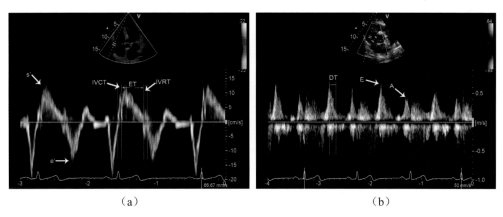

（a）　　　　　　　　　　　　　（b）

图12-9　评价右心室功能的主要参数

（a）三尖瓣环速度频谱；（b）三尖瓣口血流频谱。A—三尖瓣舒张晚期峰值血流速度；

DT—三尖瓣E峰减速时间；E—三尖瓣舒张早期峰值血流速度；e'—三尖瓣环舒张早期峰值速度；

ET—射血时间；IVCT—等容收缩时间；IVRT—等容舒张时间；s'—三尖瓣环收缩期峰值速度

2.诊断方法

RIMP主要用于评价右心室整体功能，可同时评价右心室的整体收缩和舒张功能。三尖瓣环TDI测量的RIMP > 0.54提示右心室功能不全。

3.注意事项

RIMP可适用于大多数患者，重复性好且避免了复杂右心室形态的限制。但是，RIMP无法进一步区分右心室的收缩功能或者舒张功能，因而不能单独采用RIMP评价右心室功能。此外，RIMP受心律的影响较大，不适用于任何导致R-R间期不一致的心律失常患者。

三、其他

TDI还可检测左心室不同节段心肌收缩期达峰速度时间差和标准差，评价左心室收缩同步性。

目前，组织多普勒超声成像虽然在评价心肌功能方面具有极大的局限性，但仍是一种方便、有效的检测手段，在左心室舒张功能及右心室功能评价方面具有重要的不可替代的临床应用价值。

（娄喆　王永槐　牟立欣　马春燕）

参考文献

[1] Claus P, Omar A M S, Pedrizzetti G, et al. Tissue Tracking Technology for Assessing Cardiac Mechanics: Principles, Normal Values, and Clinical Applications. JACC Cardiovasc Imaging, 2015, 8(12): 1444-1460.

[2] Collier P, Phelan D, Klein A. A Test in Context: Myocardial Strain Measured by Speckle-Tracking Echocardiography. J Am Coll Cardiol, 2017, 69(8): 1043-1056.

[3] Gorcsan J, Tanaka H. Echocardiographic assessment of myocardial strain. J Am Coll Cardiol, 2011, 58(14): 1401-1413.

[4] Ho C Y, Solomon S D. A clinician's guide to tissue Doppler imaging. Circulation, 2006, 113(10): e396-e398.

[5] Liou K, Negishi K, Ho S, et al. Detection of Obstructive Coronary Artery Disease Using Peak Systolic Global Longitudinal Strain Derived by Two-Dimensional Speckle-Tracking: A Systematic Review and Meta-Analysis. J Am Soc Echocardiogr, 2016, 29(8): 724-735.

[6] Marwick T H. Measurement of strain and strain rate by echocardiography: ready for prime time? J Am Coll Cardiol, 2006, 47(7): 1313-1327.

第十三章 能量多普勒超声成像原理与应用

第一节 能量多普勒超声成像原理

一、能量多普勒超声成像原理

能量多普勒超声成像，又称为能量多普勒显像（power Doppler imaging，PDI）、彩色多普勒能量图（color Doppler energy，CDE）、彩色多普勒血管造影（color power angiography，CPA）等。最初由 Rubin 及 Zagzebski 在 1994 年和 1996 年提出，主要用于改进彩色多普勒显像（color Doppler flow imaging，CDFI）。存在的问题，如增益过高或阈值设置过低时，噪声信号容易掩盖血流信号，扫查角度依赖性及存在混叠现象等。

（一）基本原理

多普勒显像时，探头接收的多普勒信号，包含频移和振幅（能量，power）。这种信号能够被分解成三种多普勒参数：平均流速、速度变量（加速度）和能量（Doppler 信号强度）。PDI 与 CDFI 成像原理不同，主要在于 PDI 的成像基础依赖于多普勒能量频谱的总积分，在显示器上，体现的是由单一色彩显示血流的信息，不显示方向（图13-1）。

（二）PDI 与 CDFI 的不同

CDFI 仅采用频移信号，以自相关频率分析法提取两种参数——平均流速和加速度，可以反映血流速度、方向和速度变量。由于探测角度的影响，CDFI 测定低速血流的能力受到限制。

PDI 利用了多普勒信号中的能量，即血流中红细胞的密度散射强度或能量分布，亦即单位面积血管中通过的红细胞数量及信号振幅大小来成像。所以，PDI 中彩色信号的色彩和亮度代表着多普勒信号能量，能量大小与血流中与散射体（红细胞）相关的能量信号相关，而不是与速度参数相关。二者之间为一种很复杂的非线性关系，影响因素很多，如血流速度、切变率和血细胞比容等。PDI的参数也通过自相关技术计算得出，与平均多普勒频移（MDFS）有本质区别。

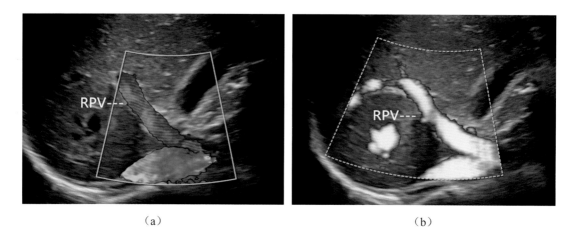

（a）　　　　　　　　　　　　　　　　　（b）

图13-1　彩色多普勒血流成像和能量多普勒显示

（a）彩色多普勒血流成像显示朝向探头的门静脉右支为红色，背离探头的下腔静脉为蓝色；

（b）能量多普勒成像显示门静脉和下腔静脉血流为同一色彩，无方向性。RPV—门静脉右支

（三）PDI的优点和局限性

CDFI和PDI的成像特点比较见表13-1。

表13-1　CDFI和PDI的成像特点比较

CDFI的局限	PDI的优点
角度依赖	基本无角度依赖
混叠	无混叠
噪声：产生伪像	噪声：显示为均匀的背景颜色
无法显示全部多普勒频谱信息	提高了血流检出率

1. PDI的优点

（1）血流显示敏感性提高　PDI噪声显示方式不同，增加了动态范围，提高了对血流显示的敏感性。在能量模式下，噪声的显示与其在平均频移方式下的显示不同。PDI中噪声被显示为一幅代表低能量的单一色彩的背景，血流信号可以从噪声背景中清楚地显示出来（图13-2）。这种与CDFI不同的噪声显示方式，可使PDI动态范围增加10～15dB，提高了信噪比，亦提高了探测低水平的能量信号的能力。

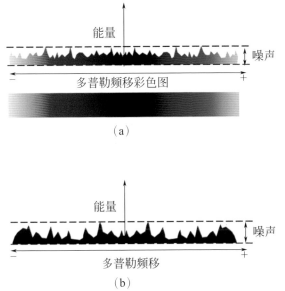

(a)

(b)

图13-2 频移和能量模式血流图

（a）普通彩色多普勒图像应用不同颜色显示血流方向和多普勒频移。因为覆盖了整个频谱图，增益受限于不产生过多噪声的水平；（b）能量模式多普勒彩色图像与（a）相反，显示的是多普勒信号的幅度，因为噪声的幅度很低，将其设置为接近背景水平是容易实现的。这就允许提高增益设置，从而明显提高普通彩色多普勒超声探测血流的能力

（2）不会发生混叠　当平均频率大于1/2PRF时，CDFI会发生混叠。而无论信号重叠与否，PDI能量频谱的总积分是不变的，所以PDI不受PRF的影响，不会发生混叠。

（3）相对的角度非依赖性　在实际应用中，PDI显示出轻微的角度依赖性。有时平均速度为零，PDI也能显示出血流，因为一个为零的MDFS并不意味着能量也为零。

因为PDI的上述优点，使低速和极低速血流得以显示，特别是对微小血管和迂曲的血管，PDI不仅能较好显示血管分布，而且在显示血流连续性方面也明显好于CDFI（图13-3）。结合三维超声成像的不同显示模式，可以呈现出类似X线血管造影的血流图像，能更好地显示不同部位血流分布和灌注模式，拓宽了临床应用的范畴。

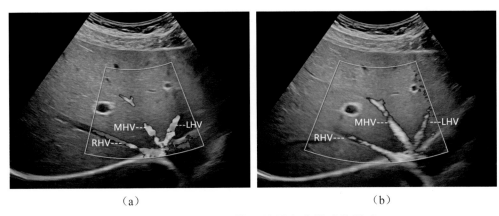

（a）　　　　　　　　　　　　　　　　（b）

图13-3 彩色多普勒和能量多普勒成像模式

（a）CDFI应用彩色图显示移动目标频移的方向信息；（b）PDI应用彩色图显示多普勒信号的能量或幅度分布，不提供血流方向和速度的信息，但噪声减少，允许高敏感度设置，提高了血流的检出。LHV—左肝静脉；MHV—中肝静脉；RHV—右肝静脉

2. PDI的不足之处

（1）由于帧频的关系，PDI对组织运动比CDFI敏感，轻微的运动即可影响成像。因此，在生理条件下，运动或移动比较明显的器官，PDI应用受限。超声检查时，如患者不能屏气，PDI成像困难。

（2）PDI不能显示血流的方向和速度，有时这些信息对诊断非常重要（图13-4）。所以，在超声检查中，可以联合使用CDFI和PDI，既可以显示血流方向和速度，又可以发现低速血流，总体评价脏器或病变的血流灌注情况。也因为PDI和CDFI的不足，促进了彩色多普勒超声的进步，目前有的超声仪器生产商开发了具有方向性的PDI或高分辨力血流显像（high definition flow，HD-FLOW）（图13-5），克服了PDI不显示血流方向的不足。

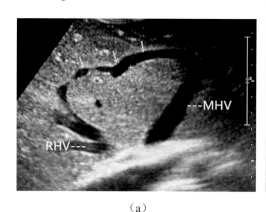
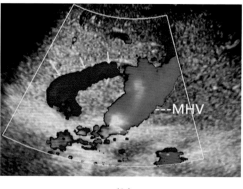

（a） （b）

图13-4 Budd-Chiari综合征肝静脉及侧支血管

（a）二维超声显示中肝静脉和右肝静脉侧支血管形成（箭头示肝静脉间侧支血管）；

（b）CDFI显示血流方向为自右肝静脉向中肝静脉走行，间接提示右肝静脉出口梗阻。

MHV—中肝静脉；RHV—右肝静脉

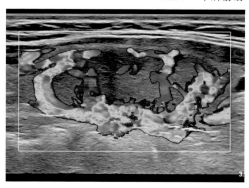
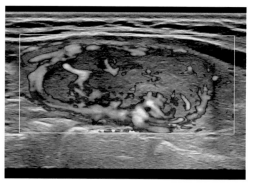

（a） （b）

图13-5 CDFI和HD-FLOW成像

（a）CDFI显示甲状腺腺瘤的血流，因为混叠的影响，血流溢出血管外，出现噪声；

（b）HD-FLOW成像可敏感显示血流信号，无血流外溢，且包含血流的方向信息

二、能量多普勒超声成像的图像显示方式

1. CPI普通显示

二维彩色多普勒能量图是利用反射多普勒信号中血流红细胞的密度散射强度或能量分布，亦即单位面积红细胞通过的数量及信号振幅大小进行成像。显示在图像上为单一的彩色，没有血流方向的信息［图13-1（b）］。

2.速度能量显示

彩色多普勒速度能量显示即具有方向性的能量图（DCPI或HD-FLOW）。它弥补了CPI的不足，结合CDFI和CPI的优点。速度能量显示具有平均流速和方向的信息，并保留了CPI显示低速血流的敏感性。在实际应用中，可以更好地显示低速和高速血流，具有更好的彩色填充和连续性边界，不会出现明显的血流外溢［图13-5（b）、图13-6（b）］。

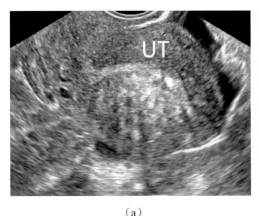 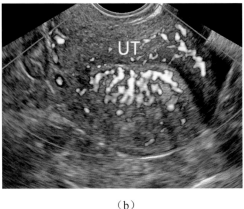

（a） （b）

图13-6 子宫内膜癌二维超声和HD-FLOW成像

（a）二维超声显示子宫内膜增厚，回声不均匀，与子宫前壁肌层界限不清晰；

（b）HD-FLOW显示内膜和肌层丰富的血流信号，走行迂曲不规则。UT—子宫

3. CPI三维显示（3D能量图）

三维成像技术是利用机械或电子方式控制一维传感器移动或者使用二维传感器，从而获得各个切面的图像，然后将图像利用计算机和图像处理算法转换成三维图像（图13-7）。三维能量多普勒超声也是由二维彩色多普勒能量图重建获得。PDI所有信号的色彩和亮度与红细胞数目相关，通过计算相关彩色数据与三维容积数据的比值即可得到具有对应意义的多普勒指数值。但是，由于算法、仪器设置的不同都对测量的参数、结果产生很大影响，三维能量多普勒的血流定量分析临床应用受到了一定的限制。

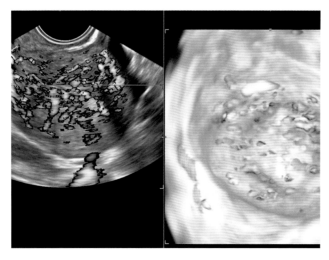

图 13-7　方向性 PDI-3D 能量图

与图 13-6 为同一患者，显示子宫内膜丰富的血流信号及走行方向，3D 血流成像更清晰地显示了内膜癌血流的空间分布模式

三、能量多普勒超声技术应用注意事项

① PDI 基本应用原则与彩色多普勒超声技术相似。图像分辨率与取样框的大小成反比，取样框越大，分辨率越低。

② 取样框增大时，成像时间延长，帧频降低。因此，超声检查时，应在包含了感兴趣区的前提下，尽量缩小取样框。

③ 原理上，能量多普勒信号基本不受扫查角度影响，但在实际扫查时，也应该适当调整优化二维和能量血流信号。

④ 能量多普勒无彩色混叠，但低脉冲重复频率使用不当同样会产生噪声和伪像。

⑤ 可以适当降低增益以防止噪声扩大（显示背景颜色均匀）。

⑥ 为了减少脏器运动或呼吸产生闪烁伪像，应嘱受检者屏气配合检查。

第二节　能量多普勒超声成像的临床应用

由于能量多普勒超声成像对血流检出能力的增强，拓展了多普勒超声成像的应用范围，结合新的成像技术和显示方法，在腹部、血管、小器官疾病、妇产科甚至浅表、关节、滑膜疾病的诊断中都有应用。PDI 主要用于评价脏器或病变的血流，特别是微细血流，与三维超声成像技术结合，可以立体显示血管结构的空间分布，提高疾病诊断的准确性。总结 PDI 的临床应用主要有以下几方面。

一、腹部脏器血流显像

1. 肾脏

PDI在肾脏的应用最早，对正常肾脏血管网的显示明显优于CDFI。可用于评价正常和弥漫性肾病及肾肿瘤的血流灌注情况，也可用于移植肾血流灌注和排斥的评估。

① 正常肾脏血管显示为规则的树枝状（图13-8），血管树分支密集，达肾被膜下，三维能量图显示更清晰（图13-9），采用三维超声不同的血管显示模式，可以多个角度和切面观察肾脏血流灌注情况。

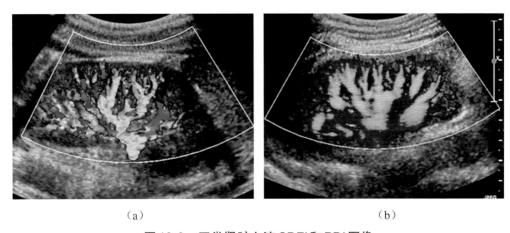

（a） （b）

图13-8 正常肾脏血流CDFI和PDI图像

（a）CDFI正常肾脏血管树状分布，有方向性；（b）PDI显示肾血流分支密集，达被膜下，无方向性

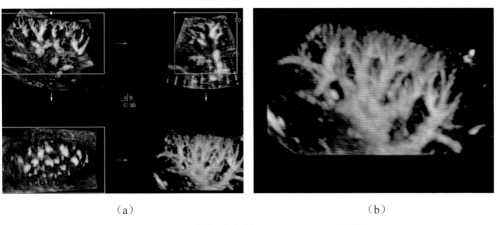

（a） （b）

图13-9 正常肾脏血流HD-FLOW三维图像

（a）多平面显示；（b）三维血管模式显示

② 慢性弥漫性肾病时，随着病程的进展，肾皮质回声增强，肾血管阻力增加，肾脏血流灌注减少，应用PDI和三维血管成像可以显示肾内血管分支稀疏（图13-10），肾脏体积和血管指数减少（图13-11），有助于发现早期肾功能改变。

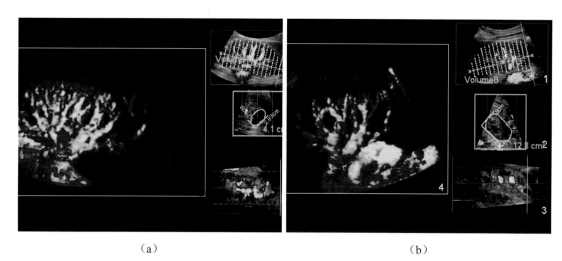

（a）   （b）

图13-10　正常和慢性肾脏病PDI-三维血管成像

（a）正常肾，肾血流显示完整，达被膜下；（b）糖尿病肾病，肾血流显示稀少，血管指数减少

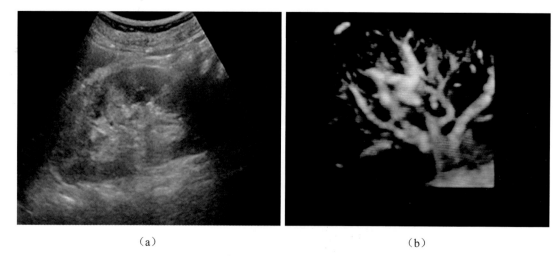

（a）   （b）

图13-11　糖尿病肾病二维和HD-FLOW三维血流

（a）二维超声显示肾皮质回声增强，皮质、髓质分界不清晰；（b）HD-FLOW三维血管成像
显示肾内血管稀疏，分支减少

③ 肾脏肿瘤时，表现为肿瘤部位正常肾血管树的血供减少，瘤体越大越明显 [图13-12（a）、（b）]，有的还可见滋养血管和肿瘤形成抱球状或提篮状血流 [图13-12（c）、（d）]。

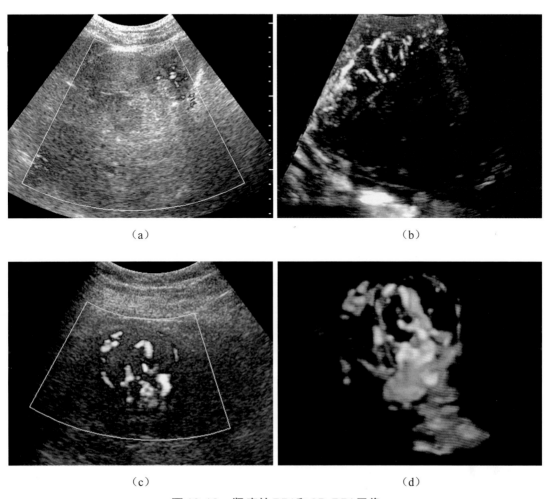

图 13-12　肾癌的 PDI 和 3D-PDI 显像

（a）、（b）为同一患者，巨大肾透明细胞癌，（a）PDI 显示肿瘤周边环绕少许血流；

（b）3D-PDI 显示为巨大的血流充盈缺损区和边缘伸入的血流；

（c）、（d）为同一患者，显示血管为抱球状及滋养血管的空间结构

2.肝脏

（1）鉴别肝内扩张管道。CPI 显示有血流者为血管，无血流者为胆管（图 13-13）。

（2）显示肝内血管病变

① 显示静脉血栓和癌栓：静脉栓子可位于门静脉和肝静脉，二维超声表现为管腔内的等或低回声，PDI 显示局部血流充盈缺损（图 13-14），如进一步在静脉栓子内发现有动脉血流频谱，则高度怀疑癌性栓子。

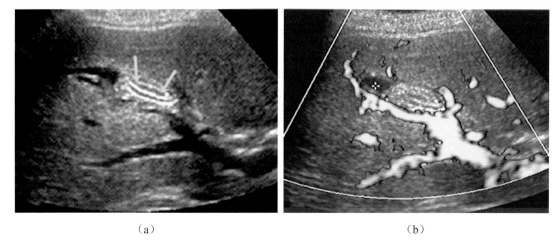

（a）　　　　　　　　　　　　　　　　（b）

图 13-13　胆道蛔虫的 PDI 图像

（a）二维超声显示肝内胆管蛔虫（箭头）呈多条平行线状强回声团，远端胆管扩张；

（b）PDI 显示扩张胆管（+）内部无血流信号

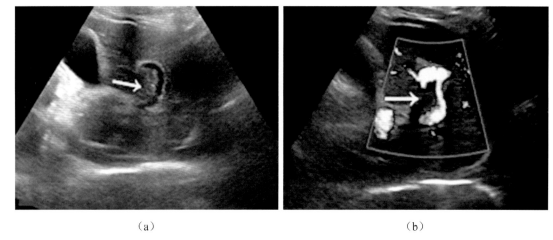

（a）　　　　　　　　　　　　　　　　（b）

图 13-14　门静脉左支血栓形成的二维和 HD-FLOW 能量图

（a）二维超声显示肝门静脉左支矢状部血栓表现为中等回声（箭头），局部管腔变窄；

（b）HD-FLOW 能量图显示局部血流充盈缺损（箭头）

② 显示门静脉海绵样变性的再通血管：利用 HD-FLOW 显示低速血流及有方向性的特点，结合三维超声成像，可以直观显示血流的空间关系和立体图像（图 13-15）。

③ 评估经颈静脉门体静脉分流（TIPS）术后分流道的通畅性：TIPS 分流道通畅时，利用 PDI 可以显示支架内血流信号（图 13-16）。狭窄或闭塞时血流显示变窄或不显示血流。

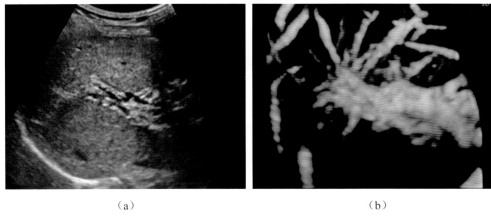

（a） （b）

图13-15 门静脉海绵样变性——二维和HD-FLOW 3D能量图

（a）二维图像显示门静脉右支正常管腔结构消失，呈网状；

（b）HD-FLOW 3D成像敏感显示海绵样变性的门脉右支内红蓝相间的血流及其空间关系

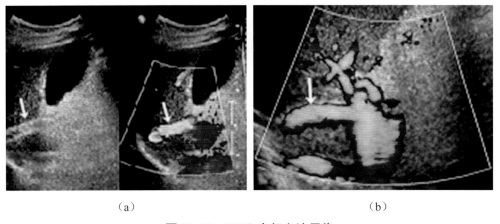

（a） （b）

图13-16 TIPS支架血流显像

（a）二维显示TIPS支架呈平行管状强回声，CDFI显示其内的彩色血流信号呈花色（箭头）；

（b）CPI显示支架内充满血流信号，提示支架通畅

④ 肝脏肿瘤的血流灌注和良恶性鉴别：肝脏恶性肿瘤如原发性肝癌具有富血供的病理特征。研究表明，与CDFI相比，CPI血流检出率更佳，对瘤体内微细血管的显示也更敏感。在肿瘤良恶性鉴别方面，良性肿瘤如血管瘤多表现为极低流速血流，应用CDFI不易显示其内的血流信号，应用PDI可提高血管瘤的血流检出，有报道指出，随着呼吸时肝脏移动，应用PDI有时可显示血管瘤呈"绒球状"或闪烁样血流。目前随着超声造影的应用普及，CDFI和CPI主要用来初步评估肿瘤的血供特点，实际工作中多应用超声造影特征来鉴别肝脏肿瘤的良恶性。

二、妇科疾病的应用

（1）提高异位妊娠的血流显示　直观显示妊娠囊或异位妊娠包块周围丰富的滋养层血流，结合频谱分析，帮助判断有无动静脉瘘的形成。还有助于异位妊娠和黄体血流的鉴别。

（2）帮助评价妊娠物宫内残留　人工流产或药物流产后，宫腔有无妊娠物残留是超声医生经常需要明确的问题。应用PDI和HD-FLOW成像，可以提高妊娠物残留血流信号的检出率（图13-17、图13-18），有助于妊娠物残留的诊断，正确指导临床处置。

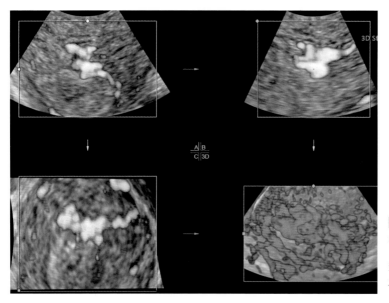

图13-17　妊娠物宫内残留HD-FLOW 3D图像

多平面模式显示在三个正交平面的残留物血流信号

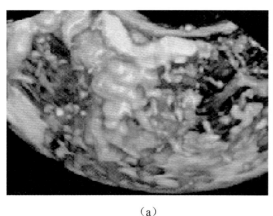

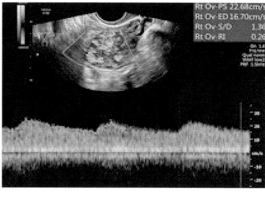

（a）　　　　　　　　　　　　　（b）

图13-18　清宫后宫角部血流HD-FLOW 3D图像

（a）HD-FLOW 3D玻璃体成像模式；（b）CDFI频谱图显示低阻动脉频谱，RI 0.26

（3）判断子宫内膜癌肌层浸润程度　应用3D-PDI或HD-FLOW观察子宫内膜血管分布，由于成像不受超声声束和血流方向的影响，能够得到全方位血流信号，完整显示子宫内膜的血管走行及空间分布，无彩色倒错及混叠现象，能够达到"动态血管造影"目的[图13-6（b）]。经阴道三维能量多普勒及血流图能够为子宫内膜癌的诊断及是否存在肌层浸润提供较好的价值。

（4）评价宫颈癌的新生血管和分布　应用3D能量图能完整显示宫颈癌新生的血管树或血管网，表现为癌灶血流丰富，走行杂乱。

（5）评价卵巢肿瘤的血管分布和灌注，帮助鉴别肿瘤的良恶性　根据卵巢肿瘤二维特征和肿瘤内血管分布特点可以帮助鉴别诊断肿物的良恶性。无血管分布或规则分布的肿物提示良性，血管复杂分布的肿物提示恶性，通过3D-PDI观察肿瘤血管的立体特征比单纯二维超声PDI更直观。

（6）定量评价子宫附件包块的血流情况　Pairleitner等利用三维能量多普勒超声观察和测量子宫附件包块的血流情况，并引入了三个相应的多普勒指数：血管指数（vascularization index，VI）、血流指数（flow index，FI）、血管-血流指数（vascularization-flow index，VFI）。VI指容积内血管数量；FI显示血流相关信息，提示扫描血流瞬间通过的血细胞数量；VFI提供血管数量和平均血流信息。上述参数的提出，使PDI-3D成像在子宫内膜病变、宫颈癌和卵巢肿瘤鉴别方面有了血管参数的定量指标，总体来说，子宫内膜癌、宫颈癌定量指标高于相应良性病变，卵巢恶性肿瘤的血流定量指标也相对多于良性肿瘤的血流。

三、产科疾病的应用

（1）评价胎儿血流　胎儿血液循环结构复杂，存在特有的血管结构，如静脉导管、动脉导管，并且多数胎儿血管的流速偏低，常规超声心动图显示胎儿循环存在一定难度，整体显示胎儿循环系统更是一个难点。随着临床对胎儿血流动力学的关注和胎儿超声心动图检查仪器及技术的发展，尤其是时间-空间关联成像（spatio-temporal image correlation，STIC）技术的出现，胎儿心脏结构的空间立体显示率有了极大提高。应用STIC与HD-FLOW技术联合，使胎儿循环系统，包括心脏、静脉和动脉系统正常和异常血管的显示得到提高，并能够整体显示胎儿心脏及大血管的血流方向及其空间关系（图13-19），对观察及理解正常胎儿血液循环有较大帮助，为在体研究胎儿血管变异、胎儿心脏血管畸形等提供了有力的技术手段。

（2）评价胎盘功能　妊娠时，胎盘血流灌注情况直接影响胎儿的生长发育及宫内安危，胎盘血管床供血不足将导致胎儿宫内发育迟缓以及其他妊娠并发症的发生，对胎盘血流情况的检测也成为胎盘功能评价的主要研究方向之一。3D-CPI可对胎盘及胎盘血管的形态、血管灌注进行定性评估，三维重建结合PDI可部分实现对胎盘的血流定量分析（图13-20）。

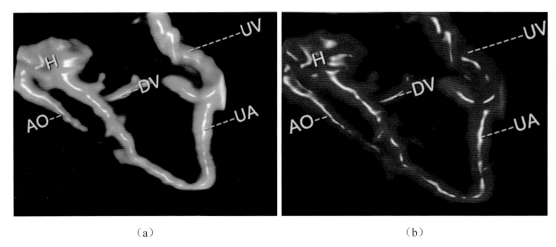

（a）　　　　　　　　　　　　　　　（b）

图 13-19　早孕期胎儿循环 HD-FLOW 3D 和 3D-PDI 成像

（a）HD-FLOW 3D；（b）3D-PDI 成像，应用不同成像模式，去除灰阶图像后，显示胎儿循环的空间关系。

AO—主动脉；DV—静脉导管；H—心脏；UA—脐动脉；UV—脐静脉

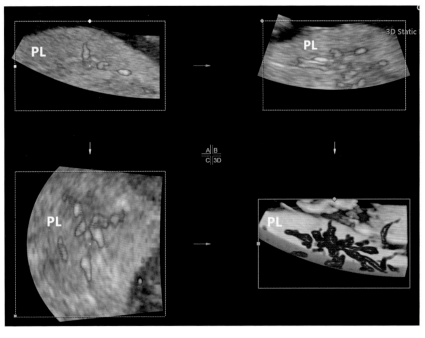

图 13-20　早孕期胎盘血流 HD-FLOW 3D 成像

PL—胎盘

　　如果怀疑胎盘植入，应用 3D-PDI 观察胎盘血管结构与子宫肌层、膀胱等的关系。如典型表现为胎盘内"血湖"，胎盘后方与子宫肌层之间的无回声结构消失；胎盘突向膀胱生长，子宫浆膜层与膀胱交界面血管聚集（图 13-21、图 13-22）。

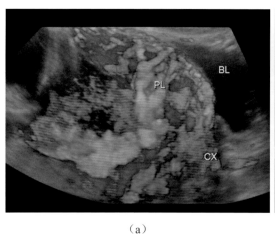
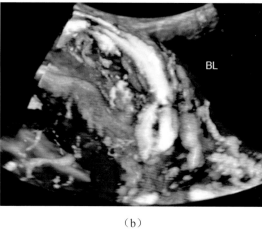

（a）   （b）

图13-21　胎盘植入HD-FLOW成像

（a）孕24周，胎盘内血流丰富，胎盘与膀胱之间可见丰富血流信号；

（b）子宫浆膜层与膀胱交界面血管聚集。

BL—膀胱；CX—宫颈；PL—胎盘（感谢大连市妇产医院荆春丽提供图片）

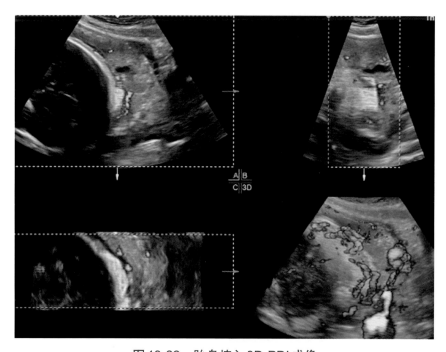

图13-22　胎盘植入3D-PDI成像

孕37周，胎盘后方与子宫肌层界限消失，3D-PDI成像可见"血管湖"。

患者行子宫动脉栓塞，手术证实胎盘植入，局部穿透至膀胱（感谢大连市妇产医院荆春丽提供图片）

四、在滑膜疾病中的应用

滑膜血管翳是类风湿关节炎（rheumatoid arthritis，RA）的病理特征之一，超声可以采用彩色多普勒、能量多普勒、频谱多普勒及超声造影技术观察增生血管的血流。2012年Wolfgang等将二维超声和PDI显示的滑膜炎分级：0级无滑膜炎，1级轻微，2级中等，3级重度滑膜炎（图13-23）。此后对RA的PDI研究证明超声不仅可以对RA患者关节滑膜炎进行定性分析和定量分析，血流信号的多少及阻力指数可以反映RA病情活动度和药物治疗效果，RA病情稳定期血管翳减少，彩色血流信号减弱。由于PDI可以在早期无症状的关节中发现滑膜血管翳，欧洲抗风湿病联盟（EULAR）和美国风湿病学会（ACR）将超声下确定的滑膜炎纳入2010年RA新的分类诊断标准体系中。

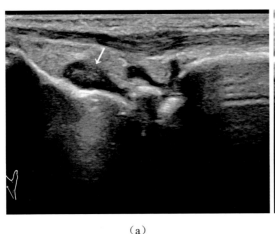

（a）

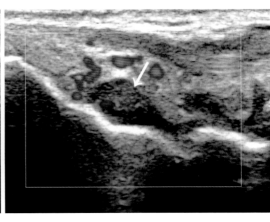

（b）

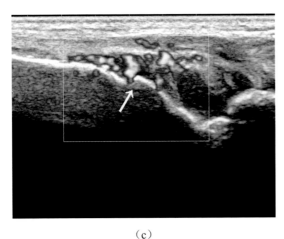

（c）

图13-23　RA腕关节滑膜二维和PDI

（a）二维超声显示滑膜增厚，回声减低（箭头）；
（b）滑膜炎中度PDI（箭头）；（c）滑膜炎重度PDI（箭头）

五、小器官疾病 PDI 的应用

PDI的敏感性高，对浅表小器官如甲状腺、乳腺、睾丸疾病血流的评价具有优势。可用于发现甲状腺、乳腺良恶性肿瘤的不同血流分布（图13-5），评价睾丸炎症和睾丸扭转时的血流灌注改变。我们应用3D-PDI对淋巴结血管进行重建，发现在三维超声图像上，由于去除了二维图像的影响，淋巴结的血管空间分布更加清晰，特别是在转移性淋巴结的应用，可以勾勒出清晰的肿瘤轮廓，对淋巴结内部血管走行迂曲的特点显示更佳（图13-24）。

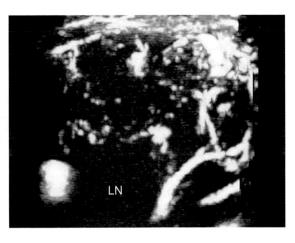

图13-24 喉咽鳞状细胞癌颈部淋巴结转移 3D-PDI

3D-PDI显示血流分布以周边型为主，内部可见走行迂曲不规则的血管，缺乏中央型血流。LN—淋巴结

总之，能量多普勒血流显像技术与方向性血流技术、三维超声成像、STIC等超声新技术结合，提高了超声检测异常血管的敏感性，使脏器、病变血流灌注的观察分析、血管分布的立体显示，肿瘤的新生血管和微血管灌注情况的分析成为可能。应用三维超声不同的渲染模式，使肿瘤血管的空间分布显示更加直观，甚至对部分良恶性病变的鉴别都提供了帮助，加强了与临床医生和患者的交流沟通，明显提高了超声医师的诊断信心。相信未来在信息技术和人工智能的帮助下，PDI血流显像将有更多进步。

（刘艳君）

参考文献

[1] Merritt C R. Doppler US: the basics. Radiographics, 1991, 11(1): 109-119.

[2] Carol M R, Deborah L. Diagnostic Ultrasound, 2017: 1-2.

[3] 唐杰, 董宝玮. 腹部和外周血管彩色多普勒诊断学. 北京: 人民卫生出版社, 1999.

[4] 李志安, 李建国, 刘吉斌. 临床超声影像学. 北京: 人民卫生出版社, 2003.

[5] Chou M M, Chen W C. Tseng J J, et al. Prenatal detection of bladder wall involvement in invasive placentation with sequential two-dimensional and adjunctive three-dimensional ultrasonography. Taiwan J Obstet Gynecol, 2009, 48(1): 38-45.

[6] 何怡华, 刘鲲, 刘琳, 等. 时间 - 空间关联成像联合高分辨力血流显像对胎儿动静脉循环整体显示的可行性. 中国医学影像技术, 2011, 27(9): 1887-1890.

[7] Hartung W, Kellner H , Strunk J , et al. Development and evaluation of a novel ultrasound score for large joints in rheumatoid arthritis: One year of experience in daily clinical practice. Arthritis Care & Research, 2012, 64(5): 675-682.

[8] 刘艳君, 王学梅. 3D-CDE 在颈部良恶性淋巴结病变鉴别诊断中的价值. 中国超声医学杂志, 2007, 23(1): 43-45.

[9] 刘艳君, 王学梅. 肾癌的 3D-CDE 超声表现与临床病理分析. 中国临床医学影像学杂志, 2007, 18(4): 254-256.

[10] 吴迪, 王学梅, 刘艳君, 等. 三维超声血管指数与肾脏体积在慢性肾脏疾病诊断中的价值. 中国医学影像技术, 2010, 26(4): 756-759.

第十四章 介入超声技术与应用

近年来临床各种微创诊疗技术的不断创新和进展，对介入超声技术的迅速发展起到了巨大的推动作用，彻底改变了超声只作为诊断工具的陈旧观念，反映了当代外科向微创方向发展的总趋势。

1972年Goldberg和Holm首次研制出带孔穿刺探头，将介入超声应用于临床；我国王新房于20世纪70年代开展了超声引导下穿刺引流治疗肝脓肿的临床研究。1983年，哥本哈根的世界介入超声学术会议上，正式确定介入超声作为现代超声医学的一个重要组成部分。介入超声利用了超声波传导束无辐射、良好的指向性、高分辨率的图像显示和实时监测等技术优点，具有极高的准确性和安全性，近年来在我国乃至世界已发展成为一门新的专业。

介入超声主要分为超声引导介入诊断及治疗两大类，其技术核心是借助实时超声引导，将诊断或治疗用的穿刺针经皮或经腔内准确送入靶目标，在微创的条件下，完成抽液、活检、注药、置管引流，进行肿瘤的冷热消融（微波、射频、冷冻及HIFU）和放射性粒子近距离辐照等操作。广义的介入超声还把腔内超声、细径导管超声、术中超声、腹腔镜超声等均纳入其范畴。

第一节 超声引导穿刺活检

一、概述

超声引导穿刺活检是指通过超声影像的引导，采用穿刺针穿刺病变组织以获取少量细胞或组织进行病理学和免疫组织化学等检查的一种操作技术，其适应证广、创伤小、操作简便且检查结果可靠。

二、分类

　　超声引导下经皮穿刺活检包括粗针（外径＞1mm）穿刺活检（图14-1）与细针（外径≤1mm）穿刺活检（图14-2）。常用穿刺针尺寸见表14-1。粗针活检较细针活检出现早，近年来，随着穿刺针具的迅速发展，改良粗针活检使用Tru-cut针，并成功设计自动活检装置后，增加了穿刺针的切割力，粗针活检在临床上的应用越来越广泛。相比于细针活检，粗针活检取材次数少，避免由于进针次数的增加而增加组织出血概率；同时粗针取材量较大，标本相对完整，利于进一步组织学分型诊断。细针活检主要指细针抽吸活检（fine-needle aspiration，FNA），FNA始于20世纪70年代，主要用于鉴别肿瘤的良恶性。该技术禁忌证相对较少，对脏器损伤较轻，但由于取到的是细胞成分，缺乏组织结构以及细胞间基质部分，并且该技术受到穿刺人员、涂片人员及病理阅片人员水平的影响，对肿瘤的分类及分型比粗针活检诊断难度大。针对甲状腺血运较为丰富的特点，目前对于甲状腺结节的术前诊断，FNA仍是最敏感、最有效的方法。

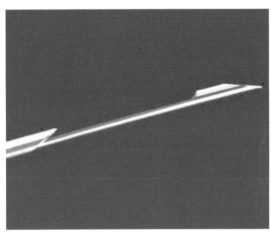

图14-1　粗针

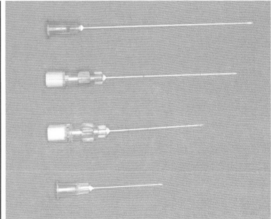

图14-2　细针

表14-1　常用穿刺针尺寸

国际规格（Gauge, G）	24	23	22	21	20	19	18	17	16	14
外径/mm	0.5	0.6	0.7	0.8	0.9	1.0	1.2	1.4	1.6	2.0
内径/mm	0.3	0.4	0.5	0.6	0.7	0.8	1.0	1.2	1.4	1.8

三、应用范围

超声引导穿刺细胞及组织学活检，抽吸物的常规生化、细菌检查等。

粗针：不能明确诊断的甲状腺弥漫性病变者；肺部肿块穿刺活检；肝脏弥漫性病变；肝脏占位；乳腺；淋巴结；浅表肿物；部分胰腺病变活检；少数难以定诊的脾肿块；腹腔内或腹膜后，特别是考虑间叶组织来源的肿块；部分肾肿块活检。目前粗针活检已成为肝脏、肾脏、胰腺、肌肉、纵隔、部分肺组织病变、甲状腺、乳腺及浅表淋巴结等部位病变活检的常用方法（图14-3、图14-4）。

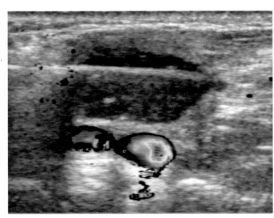

图14-3　超声引导下粗针穿刺

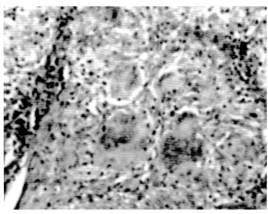

图14-4　粗针穿刺病理学检查

细针：超声提示具有可疑恶性征象的甲状腺结节；怀疑颈部淋巴结转移、甲状腺外侵犯或远处转移者；甲状腺癌术后出现可疑病灶者；大部分胰腺胆系活检；胃肠道肿物；腹膜后肿物；血供极丰富的肿物；近肝表面的肿物；脾脏活检，部分腹膜后小肿物，进针路线需经过空腔脏器或肝、脾等器官，大量腹水或有出血倾向者（图14-5、图14-6）。

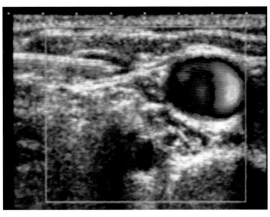

图14-5　超声引导下细针穿刺

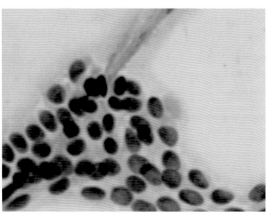

图14-6　细针穿刺病理学检查

第二节　超声引导穿刺抽吸、注药和置管引流

一、概述

胸腔、腹腔、女性盆腔、腹膜后及各种实质性脏器内部出现的液体集聚，以及伴发炎症形成感染性质的脓肿都可以在超声引导下行穿刺抽吸及置管引流治疗。脓肿是一种严重的感染性疾病，若不能得到及时、有效的诊断和治疗，病死率可达80%。随着介入性超声技术的发展，目前超声引导下穿刺抽吸和置管引流已成为腹部脓肿的首选治疗方法。对于一些实质性脏器的病变，例如肿物内注射治疗，神经阻滞等也可以在超声引导下进行注射给药。

二、置管引流分类

根据囊肿大小、位置、囊液黏稠度、引流时间长短、穿刺的难易度，选择套管针直接穿刺法（一步法/Trocar法）（图14-7）或导丝法（两步法/Seldinger法）（图14-8）置管。套管针法（一步法）：将导管套在穿刺粗针上，局部皮肤切一小口，套管针在超声监视下进入囊腔内，拔去针芯，液体流出后继续推进导管于囊腔中央或底部，最后将露出皮肤段导管固定。导丝法（两步法）：即Seldinger法插管，先用14号或者16号粗针沿超声引导方向刺入囊腔，拔去针芯，有囊液流出后，即可将导丝从针孔插入囊腔，拔去穿刺针，保留导丝。然后再将引流管套在导丝上，沿导丝将导管插入囊腔，随后缓缓退出导丝，同时再稍推进导管，引流管通畅后将导管固定于皮肤上，选用猪尾导管可减少引流管脱落。

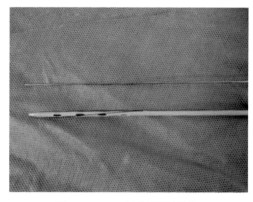

图14-7　一步法置管用品

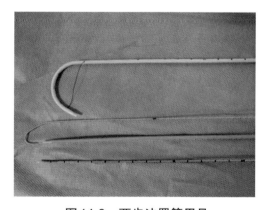

图14-8　两步法置管用品

三、应用范围

腹部脓肿穿刺抽吸和置管引流；肝囊肿、脓肿置管引流；肾囊肿、脓肿置管引流；心包穿刺和置管引流；胸腔穿刺置管引流；盆腔及妇科疾病置管引流；经皮经肝胆管穿刺；经皮经肝胆囊穿刺；经皮肾盂穿刺。

第三节　超声引导消融治疗

一、概述

超声引导经皮消融技术是近年国内外开展的肿瘤治疗新方法，该技术是在超声引导下将电极置入病灶内，通过高温加热作用使病灶组织发生凝固性坏死，最后坏死组织被机体吸收，从而达到微创、局部灭活病灶的目的（表14-2）。

表14-2　常用消融方式对比

项目	微波消融	射频消融	激光消融
能量方向	向后	向后	向前
治疗机制	热凝固	热凝固	热凝固
升温速度	快	慢	中
凝固范围	较大	中	较小
安全性	+	++	+++
作用强度	+++	++	+
疗效	+++	+++	+
副作用	电极较粗、疼痛	电极锋利、疼痛	光纤纤细、费时

微波消融是一种常用的原位灭活肿瘤的微创方法，以往在肝、肺、肾的良恶性肿瘤消融方面已渐趋成熟。而微波治疗用于甲状腺疾病起步较晚，近年来微波消融在甲状腺良恶性结节及淋巴结的治疗上有增多趋势，超声引导下微波消融具有创伤小、效果确切、消融时间短、不影响美观、患者痛苦小、可最大限度地保留正常甲状腺组织等特点。微波机器图示见图14-9。

射频消融通过交变电场的作用使人体病灶部位因电磁场的极速转变而出现细胞内部正负粒子产生高速运动和摩擦，导致射频治疗区域的细胞在短时间内极速升温，细胞内外水分快速蒸发、干燥、凝固。射频治疗后，结节组织发生变性、坏死，通过机体的吞噬功能，结节逐渐吸收，最终达到消除病灶细胞的治疗效果。射频所产生的热损伤不存在组织类型依赖性、单次损毁范围大，具有操作简单、安全可靠、术后恢复快、创伤小、无电离辐射等特点，已成为最具前景的治疗手段之一。射频机器图示见图14-10。

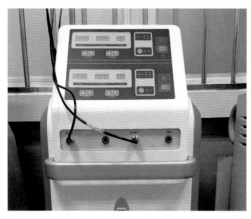

图14-9　微波机器　　　　　　　　图14-10　射频机器

　　激光消融是指光纤头端向前发射激光，转化成热能作用于前方组织，温度瞬间可超过100℃，从而破坏病变的细胞和组织。超声引导下激光消融率先应用于肝脏、子宫及肾脏肿瘤的治疗，Pacella等于2000年首次将激光用于甲状腺结节的治疗。激光消融所使用的光纤纤细，引导针仅为21G，定位精准，易穿刺到靶目标，可避免损伤重要的神经和血管，且激光消融范围较小，对周围组织破坏较少，适用于一些传统消融禁区。

二、分类

　　超声引导化学消融治疗；超声引导微波消融治疗；超声引导射频消融治疗；超声引导激光消融治疗；海扶刀，纳米刀，冷冻技术等。

三、应用范围

　　肝脏、肾脏、肾上腺；甲状腺、乳腺、淋巴结；骨肿瘤、肺纵隔肿瘤；前列腺增生及肿瘤；胰腺、腹膜后肿瘤；浅表软组织、静脉曲张。

第四节　超声引导下表浅静脉曲张硬化治疗术

一、概述

下肢静脉曲张（图14-11）是临床上一种常见的疾病，主要以活动后小腿肿胀、酸痛、静脉性溃疡为临床表现，影响患者的工作和生活。静脉曲张的根治性术式是使用隐静脉横断切除术或高位结扎术联合隐静脉剥脱术去除隐静脉反流。在下肢静脉曲张治疗术的发展历程上先后出现了电凝术、血管内激光、静脉旋切抽吸术、射频闭塞术等微创治疗方法。近年来，超声引导下硬化剂注射下肢静脉也取得了良好的疗效（图14-12）。

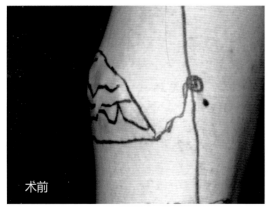

图14-11　静脉曲张硬化治疗前

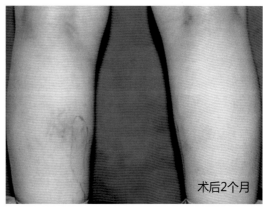

图14-12　静脉曲张硬化治疗2个月后

理想的硬化剂主要需要具备无毒性、无过敏性、无副作用、损伤内膜后可引起纤维化等特点。目前市场上的硬化剂在导致纤维性病理变化的能力、浓度、剂型等方面存在差异。硬化剂主要有聚桂醇、高渗生理盐水、高渗葡萄糖液、聚多卡醇、碘溶液等。目前在临床上应用最多的硬化剂是聚桂醇，注射后可在局部停留较长的时间，不会很快被血流稀释和冲散，对内膜可维持较长时间的作用，副作用极少。聚桂醇静脉血管内注射后通过其化学刺激作用可造成血管内皮的损伤，血栓即刻形成，内皮剥脱和胶原纤维皱缩，血管闭塞最终转化为纤维条索，治疗后弹力绷带包扎，降低血管内流速及压力，达到止血的目的。

二、适应证

① 大隐静脉主干曲张；

② 交通静脉功能不全；

③ 网状浅静脉曲张。

三、禁忌证

① 口服避孕药患者；

② 无法下床行走患者；

③ 肥胖患者，弹力压迫困难者；

④ 下肢深静脉血栓患者；

⑤ 硬化剂过敏者；

⑥ 严重心、肺、肾功能障碍者；

⑦ 糖尿病微循环病变者。

四、操作技术和注意事项

① 聚桂醇泡沫硬化剂的制备：将三通阀分别连接2个10mL的注射器，取1%聚桂醇硬化剂2mL和8mL的空气混合制成泡沫，快速来回推送2个注射器20次以上，制备好的聚桂醇泡沫硬化剂备用。

② 局部消毒，超声引导下穿刺靶静脉并送入套管针，超声监测套管针留置成功后，嘱患者取平卧位，缓慢分段注射聚桂醇泡沫硬化剂。

③ 对于反流的隐静脉，当泡沫硬化剂接近隐静脉与股静脉汇合处时，用手指压迫阻断隐静脉近端，防止泡沫进入深静脉系统。

④ 术中严密观察患者的生命体征，观察患者是否存在咳嗽、胸闷、呼吸困难和神经症状等。硬化剂注射治疗完毕后，拔除穿刺针，皮肤穿刺点适当按压。治疗区域先采用纱布局部压迫，使静脉内处于无血或少血状态。然后从踝部至大腿下段使用弹力绷带环形包扎。

五、术后观察与疗效判断

局部观察弹力绷带是否有存在包扎过紧而出现下肢远侧水肿或青紫。如存在包扎过紧的情况，可适当松解弹性绷带。术后6h鼓励患者下床适度活动，有意识地指导患者进行患肢肌肉的收缩、舒张锻炼，促进血液重构，预防下肢静脉血栓形成。术后24h后去除弹力绷带，检查皮肤穿刺点有无异常及静脉曲张的改善情况，并嘱咐患者术后14天内穿医用弹力袜，术后第1周全天穿，非睡眠时间每小时步行5min，弹力袜第2周仅白天穿戴即可。术后压力治疗是促进曲张静脉闭合及降低复发率的重要保证。

治疗疗效评估标准如下。① 治疗成功：临床症状消失或改善，无肉眼可见的静脉曲张或曲张静脉呈不可压缩的条索状物。② 部分成功：临床症状消失或改善，原曲张静脉肉眼可见但明显细小或部分不可压缩。③ 未成功：临床症状无变化或加重，原曲张静脉增粗或静脉曲张分级恶化。

第五节　超声引导下介入治疗并发症与措施

一、并发症的预防及处理原则

① 开展介入治疗必须严格掌握适应证、禁忌证。应事先对治疗部位进行预测，特别是进针点选择及穿刺角度。在实施介入治疗操作中，若目标不清晰、针尖位置不确定，不可盲目进行活检或治疗操作。

② 穿刺操作要求准确快速、一次到位，禁止针尖在监视器显示不清条件下反复试穿。

③ 介入术后应根据不同的治疗种类注意观察血压、脉搏、呼吸，有无加剧性疼痛，咯血、血尿等异常表现。离开医院前必须做治疗部位超声检查。如有异常必须明确原因，同时给予针对性有效治疗，不可有侥幸心理，以免误诊。

④ 介入超声治疗过程中常见突发问题有三类：内出血、过敏反应、迷走神经反射性心动过速，事先应有相应的药物、器械、人员准备。

二、并发症与措施

（一）肝脏疾病

（1）出血　大多数肝穿后出血不需治疗，如发生大出血予以输血或进入ICU病房严密监控。

（2）疼痛　部分患者会感到明显的肝区疼痛，伴恶心等，常需加用一些镇静药物。疼痛在术后3h内明显，可忍受，不需特殊处理。

（3）发热　患者在术中感发热，大汗淋漓，多无体温升高，术后原因为炎症坏死吸收，38.5℃以下可不予处理，38.5℃以上应给予退热治疗。

（4）气胸　正确选择进针及超声的正确引导可避免气胸。

（5）空腔脏器穿孔　边缘肿块或肝包块与胃、结肠融合是造成空腔脏器穿孔的原因。

（6）胆汁瘘和胆汁性腹膜炎　出现腹膜炎通常需住院，静脉抗生素治疗，用导管进行胆汁引流。

（7）感染　尽管常规应用抗生素，仍有少数患者术后并发感染或败血症，更换或加强抗生素治疗。

（二）肾脏疾病

（1）血尿　肾穿刺活检术后一般为镜下血尿，很少出现肉眼血尿，除非穿刺位置较高。多为一过性血尿，经一般的止血药治疗后均可痊愈。如穿刺位置过高损伤肾内较大血管则可出现大量血尿，膀胱血块，有的甚至需手术止血处理。

（2）疼痛　原因有骨膜或肋间神经刺激，应做肋间阻滞。

（3）肾周血肿　小血肿无任何症状、数天后即消退，较大血肿则可引起穿刺侧腰部酸痛、发热等不适，绝大部分肾周血肿无需特殊治疗，1周或数周后血肿自行吸收，症状消退。严重者可用止血药物，输血或手术治疗。

（4）动静脉瘘　常发生在移植肾、高血压、肾硬化、肾间质纤维化及严重动脉病变患者肾穿术后。若患者穿刺后肾脏出血顽固不止或反复发作时，应立即行彩色多普勒及肾动脉造影检查。若有动静脉瘘发生，可用止血药物治疗，或用动脉栓塞治疗，必要时可结扎出血动脉止血。

（5）感染　肾穿刺后感染仅偶尔发生，系无菌操作不严或原先的肾脏感染在穿刺后急剧扩散所致，但也可由全身感染引起。肾穿后严重感染可造成肾脓肿及败血症等严重后果，应予预防。除严格无菌操作外，还应从严掌握穿刺指征，如活动性肾盂肾炎病侧应严禁穿刺。如果发生肾周围脓肿需引流治疗，因肾周间隙互相交通，感染可能侵犯整个后腹膜。感染与毒血症，如患者因肾脓肿做经皮肾盂造口术，约2%并发毒血症，可能与操作技术不良引起肾盂过度扩张有关。在操作过程中注意向肾盂内注入对比剂或体液量不能超过抽出的液体量，以免肾盂压力急剧增加造成肾盂内感染液逆流入血，形成毒血症。

（6）置管相关并发症　往往与穿刺或导管部位有关，如第11肋穿刺引流引起肺不张、胸腔积液、气胸或血胸。

（7）误穿其他脏器　肾穿刺活检偶可伤及肝、脾、胰、胆囊、小肠、结肠、肠系膜动脉、主动脉，多系明显肿大的肝、脾在穿刺前未被发现，或穿刺点选择不当和进针过深引起。

（三）乳腺、甲状腺、淋巴结疾病

（1）术前应检查出、凝血功能及血常规，严格掌握禁忌证。

（2）声音嘶哑　对于甲状腺下极后部的肿物治疗一定要慎重，注入酒精或热消融可刺激喉返神经造成短暂性声音嘶哑。

（3）针道出血　穿刺时避开大血管并尽量减少穿刺次数是预防此并发症的关键，针道出血发生时立即停止手术，压迫止血，冰敷，避免患处血管压力增加的动作，酌情使用止血药物，保守治疗，密切随访观察。

（4）疼痛　均有，1～2天缓解，多能忍受。

（5）感染　酌情应用抗生素。

（四）前列腺疾病

（1）血尿　血精、便血及直肠出血等，当发生严重的术后直肠出血时，可对患者行卧床休息、进流质饮食以及输注相应的血液制品等措施。

（2）感染　为预防感染的发生，在行穿刺活检术前均常规预防性使用抗生素。

（3）疼痛　在前列腺穿刺活检过程中，可根据患者的身体状况及医疗条件，施行个体化疼痛治疗方案以减轻患者痛苦。

（4）尿潴留　对于那些有严重临床症状或前列腺体积较大的患者，可预防性应用多沙唑嗪和坦索罗辛等以降低穿刺术后尿潴留的发生。

（五）胸腔穿刺

（1）血胸　可能因穿刺部位不正确，刺破肋间动静脉所致，有时原因不明。处理：① 如抽胸腔积液过程中发现胸膜腔出血，应停止抽胸腔积液；② 观察患者脉搏、血压、每小时1～2次，如4h后无变化，即可延长观察时间；③ 必要时按医嘱止血治疗。

（2）气胸　系针头后皮管未夹紧，漏入空气或因穿破脏层胸膜所致。处理：按气胸多少加以处理。由于皮管未夹紧而漏入之空气，量少不必处理，量较多尽量争取抽出，明显气胸多由于刺破脏层胸膜所致，需严密观察，并按气胸处理。

（3）穿刺口出血　用消毒纱布按压及胶布固定即可。

（4）胸膜反应　表现为胸腔穿刺过程中，患者出现头晕、面色苍白、出汗、心悸、胸部压迫感或剧痛、血压下降、脉细、肢体发凉、昏厥等。一旦发现胸膜反应，应立即停止抽液，让患者平卧，吸氧，必要时皮下注射0.1%肾上腺素0.3～0.5mL或静脉注射葡萄糖液，观察血压、脉搏。

（5）肺复张后低血压　患者在抽液或抽气后会出现心慌、胸闷、出汗、面色苍白、脉搏细弱及血压下降。

（6）复张后肺水肿　由于过多过快的抽液或抽气或抽吸负压过大，使胸膜腔负压骤然增大，压缩的肺组织快速复张，肺血管也随之扩张，可很快造成血管外渗，形成复张后肺水肿，处理按急性肺水肿处理。

（六）腹腔穿刺

（1）肝性脑病和电解质紊乱　处理：① 术前了解患者有无穿刺的禁忌证。② 放液速度不要过快，放液量要控制，一次不要超过3000mL。③ 出现症状时，停止抽液，按照肝性脑病处理，并维持酸碱、电解质平衡。

（2）出血　处理：① 术前要复核患者的出凝血时间；② 操作的动作要规范，熟悉穿刺点，避开腹部血管。操作中动作要轻柔。

（3）感染　处理：严格按照腹腔穿刺的无菌操作。

（4）损伤周围脏器　处理同"出血"处理。

（5）腹膜反应、休克（头晕、恶心、心悸、气促、脉快、面色苍白，由于腹膜反应或腹压骤然降低，内脏血管扩张而发生血压下降甚至休克等现象所致）　处理：① 注意控制放液的速度。② 立即停止操作，并做适当处理（如补液、吸氧、使用肾上腺素等）。

（6）麻醉意外　处理：① 术前要详细询问患者的药物过敏史，特别是麻醉药。② 如若使用普鲁卡因麻醉，术前应该做皮试。③ 手术时应该备好肾上腺素等抢救药物。

（七）表浅静脉曲张硬化治疗

表浅静脉曲张硬化治疗术的主要并发症有以下几种。

（1）局部皮肤色素沉着　最常见的不良反应，与含铁血黄素沉积有关。

（2）下肢及足背局部水肿　是常见的并发症之一，原因最常见于压迫过紧，其次多见于反应性水肿，减轻压迫并口服消肿药物可促进水肿吸收。

（3）视觉障碍、头晕　统称为神经学症状。部分是由于硬化剂异位栓塞导致脑梗。

（4）局部疼痛　与血管外注射有关。

（5）表浅性静脉炎　硬化剂原理是使注射部位血管内膜破坏而产生无菌性炎症，故此项是否为不良反应存在争议。

（6）局部皮肤坏死、溃疡　是少见的严重局部并发症，主要是由于血管外的注射所引起。

（7）刺激性咳嗽　这主要与泡沫对肺部和血管的直接影响以及含铁血黄素沉积有关。

三、紧急意外处理预案

为规范超声科遇到紧急突发事件时，医疗抢救能快速、有序、高效、严密地组织实施，制定介入超声室紧急意外处理预案。

① 严格把握检查及治疗的适应证，与患者或患者家属做好检查或治疗的危险性解释工作。

② 一切抢救药品、物品、器械、辅料均放在指定位置，并有明显标记，不准任意挪动或外借。

③ 及时核对一次性物品、检查药物有效期、氧气瓶的氧气量，无菌物品需注明灭菌日期，超过1周时重新灭菌。

④ 在检查或治疗时发生并发症，如晕厥、休克或突然呼吸心脏骤停等并发症，应立即终止检查或治疗。

⑤ 立即给患者以紧急处理抢救，如让患者平卧、吸氧、吸痰，建立静脉通道、人工呼吸、心外按压。

⑥ 立即通知上级医生、科主任、教育部或主管院长，请急诊医生或专科医生到现场抢救。

⑦ 当患者病情稳定时，在允许的情况下转入急诊科或相关科室。

正如腔镜技术的迅猛发展一样，介入超声作为新型的学科，在当今科技飞速发展、新技术层出不穷的时代，与临床外科系统相互渗透、促进和依从，完成影像精准定位、诊断和灭活肿瘤的同时，关注医学前沿发展，强调肿瘤综合治疗的理念，探索肿瘤治愈机制，是将来的一个发展方向。介入超声的发展态势对超声从业医师提出了新的严峻挑战，同时也是对自身知识更新能力和适应竞争能力的检验。

（黄瑛）

参考文献

[1] Jennings P E, Donald J J, Coral A, et al. Ultrasound-guided core biopsy. Lancet, 1989, 1(8651): 1369-1371.

[2] King T, Coulomb G, Goldman A, et al. Experience with concomitant ultrasound-guided foam sclerotherapy and endovenous laser treatment in chronic venous disorder and its influence on Health Related Quality of Life: interim analysis of more than 1000 consecutive procedures. Int Angiol, 2009, 28(4): 289-297.

[3] Krohmer S J, Pillai A K, Guevara C J, et al. Image-Guided Biliary Interventions: How to Recognize, Avoid, or Get Out of Trouble. Tech Vasc Interv Radiol, 2018, 21(4): 249-254.

[4] Maturen K E, Nghiem H V, Marrero J A, et al. Lack of tumor seeding of hepatocellular carcinoma after percutaneous needle biopsy using coaxial cutting needle technique. AJR Am J Roentgenol, 2006, 187(5): 1184-1187.

[5] Shin J H, Baek J H, Chung J, et al. Ultrasonography Diagnosis and Imaging-Based Management of Thyroid Nodules: Revised Korean Society of Thyroid Radiology Consensus Statement and Recommendations. Korean J Radiol, 2016, 17(3): 370-395.

第十五章　经食管超声心动图成像原理与应用

在我国，经食管超声心动图（transesophageal echocardiography，TEE）工作已开展了30 余年，在心血管疾病的诊断、治疗、疗效评价方面得到广泛应用，已成为心血管疾病的主要诊疗方法之一。由于食管邻近心脏和大血管中的大部分结构，避免了胸壁、肺气等因素的干扰，因此成为很好的声窗，能较经胸超声心动图（TTE）提供更准确的补充信息。目前针对成人、小儿及婴幼儿已开发了多种不同频率和尺寸的TEE探头。同时，各种以TEE为基础的新的影像技术正在不断改进和发展，使其对心血管疾病结构、功能、血流动力学的定性、定量精确评价能力进一步提升。目前TEE包括多平面二维及实时三维成像方式，主要应用于心脏瓣膜病、心内占位（如血栓及肿瘤）、感染性心内膜炎、先天性心脏病、大动脉疾病（如夹层及动脉瘤）等的诊断和评估，对心脏外科围术期的诊疗提供了决策性依据，且近年来越来越多地参与到了微创介入心脏手术的术中引导、监测工作。

TEE在心血管疾病领域中的临床应用应注重规范化。2018年1月，我国专家学者发布了"经食管超声心动图临床应用中国专家共识"，美国超声心动图学会（American Society of Echocardiography，ASE）于2019年2月发布了新版本TEE操作指南。这些举措有效推动了TEE在心血管疾病领城中的临床应用。

第一节　经食管超声心动图的操作技术

一、TEE 的适应证

① TTE 显像质量不满意者，如肥胖、肺气多、胸廓畸形或近期胸部手术后，以及正在使用机械辅助呼吸的患者。

② TTE检查显示欠清的部位，如左心耳、上腔静脉、肺静脉及主动脉部分节段，左右冠状动脉主干等，以及TTE检查时难以清晰显示的特殊结构病变。

③ 急诊或术前需要明确诊断及鉴别诊断时，如：急诊手术麻醉，需要排除心脏和大血管的并发症，或鉴别诊断夹层动脉瘤、肺栓塞、心肌梗死等。当TTE显像困难者可使用TEE，为外科医生手术方案的选择提供尽量完整的诊断信息。

④ 术中监测：心脏微创或介入手术过程中鞘管及封堵器等的引导，实时血流动力学的监测，术中心脏结构的纠正及心脏功能的评价。非心脏手术中的TEE监测可应用于神经外科术中卵圆孔未闭（patent foramen ovale，PFO）右向左分流的监测，以防矛盾栓塞。

二、TEE的禁忌证

（1）绝对禁忌证　① 未修复的气管食管瘘；② 食管梗阻或狭窄；食管、胃撕裂和穿孔；③ 活动性的胃或食管流血；④ 通气控制不良者；⑤ 严重的呼吸抑制者；⑥ 不合作，不能镇静的患者。

（2）相对禁忌证　① 食管或胃手术史；② 食管癌史；③ 食管静脉曲张或憩室；④ 近期胃肠道出血；⑤ 活动性食管炎或消化性溃疡；⑥ 血管环，伴有或不伴有气道受压的主动脉弓异常；⑦ 口咽部病变；⑧ 严重的凝血功能障碍或显著的血小板减少症；⑨ 颈椎损伤；⑩ 胃造口术后或胃底折叠术影响食管内声窗；⑪ 严重心律失常，严重心力衰竭，体质极度虚弱，持续高热不退，剧烈胸痛、胸闷、剧烈咳嗽症状不能缓解者；⑫ 血压过高或过低者，心梗急性期；⑬ 麻醉药过敏。

当存在相对禁忌证时，要权衡TEE检查的利弊，当利大于弊时可考虑进行检查。

三、术前相关准备

1.基本准备

待镇静检查的患者必须在检查前至少6h禁食禁饮（除清液外），检查前3h全面禁水，情绪紧张者检查当日清晨可口服地西泮2.5mg。检查前向患者解释检查的必要性、检查过程及告知检查中可能出现的不适，消减患者的疑虑。由患者或家属签署TEE检查知情同意书，检查者将其保留备案。

① ASE建议TEE操作人员应经过专业培训、相当于主治医师及以上职称的人员。同时需另有一位助手协助操作仪器，观察屏幕上的图像及心电图的变化，并辅助采集图像。

② 检查室需配备药品柜：包括心肺复苏相关的设备和药品、口咽部麻醉药、镇静药、吸氧装置、心电监护仪。并准备一次性手套、纸巾、咬口器、输液器、心电图电极片等。

2.患者镇静准备

TEE检查前，患者应接受镇静处置，门诊成人TEE检查常用口咽部局麻药物（使用盐酸丁卡因胶浆，每次4～8g），将麻醉药物滴入患者舌根上部咽喉深处，嘱其含服片刻后再吞咽下去。手术室内或儿童及婴幼儿常采用全麻状态下TEE操作。

3.探头准备

选择与超声主机匹配的探头种类，成人二维及三维TEE探头，建议最低安全体重分别为25kg和30kg，儿童二维微平面探头要求最低安全体重为3.0～3.5kg（ASE 2019版指南推荐）或5kg（2018年TEE中国专家共识推荐），新生儿TEE探头用于体重低于5kg的患儿，但建议>2.5kg。检查探头结构是否正常，连接超声主机后转换至TEE探头激活模式，为患者连接心电图，调节心电图增益等直至在超声仪器显示屏上得到理想稳定的心电图谱，探头插入前试验转动手柄上的各旋钮，观察显示屏上的角度指示图标有相应的准确变化，确定探头无机械故障后，在提前消毒完成的探头的前端涂抹少量麻醉药（如胶浆类咽部表面麻醉药）或超声耦合剂，对体液传播性疾病的患者必须用透声性良好的探头套隔离探头。

四、探头置入方法

检查并除去患者口腔内活动性异物（如义齿），配备大小合适的牙垫或咬口器放置于患者口腔以保护探头不被咬伤。局麻状态下患者面向检查医生侧卧位为佳，通常采用左侧卧位且略低头状，检查医生面向患者站在检查床的左手边。全麻状态下（如在手术室）常需仰卧位，探头通常从床的头侧放置。

探头前端调节至轻微前屈，手持探头管体约前1/3处，轻轻将探头送至患者咽后壁，嘱患者做吞咽动作，趁吞咽时将探头轻柔插入食管内；全麻状态下检查者可用一只手轻提下颌，打开咽腔，另一只手轻柔地将探头送至咽后壁，如遇到阻力，稍前屈探头。注意探头置入时严禁用暴力，如遇阻力应调整探头角度，嘱患者放松并规律吞咽，必要时可使用喉镜等辅助。若尝试3次以上仍未成功置入探头，或发现活动性出血，应暂停操作或考虑放弃检查。

检查时间不宜过长，通常以10～15min为宜，以免患者过度不适或探头温度过高；术中TEE检查时，检查间期应冻结图像以防探头温度过高。此外，检查过程中还要实时注意心率、血压、心律的异常变化。

五、检查后注意事项及探头的消毒和保养

1.术后注意事项

撤出探头时也不可暴力，如遇阻力，需确认探头是否处于前端弯曲状态被卡住。检查结束后应观察患者心率、血压稳定后再离开。嘱患者≥1h后再进水、进食，且宜进温水

及温软食物，短期内可能出现痰中少量血丝，如出现量多鲜血应及时就医。如患者出现1天以上的持续吞咽痛或吞咽困难，建议就医，因为TEE引起的软组织或食管损伤的风险虽低但仍然存在。

2. 探头的消毒和保养

因TEE探头接触黏膜，每次使用后需要高水平消毒。每个机构都应该制定一个标准，推荐的流程如下。

① 当探头撤出后，在探头所有表面物质（例如耦合剂或消化道分泌物等）干燥并黏附于探头上之前，用酶清洁剂将其擦拭干净。

② 将探头放置在容器或布罩中，以保护探头脆弱末端的完整性，并防止探头上的分泌物污染。

③ 将最初的酶清洗剂从探头上冲洗掉，使用无绒布擦干探头，防止消毒剂稀释，紧接着进行另一个酶清洗剂清洗并延长冲洗时间。

④ 人工或自动高级别消毒探头，要求严格遵守浸泡和冲洗时间，以防止探头损坏和化学烧伤。

⑤ 探头应挂在垂直柜中烘干，探头不得接触任何物体。

⑥ 将探头储存在通风良好、无尘的箱内，探头尖端保护器覆盖在压电晶体上。

⑦ 将探头放在一个干净、有保护的容器中运送到需要的位置。

六、TEE检查的安全性及并发症处理方法

TEE是一项有创的影像学技术，虽并发症较少，但严重时可威胁患者生命，所以TEE检查必须由经过规范化培训、具有一定资格的执业医师完成。我国TEE临床应用专家共识提出的基础规范培训流程包括：监督训练经验〔对于非麻醉下TEE，应在监督下完成≥150例操作、图像存储并报告；对于围术期TEE，应训练150例，其中≥50例在监督下完成操作、图像存储并报告。儿童围术期TEE需完成25例（12例<2岁）儿童食管插管，并完成≥50例TEE检查〕、实践经验（4年内完成并解读≥150例TEE，每年≥25例）和继续教育要求〔每年完成并解读≥25例TEE（包括非麻醉及全麻状态），儿童围术期≥50例/年来维持这项技术能力的稳定运用〕。

在规范操作的情况下，TEE对于患者来说是非常安全的，偶然情况下可能出现并发症。几项回顾性研究得出TEE并发症发生率为0.18%～0.2%。其中较常见的为恶心、呕吐，少数出现黏膜损伤出血、心绞痛、心律失常、感染，极少数术后喉痉挛、吞咽困难、下颌关节脱位、食管及胃部损伤出血，黏膜麻醉药过敏反应，个别最严重的出现室速致死亡。

做好各类并发症的预防措施、严格掌握TEE适应证和禁忌证、进行规范操作是防止TEE并发症的最重要的办法。

第二节　经食管超声心动图的图像采集方法及常用切面

缩略词表
AO = 主动脉（aortic）
AV = 主动脉瓣（aortic valve）
CS = 冠状静脉窦（coronary sinus）
IAS = 房间隔（interatrial septum）
IVS = 室间隔（interventricular septum）
LA = 左心房的（left atrial）
LAA = 左心耳（left atrial appendage）
LAX = 长轴（long-axis）
LCA = 左冠状动脉（left coronary artery）
LUPV = 左上肺静脉（left upper pulmonary vein）
LV = 左心室的（left ventricular）
LVOT = 左心室流出道（left ventricular outflow tract）
ME = 食管中段（mid-esophageal）
MV = 二尖瓣（mitral valve）
PA = 肺动脉（pulmonary artery）
PFO = 卵圆孔未闭（patent foramen ovale）
PV = 肺动脉瓣（pulmonic valve）
RCA = 右冠状动脉（right coronary artery）
RLPV = 右下肺静脉（right lower pulmonary vein）
RUPV = 右上肺静脉（right upper pulmonary vein）
RV = 右心室的（right ventricular）
RVOT = 右心室流出道（right ventricular outflow tract）
SAX = 短轴（short-axis）
TG = 经胃的（transgastric）
TV = 三尖瓣（tricuspid valve）
UE = 食管上段的（upper esophageal）

1. 探头操作形式的术语（图15-1）

① 将探头末端向胃方向移动称"推进"（advance），向相反方向拉出称为"回撤"（withdraw）。

② 将换能器朝患者右侧转动称为"右转/正转"（rotate forward），反之称"左转/反转"（rotate back）。

③ 探头末端向前弯曲称为"前倾"（anteflex），反之为"后弯"（retroflex）。

④ 探头末端向左弯曲称为"左屈"（flex to the left），反之为"右屈"（flex to the right）。

⑤ 通过探头手柄上的按钮将图像平面以电子方式从0°到180°轴向转动称为"前旋"，反向朝0°旋转称"回旋"。

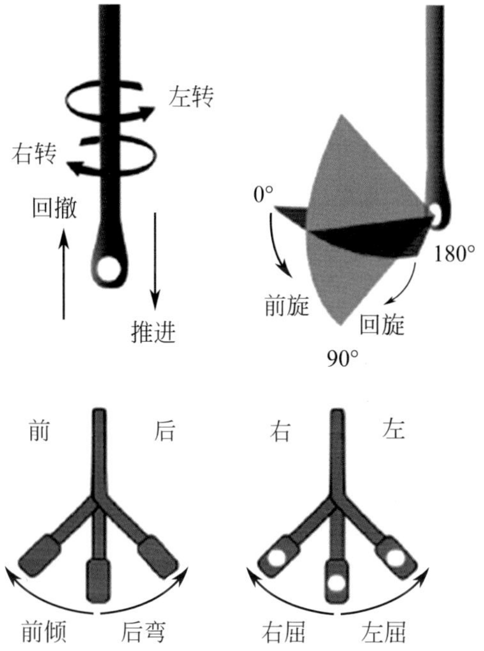

2. TEE的成像水平

图15-1　TEE探头操作形式的术语表达

理论上，通过TEE探头的运动和内部晶片角度的变换，可衍生出无数个TEE切面。为便于掌握和交流，根据探头的置入深度，习惯上将TEE切面分为四个大类：食管上段切面（UE）、食管中段切面（ME）、经胃底部切面（TG）、经胃深部切面（DTG）（图15-2）。

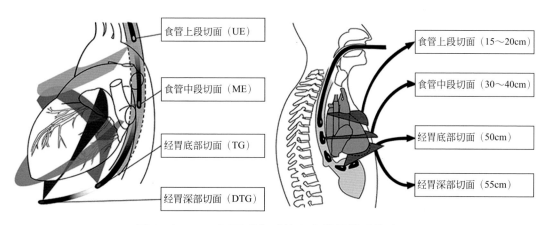

图15-2　TEE切面采集时的四个常用的成像水平

（1）食管中段水平常用的二维TEE切面（mid-esophageal views，ME）　四个水平中应用最广泛的是食管中段水平系列切面，也是理解和掌握其他水平各系列切面的基础，因此首先介绍食管中段切面水平中TEE常用的二维切面。

① 0°～10°，四腔心切面（ME 4-Ch）及五腔心切面（ME 5-Ch）：探头放入食管中部水平（距门齿约20cm），调整图像深度约14cm，角度0°～10°，可显示四个心腔（图15-3）。在ME 4-Ch基础上将探头轻微回撤，可显示五腔心切面（ME 5-Ch）（图15-4）。ME 4-Ch主要用于显示LA、RA、IAS、LV、RV、IVS、MV（A3A2-P2P1区）、TV及CS，ME 5-Ch另可显示出AV、LVOT及MV（A2A1-P1区）。上述两切面主要用于诊断二尖瓣、三尖瓣疾病、左心室流出道异常，并判断心腔大小、心室功能等。

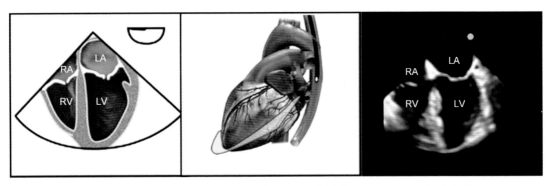

图 15-3　ME 4-Ch 的成像切面示意图、三维模式图及 2D TEE 超声图像

LA—左心房；LV—左心室；RA—右心房；RV—右心室

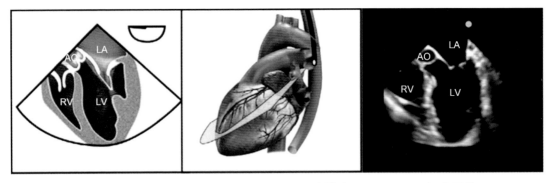

图 15-4　ME 5-Ch 的成像切面示意图、三维模式图及 2D TEE 超声图像

AO—主动脉；LA—左心房；LV—左心室；RV—右心室

② 50°～70°，二尖瓣闭合缘切面（ME Mitral）：ME 4-Ch基础上，保持探头尖端不动并使二尖瓣处于图像中央，调整角度至50°～70°得到二尖瓣闭合缘切面。二尖瓣由左边的P3部分，右边的P1部分和中间的前瓣（通常为A2）形成波浪形的图像，此切面中显示

LA、CS、LV、MV（P3-A3A2A1-P1区），还可以显示左心室后乳头肌和前乳头肌、腱索以及左心室心尖部。主要用于诊断二尖瓣病变（图15-5）。

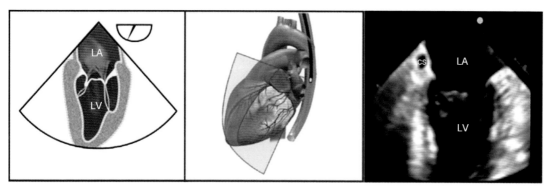

图15-5　ME Mitral的成像切面示意图、三维模式图及2D TEE超声图像

CS—冠状静脉窦；LA—左心房；LV—左心室

③ 80°～100°，二腔心切面（ME 2-Ch）：ME 4-Ch或ME Mitral基础上保持探头尖端不动，调整角度80°～100°至右心房、右心室消失，左心耳出现；此图像与ME 4-Ch图像相垂直，可以从左心房后壁直接观察LA、CS、LAA、LV、MV（P3-A3A2A1区）及左冠脉回旋支（图15-6）。

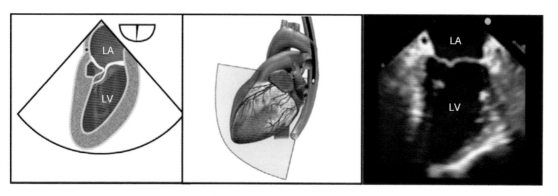

图15-6　ME 2-Ch的成像切面示意图、三维模式图及2D TEE超声图像

LA—左心房；LV—左心室

④ 120°～140°，左心室长轴切面（ME LAX）：ME 2-Ch基础上保持探头尖端不动，旋转角度至120°～140°，长轴方向显示主动脉瓣和左心室流出道。此切面始于左心房，从长轴方向对主动脉根部和整个左心室成像。左心室前间隔和下侧壁及二尖瓣前叶（A2）和后叶（P2）都能清晰显示在该图像中。此切面用于诊断二尖瓣、主动脉瓣、主动脉根部和室间隔病变，也可以用于评估左心室功能（图15-7）。

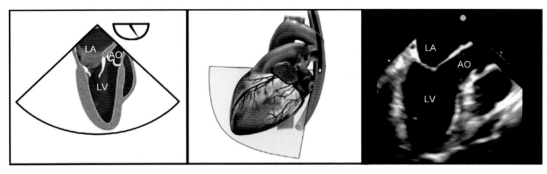

图 15-7　ME LAX 的成像切面示意图、三维模式图及 2D TEE 超声图像

AO—主动脉；LA—左心房；LV—左心室

⑤ 120°～ 150°，主动脉瓣长轴切面（ME AV LAX）：ME LAX 基础上，回撤探头寻找主动脉根部，旋转角度至 120°～ 150°可获此切面。标准切面上，左心室流出道，主动脉瓣和升主动脉近端呈直线排列，主动脉窦对称分布。左心室流出道、部分主动脉瓣、升主动脉近端（窦管连接部远端约 1cm）排列于图像右侧，二尖瓣和左心室未完全显露。此切面诊断二尖瓣、主动脉根部、左心室流出道病变，同时还可以用于室间隔缺损诊断和外科微创封堵术引导（图 15-8）。

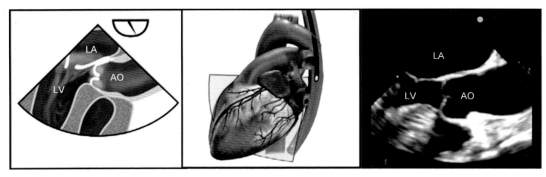

图 15-8　ME AV LAX 的成像切面示意图、三维模式图及 2D TEE 超声图像

AO—主动脉；LA—左心房；LV—左心室

⑥ 90°～ 110°，升主动脉长轴切面（ME Asc AO LAX）：ME AV LAX 基础上，回撤探头至右肺动脉入视野，调整图像深度 8 ～ 10cm，调整角度至 90°～ 110°可获此切面。扇形图像的顶端是右肺动脉，后方为升主动脉近端长轴。用于诊断主动脉病变、右肺动脉有无栓子等（图 15-9）。

⑦ 0°～ 30°，食管中段升主动脉短轴切面（ME Asc AO SAX）：ME Asc AO LAX 基础上，探头后退（显露升主动脉长轴），并旋转角度至 0°可获此切面。图像中从主动脉瓣略上方开始，依次为右肺动脉长轴、升主动脉短轴和上腔静脉短轴。此切面可诊断升主动脉病变、肺栓塞、动脉导管未闭及检测上腔静脉内置入的漂浮管等（图 15-10）。

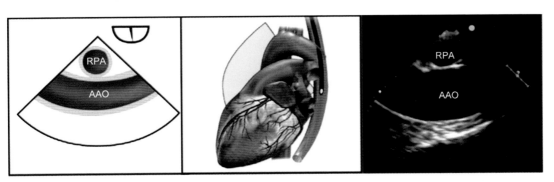

图 15-9　ME Asc AO LAX 的成像切面示意图、三维模式图及 2D TEE 超声图像

AAO—升主动脉；RPA—右肺动脉

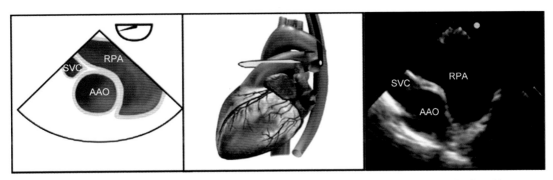

图 15-10　ME Asc AO SAX 的成像切面示意图、三维模式图及 2D TEE 超声图像

AAO—升主动脉；RPA—右肺动脉；SVC—上腔静脉

⑧ 0°，右肺静脉切面（ME Rt Pulm veins）：ME 4-Ch 基础上，顺时针旋转并回撤探头。建议打开彩色多普勒模式可帮助快速定位到肺静脉。右上、右下肺静脉角度略不同，轻微的探头推进可使右下肺静脉以更垂直的方向显示。此外，30°～ 50°也可同时显示右侧肺静脉。除右肺静脉外，此切面可见上腔静脉和升主动脉（图15-11）。

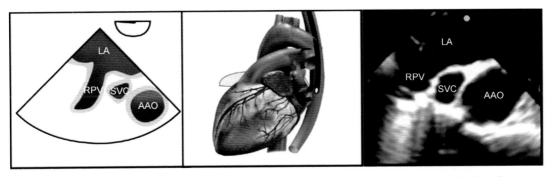

图 15-11　ME Rt Pulm veins 的成像切面示意图、三维模式图及 2D TEE 超声图像

AAO—升主动脉；LA—左心房；RPV—右肺静脉；SVC—上腔静脉

⑨ 90°～110°，左侧肺静脉切面（ME Lt Pulm veins）：ME Lt Pulm veins 与 ME Rt Pulm veins 所描述的位置处于正交方向。换能器角度正向旋转到90°～110°并逆时针转动探头，当它们会聚并进入 LA 时，可分别看到左上（LUPV）和左下（LLPV）肺静脉。同样打开彩色模式可帮助寻找到肺静脉结构，左肺动脉也可在此切面显示。值得注意的是，左侧肺静脉也可使用约0°的换能器角度，通过逆时针旋转探头成像（图15-12）。

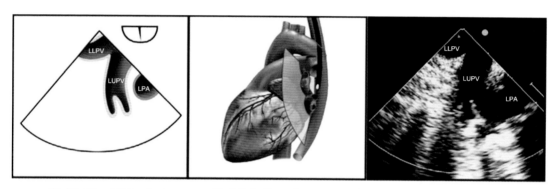

图15-12 ME Lt Pulm veins 的成像切面示意图、三维模式图及2D TEE 超声图像

LLPV—左下肺静脉；LPA—左肺动脉；LUPV—左上肺静脉

⑩ 90°～110°，左心耳切面（ME LAA）：ME LAA 可使用角度从 ME Lt Pulm veins 中获得，并且根据需要稍微顺时针转动探头，同时进行一些探头前进和（或）前屈。鉴于 LAA 解剖结构的高度变异性，对该结构的完整评估通常需使用多个切面。彩色血流和频谱多普勒也可用于评估进出 LAA 的血流量，进而评价左心耳的功能（图15-13）。

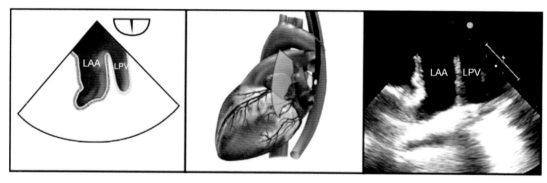

图15-13 ME LAA 的成像切面示意图、三维模式图及2D TEE 超声图像

LAA—左心耳；LPV—左肺静脉

⑪ 25°～45°，主动脉瓣短轴切面（ME AV SAX）：ME 5-Ch 基础上，主动脉瓣位于图像中心，探头略回撤，角度调节至25°～45°可获此切面。对于三叶瓣，左冠瓣位于后部（近场）即患者左侧，右冠瓣在前（远场）并且与 RVOT 相邻，无冠瓣的位置靠右且与 IAS 相邻。瓣膜形态和功能可通过2D成像和彩色血流多普勒显示，能够精确定位狭窄

和（或）反流束。探头的轻微回撤可从各自的冠窦处显示前部起源的RCA和后部起源的LCA。0～40°之间通常查看到起源点（RCA为0°～20°，LCA为30°～40°）。此切面也用于评估ASD患者主动脉后壁后方的残缘情况（图15-14）。

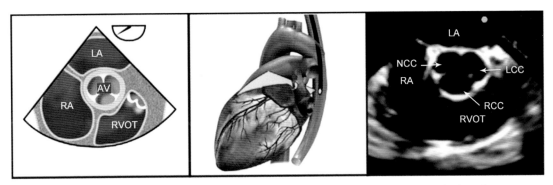

图15-14　ME AV SAX的成像切面示意图、三维模式图及2D TEE超声图像

AV—主动脉瓣；LA—左心房；LCC—左冠瓣；NCC—无冠瓣；RA—右心房；

RCC—右冠瓣；RVOT—右心室流出道

⑫ 50°～70°，右心室流入-流出道切面（ME RV In-Out）：ME AV SAX基础上，转至50°～70°，调整图像深度至8～10cm，可同时显示三尖瓣、右心室流出道、肺动脉瓣和肺动脉主干。此切面可以观察到血液从三尖瓣（图像左侧）流入到右心室再从肺动脉瓣口（图像右侧）流出的整个过程。适于诊断肺动脉瓣、肺动脉、右心室流出道及三尖瓣疾病；同时还可以作为室间隔缺损和右心室流出道梗阻鉴别诊断的主要观察切面（图15-15）。

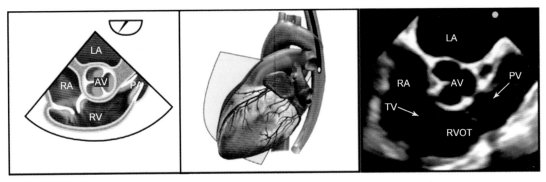

图15-15　ME RV In-Out的成像切面示意图、三维模式图及2D TEE超声图像

AV—主动脉瓣；LA—左房；PV—肺动脉瓣；RA—右心房；RVOT—右心室流出道；TV—三尖瓣

⑬ 50°～70°，修正的双腔下三尖瓣切面（ME Mod Bicaval TV）：从ME RV In-Out view，保持角度为50°～70°并顺时针转动探头直到三尖瓣在图像上居中显示。可看到LA、RA、RV、AO，有时还有右心耳（RAA）。可通过2D和多普勒成像对TV进行详细评估（图15-16）。

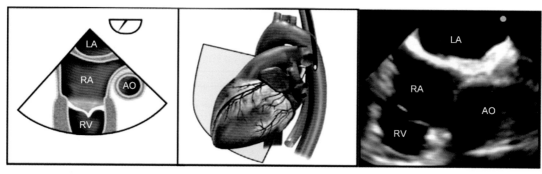

图15-16　ME Mod Bicaval TV的成像切面示意图、三维模式图及2D TEE超声图像

AO—主动脉；LA—左心房；RA—右心房；RV—右心室

⑭ 90°～ 110°，双腔静脉/双心房切面（ME Bicaval）：调整图像深度为10 ～ 12 cm，角度为90°～ 110°，轻微右旋探头，下腔静脉（左）和上腔静脉（右）即可同时成像。此切面系显示左、右心房和腔静脉，是诊断房间隔缺损（继发孔型，静脉窦型）最好的切面之一，同时还用于诊断心房占位性病变及引导微创封堵；另外，麻醉科静脉插管深度的判断，也可以借助此切面（图15-17）。

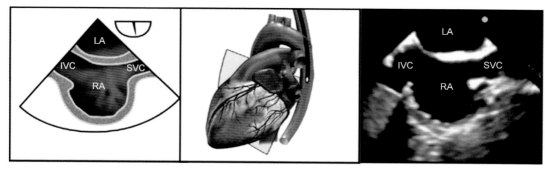

图15-17　ME Bicaval的成像切面示意图、三维模式图及2D TEE超声图像

IVC—下腔静脉；LA—左心房；RA—右心房；SVC—上腔静脉

（2）经胃底部水平常用的二维TEE切面（transgastric views，TG）

① 80°～ 100°，下腔静脉/肝静脉切面（TG IVC/Hep veins）：探头从ME成像后拉直并推进到胃中部并将换能器角度调到80°～ 110°获得。探头顺时针转动并略微前屈，以保持与胃壁的接触。可以看到肝静脉进入IVC。可应用多普勒评估肝静脉血流，以评估右心舒张功能，探查异常肺静脉引流时所导致的高流量状态（图15-18）。

② 0°～ 20°，左心室基底部短轴切面（TG Basal SAX）：左心室中段乳头肌切面（TG Mid Pap SAX）及心尖短轴切面（TG Apical SAX）：IVC/Hep veins基础上，角度调为0°～ 20°可获得左心室基底部短轴切面。可看到左心室和右心室的心室壁及室间隔，并可见MV短轴，前叶在左，后叶在对侧（图15-19）。

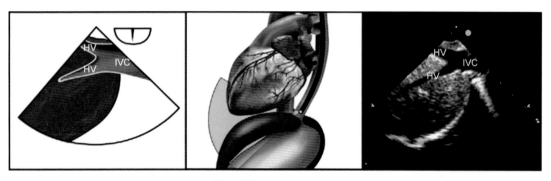

图 15-18 TG IVC/Hep veins 的成像切面示意图、三维模式图及 2D TEE 超声图像

HV—肝静脉；IVC—下腔静脉

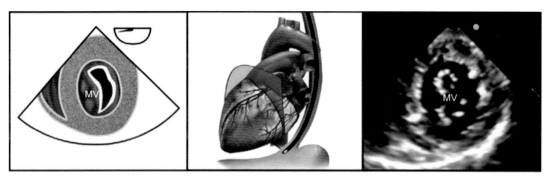

图 15-19 TG Basal SAX 的成像切面示意图、三维模式图及 2D TEE 超声图像

MV—二尖瓣

TG Basal SAX 基础上继续推进探头到显示胃（皱褶）或肝，向前弯曲探头接触胃壁和心脏下壁；左旋转或右旋转探头使左室处于图像正中并充分显露两乳头肌。此图像顶端为左心室后壁，左心室其他节段亦可清楚显示。主要用于评估左心室大小、功能及心肌节段性运动，同时还可诊断肌部室间隔缺损和心包积液（图 15-20）。

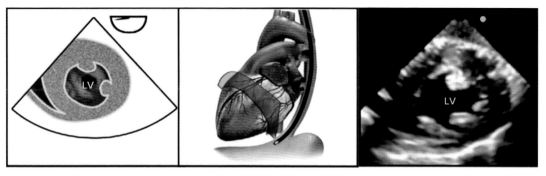

图 15-20 TG Mid Pap SAX 的成像切面示意图、三维模式图及 2D TEE 超声图像

LV—左心室

从 TG Mid Pap SAX 切面将 TEE 探头继续推进，同时保持与胃壁接触，获得 TG Apical SAX view。可评估两心室的心尖段的运动，及心尖肥厚型心肌病和心尖部室间隔穿孔的诊断（图 15-21）。

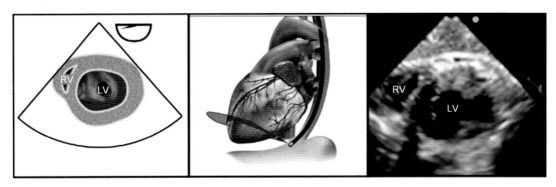

图 15-21　TG Apical SAX 的成像切面示意图、三维模式图及 2D TEE 超声图像

LV—左心室；RV—右心室

③ 120°～ 140°，左心室长轴切面（TG LAX）：TG Apical SAX 基础上，旋转角度至 120°～ 140°即可获得，若图像显示不佳，可向右轻微旋转探头，当图像右侧显示出主动脉瓣时，调整深度便能较清楚显示。此切面类似食管中段主动脉长轴图像，但能更好地使用频谱多普勒进行血流动力学评估。主要用于诊断二尖瓣、主动脉瓣、左心室流出道病变，还可以用来诊断室缺（图 15-22）。

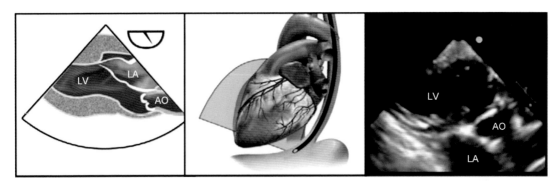

图 15-22　TG LAX 的成像切面示意图、三维模式图及 2D TEE 超声图像

AO—主动脉；LA—左心房；LV—左心室

（3）胃深部水平常用的二维 TEE 切面（deep transgastric views，DTG）　继续推进探头到胃深部，可得到一系列切面但应用较少，必要时可用作其他常用切面的补充诊断信息。

① 0°～ 20°，五腔心切面（DTG 5-Ch）：可见 LV、RV、LVOT、AV、AO、MV、IVS 结构（图 15-23）。

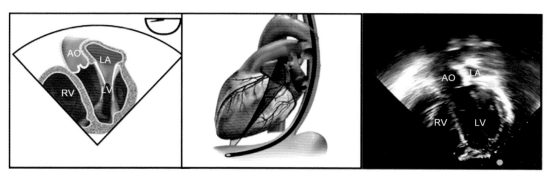

图 15-23　DTG 5-Ch 的成像切面示意图、三维模式图及 2D TEE 超声图像

AO—主动脉；LA—左心房；LV—左心室；RV—右心室

② 50°～ 90°，右心室流出道切面（DTG RVOT）：可见 LV、RV、PV、AV、MV 结构（图 15-24）。

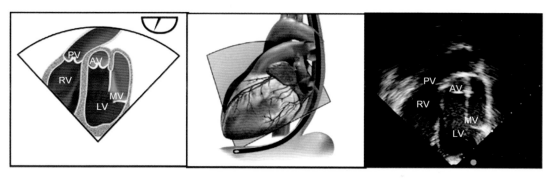

图 15-24　DTG RVOT 的成像切面示意图、三维模式图及 2D TEE 超声图像

AV—主动脉瓣；LV—左心室；MV—二尖瓣；PV—肺动脉瓣；RV—右心室

③ 80°～ 90°，房间隔切面（DTG Atr Sept）：可见 RA、LA、RPA、SVC、IVC 结构（图 15-25）。

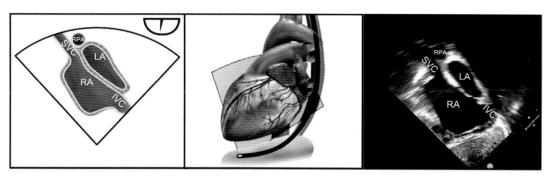

图 15-25　DTG Atr Sept 的成像切面示意图、三维模式图及 2D TEE 超声图像

IVC—下腔静脉；LA—左心房；RA—右心房；RPA—右肺动脉；SVC—上腔静脉

（4）食管上段水平常用的二维TEE切面（upper esophageal views，UE）　该系列切面主要用于诊断大动脉疾病，如主动脉夹层、动脉瘤、肺动脉栓塞等。

① 0°～10°，主动脉弓长轴切面（UE AO Arch LAX）：食管上段切面多以食管中段切面为基础演变而来。食管中段降主动脉短轴为基础，探头后退直到主动脉的形状变为卵圆形时轻微向右旋探头，图像深度为4～6cm，即可获得弓长轴切面。弓近端位于图像左侧，弓远端位于图像右侧。进一步回撤探头还可获得颈部大血管的图像（图15-26）。

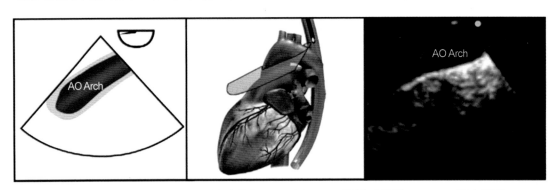

图15-26　UE AO Arch LAX的成像切面示意图、三维模式图及2D TEE超声图像

AO Arch—主动脉弓

② 70°～90°，主动脉弓短轴切面（UE AO Arch SAX）：UE AO Arch LAX基础上，调整图像深度到10～12cm，调整角度至70°～90°即可。近场为弓短轴横截面。此切面右上侧同时显示左锁骨下动脉和无名静脉的近心端；左下角则显示肺动脉瓣和肺动脉主干长轴图像。主要用于诊断主动脉弓、肺动脉瓣病变，还可以用于动脉导管未闭的封堵治疗（图15-27）。

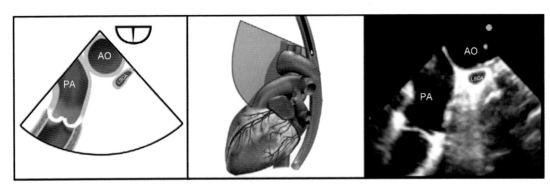

图15-27　UE AO Arch SAX的成像切面示意图、三维模式图及2D TEE超声图像

AO—主动脉；LSCA—左锁骨下动脉；PA—肺动脉

③ 0°～20°，肺动脉切面（UE PA）：UE AO Arch LAX基础上，探头缓慢前进（角度0°～20°）并稍微顺时针旋转查看主肺动脉与左、右肺动脉之间的连接。使用彩色和

频谱多普勒可确定两个PA分支是否狭窄。彩色及频谱血流多普勒可评估动脉导管未闭（图15-28）。

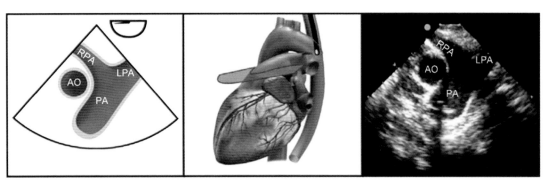

图15-28　UE PA的成像切面示意图、三维模式图及2D TEE超声图像

AO—主动脉；LPA—左肺动脉；RPA—右肺动脉；PA—肺动脉

　　综上，操作中应认识到食管和心脏的解剖关系是存在个体差异的，获取需要的切面时应考虑到位置变异的存在。可能的话，每个结构应采用多个图像平面和一个以上的探头位置来检查。应在整个心脏的范围内动态连续地移动图像切面，从而达到全面检查的目的。RT3D TEE探头除了能获得实时3D图像，还可应用它实现多平面同步2D成像。

3. 实时三维经食管超声心动图的图像采集方法及技巧

　　实时三维经食管超声心动图（real-time three-dimensional transesophageal echocardiography，RT3D TEE）问世十余年来，已越来越多地应用于临床心脏超声诊断工作中，尤其在围术期的心脏解剖和功能评估中发挥了巨大的作用。掌握其图像获取的基本方法和分析处理的基本能力是有必要的。

　　RT3D TEE矩阵探头直径小，发射高频声波，除具备常规多平面经食管超声探头的功能外，还具有多种三维成像模式（图15-29），主要包括：窄角实时三维成像（Live 3D，30°×60°），实时三维局部放大成像（3D zoom，90°×90°），全容积成像（full volume，90°×90°），彩色血流容积成像（3D color Doppler），见表15-1。

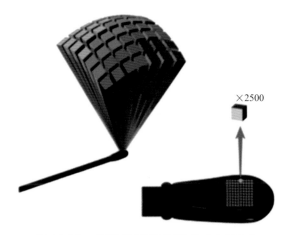

图15-29　矩阵阵列TEE探头由2500个压电晶体组成，每个压电晶体可独立激活以进行体积扫描并获取原始三维数据

表 15-1 三维成像模式

项目	窄角实时三维成像	实时三维局部放大成像	全容积成像	彩色血流容积成像
角度	60°×30°	20°×20°～100°×100°	90°×90°	40°×40°
实时	是	是	否/是	否/是
时间分辨率（FR）	20～30Hz 高	5～15Hz 低	20～50Hz 高	15～25Hz 中等
空间分辨率	中等	高	高	低
心脏结构	任何	MV，LAA，IAS	LV，RV，MV	反流束，通道结构

注：LAA—左心耳；IAS—房间隔；LV—左心室；MV—二尖瓣；RV—右心室。

4. RT3D TEE 图像采集方法

二维图像上选择感兴趣区后用合理的成像模式采集三维图像。① Live 3D：帧频较高，实时显示局部解剖结构。② 3D zoom：显示局部目标结构，适用于观察房间隔、二尖瓣等的局部特征。③ full volume（FV）：拼接成像，显现目标结构及毗邻关系。④ Xplane：多角度 3D 与相应 2D 图像的同步对比。⑤ FV 中启动 3D color Doppler 显示彩色血流的起源、宽度和空间分布，评估血流动力学（图15-30）。此外可应用在机或脱机软件分析处理三维图像，调节增益、大小、对比度等优化图像质量，并任意角度旋转、切割，从不同方向观察组织解剖特征。且RT3D TEE 检查时可在冻结的 3D 图像上直接进行径线、面积等参数的测量。

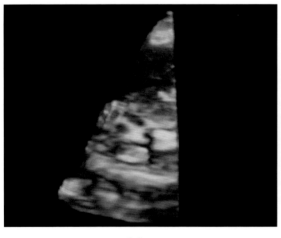

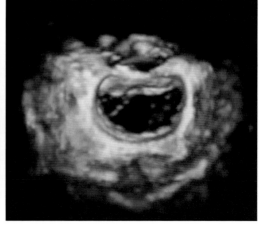

（a）　　　　　　　　　　　　　（b）

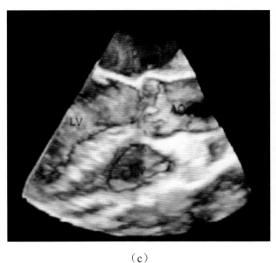

（c）

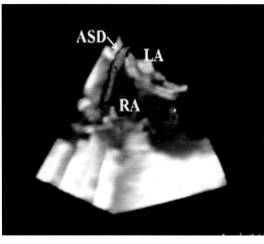

（d）

图 15-30　RT3D TEE 常用成像模式

（a）Live 3D；（b）3D zoom 显示二尖瓣；（c）full volume；（d）3D color Doppler。
ASD—房间隔缺损；LA—左心房；RA—右心房

第三节　2D 及 RT3D TEE 的临床应用

心脏内科、外科常见疾病的超声检查常规工作主要依靠 TTE，但部分患者因 TTE 的局限性，需要做 TEE 检查。TEE 扩展了超声检查的范围，可作为 TTE 有益的补充。

一、观察及分析心脏特殊结构的解剖特征

应用 RT3D TEE 可显示一些在 TTE 及 2D TEE 上难以显示清楚的心脏解剖结构。

（1）右心房　可见其内梳状肌的立体结构及右心耳的入口处（图 15-31）。

（2）左心房　RT3D TEE 可显示左心耳盲端分叶结构的空间解剖特征（图 15-32）。

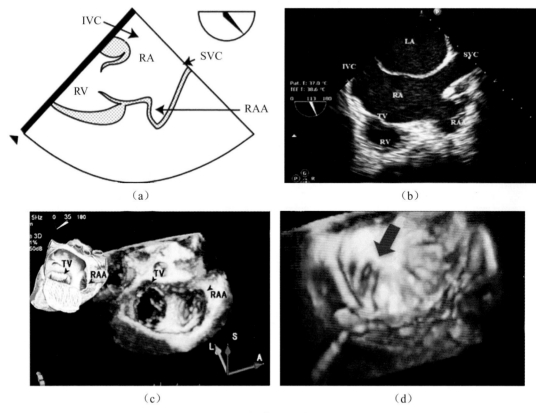

（a）　　　　　　　　　　　　　　　　　（b）

（c）　　　　　　　　　　　　　　　　　（d）

图15-31　三维超声显示右心耳及梳状肌

（a）双腔两房心切面基础上右心房、右心耳切面示意图；（b）右心房、右心耳2D TEE图像；
（c）RT3D TEE显示右心耳入口；（d）RT3D TEE显示右心房内梳状肌（箭头所示）。IVC—下腔静脉；
LA—左心房；RA—右心房；RAA—右心耳；RV—右心室；SVC—上腔静脉；TV—三尖瓣

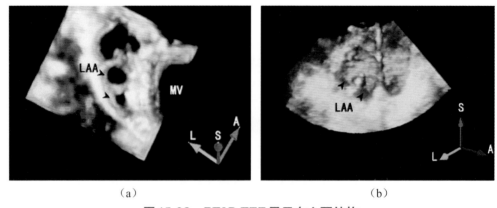

（a）　　　　　　　　　　　　　　　　　（b）

图15-32　RT3D TEE显示左心耳结构

（a）切除背景后观察左心耳盲端分叶结构；（b）左心耳盲端分叶的侧面观。

LAA—左心耳；MV—二尖瓣

（3）二尖瓣器　RT3D TEE可模拟外科视野，在单一图像上直观显示其分区（图15-33）。

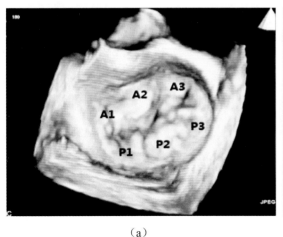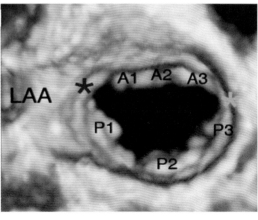

（a）　　　　　　　　　　　　　　　　　　　（b）

图15-33　RT3D TEE显示二尖瓣结构

（a）收缩期二尖瓣关闭时；（b）舒张期二尖瓣开放时。

A1、A2、A3—二尖瓣前叶1、2、3区；LAA—左心耳；P1、P2、P3—二尖瓣后叶1、2、3区

（4）三尖瓣器　2D TEE很难同时显示三个瓣叶结构，可应用RT3D TEE补充诊断（图15-34）。

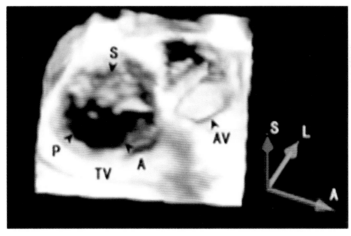

图15-34　右心房面观直视三尖瓣的三叶形态

A—前叶；AV—主动脉瓣；P—后叶；S—隔叶；TV—三尖瓣

（5）主动脉及相关结构　RT3D TEE可显示主动脉瓣三个瓣叶及冠窦立体结构，并可通过图像切割处理直视冠状动脉发出的部位（图15-35）。

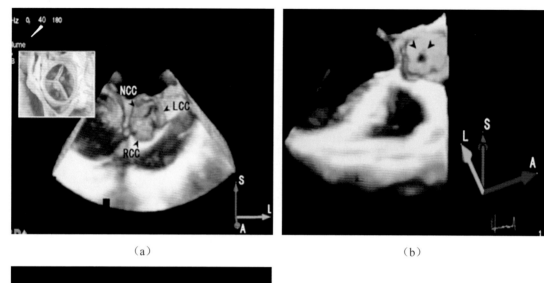

（a）
（b）

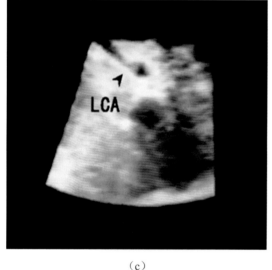

图15-35　RT3D TEE显示主动脉瓣三个瓣叶及冠窦立体结构

（a）主动脉瓣三个瓣叶及冠窦立体结构；（b）、（c）LCA的开口及部分走行（箭头所示）。NCC—无冠瓣；LCA—左冠状动脉；LCC—左冠瓣；RCC—右冠瓣

（c）

二、诊断心血管疾病

1.心脏血栓

因TTE对左心耳的显示效果欠佳，临床上对于房颤、房扑、房速拟行射频消融术的患者，建议术前常规应用TEE检查左心耳内是否存在血栓，可于食管上段及中段切面显示左心耳，由0°～180°观察整个左心耳，以明确是否存在血栓。应注意与左心耳盲端内的梳状肌鉴别，可应用RT3D TEE观察梳状肌走行特征而排除血栓诊断。由于TEE为侵入性检查，对于有活动度的心内血栓，检查过程中有可能出现血栓脱落导致体或肺循环栓塞，应

做好评估及预防措施（图15-36、图15-37）。

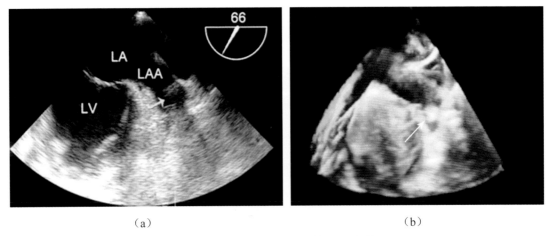

（a）　　　　　　　　　　　　　　（b）

图15-36　3D TEE显示左心耳血栓

（a）2D TEE示左心耳内血栓回声（箭头所示）；（b）3D TEE示左心耳内团块状血栓（箭头所示）。

LA—左心房；LAA—左心耳；LV—左心室

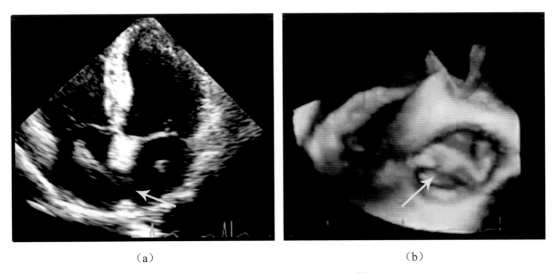

（a）　　　　　　　　　　　　　　（b）

图15-37　二维及三维显示血栓

（a）2D TEE示双心房内附加回声（箭头所示）；

（b）3D TEE见左、右心房内活动样血栓（箭头所示），且通过卵圆孔相连

2.房间隔缺损

（1）ASD封堵术前评估　继发孔型ASD行封堵术前，尤其TTE图像质量欠佳，不能明确各方向残端长度；或多发ASD的，建议行TEE检查，以明确是否符合封堵术适应证，

并为封堵器型号的选择提供参考。在食管中段的主动脉瓣短轴、四腔心及双心房切面分别显示主动脉侧、房后壁侧、二尖瓣侧、上下腔静脉侧及冠状静脉窦侧房间隔残端的长度，以及房间隔的总长度。结合3D TEE直视缺损形状、判断缺损最长径及边缘情况，使手术医生对缺损解剖特征一目了然的理解掌握（图15-38）。

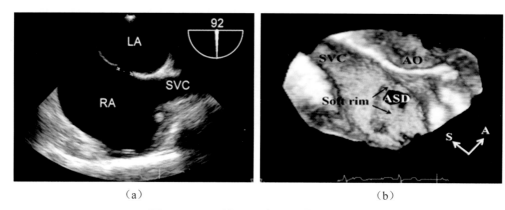

（a）　　　　　　　　　　　　　　（b）

图15-38　二维及三维显示房间隔缺损

（a）2D TEE两房上下腔静脉切面见继发孔型ASD；（b）3D TEE见缺损不规则形，主动脉
后壁后方残缘较短，缺损周围为软缘。ASD—房间隔缺损；LA—左心房；
RA—右心房；SVC—上腔静脉；AO—主动脉；Soft rim—软缘

（2）少见类型ASD　TTE怀疑上、下腔静脉型及冠状静脉窦型ASD者，可行TEE确诊。于两房心上下腔静脉切面显示上、下腔静脉开口，观察近开口处是否存在回声失落（图15-39）。食管中下段冠状静脉窦切面，观察冠状静脉窦壁是否完整，是否存在分流，明确是否有冠状静脉窦型ASD。

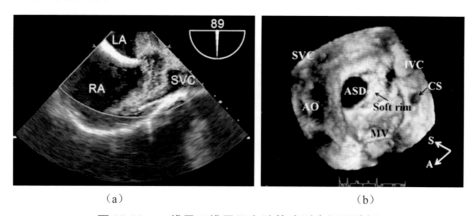

（a）　　　　　　　　　　　　　　（b）

图15-39　二维及三维显示上腔静脉型房间隔缺损

（a）2D TEE见缺损靠近上腔静脉开口处；（b）3D TEE见上腔静脉侧无残缘。AO—主动脉；
ASD—房间隔缺损；CS—冠状静脉窦；IVC—下腔静脉；LA—左心房；MV—二尖瓣；
RA—右心房；SVC—上腔静脉；Soft rim—软缘

（3）PFO　为缺血性脑血管病的重要常见病因之一。食管中段两心房切面观察卵圆窝处是否存在回声分离，彩色多普勒观察是否有分流。如无明确分流，可嘱患者做 Valsalva 或咳嗽动作。如仍不能确诊，可行声学造影检查（图15-40）。

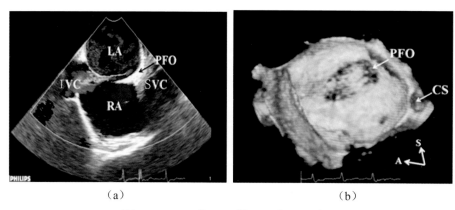

（a）　　　　　　　　　　　　　（b）

图15-40　二维及三维显示卵圆孔未闭

（a）2D TEE 见卵圆窝处回声分离，彩色多普勒见分流；（b）3D TEE显示卵圆窝的立体结构。

CS—冠状静脉窦；IVC—下腔静脉；LA—左心房；PFO—卵圆孔未闭；RA—右心房；SVC—上腔静脉

3.心脏瓣膜病变及先天瓣膜畸形

对于相对常见的二尖瓣及主动脉瓣病变或先天畸形，TEE 可任意角度清晰的观察瓣膜数目、形态、活动，反映病变性质及程度，诊断先天性瓣膜畸形及血流动力学改变。三尖瓣及肺动脉瓣膜的形态变化的观察要求操作医生具备更多的实践经验。

（1）二尖瓣脱垂　RT3D TEE 成像以外科视野一图观即确定脱垂的部位，结合超声仪器匹配的工作站，应用处理分析软件可做出模式图，完成病变的全面定性、定量分析（图15-41）。

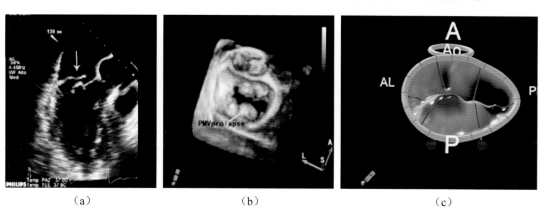

（a）　　　　　　　　　（b）　　　　　　　　　（c）

图15-41　经食管超声显示二尖瓣脱垂

（a）2DTEE 见二尖瓣后叶脱垂；（b）3D TEE 左心房观见 MV 脱垂位于 P2 区；

（c）模式图（本图应用 Philips QLAB MVQ 软件制作）。PMV prolapse—二尖瓣后叶脱垂

（2）二尖瓣先天畸形　TEE可明确诊断二尖瓣裂、双孔二尖瓣等先天畸形，结合RT3D TEE可生动显示畸形瓣膜整体的立体解剖特征，增加了与外科医生的沟通效率，例如RT3D TEE在二尖瓣裂的诊断中有明显优势，应用3D zoom模式，将取样框设置成类扁梯形，不宜将取样框设置过大以免帧频不足，仅摄入部分主动脉作为解剖方向标识，可简易地评估裂缺的程度是否延续到瓣叶根部，或仅为部分裂，且可清晰显示裂缺边缘的毛糙状形态学特征（图15-42）。

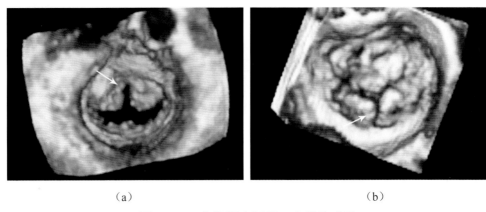

（a）　　　　　　　　　　　　　　　　（b）

图15-42　食管超声显示二尖瓣前叶裂

（a）RT3D TEE示二尖瓣裂中最常累及的A2区裂（箭头所示）；（b）少见的P2区裂（箭头所示）

（3）主动脉瓣病变或先天畸形　在经胸声窗差、主动脉瓣明显增厚或钙化、赘生物形成时，主动脉瓣的畸形或病变可能难以应用TTE清晰显示。TEE可清晰显示主动脉瓣叶的数目及形态，评估瓣膜及瓣环的钙化程度，测量瓣环内径、窦部及升主动脉内径，同时明确主动脉瓣下或瓣上狭窄（图15-43）。

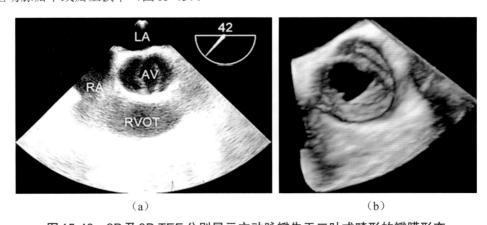

（a）　　　　　　　　　　　　　　　　（b）

图15-43　2D及3D TEE分别显示主动脉瓣先天二叶式畸形的瓣膜形态

（a）RT2D显示二叶主动脉瓣畸形；（b）RT3D显示二叶主动脉瓣畸形。

AV—主动脉瓣；LA—左心房；RA—右心房；RVOT—右心室流出道

4.心脏赘生物

感染性心内膜炎所致赘生物形成和瓣膜等心脏结构的破坏，TTE图像显示不清的患者可采用TEE明确诊断。TEE可准确鉴别瓣膜赘生物与瓣叶扭曲或折叠所产生的伪像，并有助于提高赘生物、瓣膜穿孔、瓣周脓肿、瘘管形成等病变的检出率。

5.心脏肿瘤

应用TEE可更清晰地观察到心脏内占位的整体立体形态特征及毗邻关系（图15-44）。

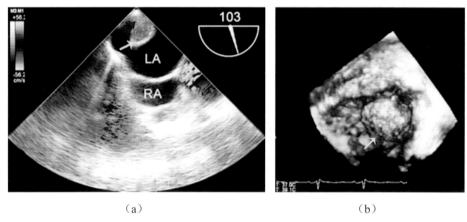

（a） （b）

图 15-44 TEE 显示左心房内肿物

（a）2D TEE 见左心房内附加回声；（b）3D TEE 显示左心房内类圆形实性肿物位于
二尖瓣后上方（病理显示良性）。LA—左心房；RA—右心房

6.主动脉夹层

此类患者常有高血压、高血脂病史，多数身型较胖，TTE对于升主动脉远端的显像效果常不够清晰，在诊断可疑时，可应用TEE显示主动脉内膜的结构病变状态，但由于TEE为侵入性检查，主动脉夹层或动脉瘤患者在TEE检查过程中可能会发生主动脉夹层破裂大出血，因此应谨慎进行操作。可行CT血管造影等明确诊断。

7.肺栓塞

TEE可清晰显示肺栓塞的直接征象：肺动脉内血栓影像。此外，可区分肺动脉内血栓和主动脉夹层，或主动脉夹层所致的左肺动脉受压，因此能鉴别均以胸痛为主要症状的主动脉夹层和肺栓塞。尤其是对于肺气肿、机械通气、术中及不能左侧卧位行TTE检查的患者。TEE对主肺动脉或右肺动脉的血栓敏感性较高，较少检出左肺动脉血栓，且对肺叶动脉也显示不清。且TEE为侵入性检查，对急性肺栓塞患者行TEE检查存在一定的风险。因此，实际操作前需权衡TEE检查利弊。

三、TEE在心脏外科手术中的应用

TEE在一些微创或介入心外科手术中相当于术者另一双"眼睛"，为手术的顺利完成保驾护航。协助手术医生及时调整方案，术后脱离体外循环辅助前评估手术效果，及时发现异常情况并再次手术干预。在术后即刻可指导心腔排气，避免残余气体进入冠状动脉或脑部引起损伤。

1.心脏瓣膜成形术

（1）二尖瓣成形术（mitral valvular plasty，MVP） MVP的术前术后常规TEE评估极为重要，可以明显改善临床预后。

① 术前评估：二维TEE可明确病因、反流起始位置，对TEE各切面中二尖瓣的解剖位置的判断非常重要（图15-45）。3D TEE可直观显示瓣叶形态，简化沟通，定量形态学指标，为外科医师制定手术方案、选择合适类型及大小的人工瓣环等提供重要依据（图15-46）。

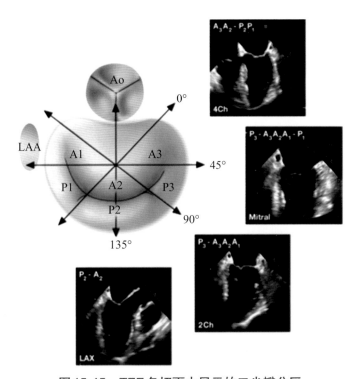

图15-45　TEE各切面中显示的二尖瓣分区

AO—主动脉；A1、A2、A3—二尖瓣前叶1、2、3区；

LAA—左心耳；P1、P2、P3—二尖瓣后叶1、2、3区

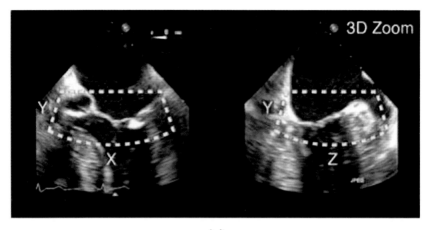

（a）

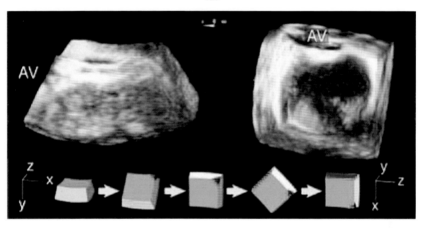

（b）

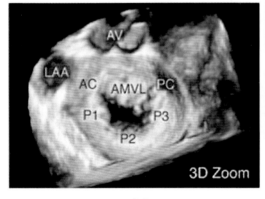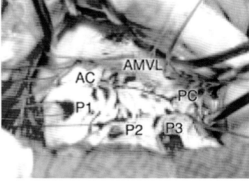

（c）　　　　　　　　　　　　（d）

图 15-46　3D TEE 二尖瓣取样框设置方法及成像后的分区

AC—前外联合；AMVL—二尖瓣前叶；AV—主动脉瓣；LAA—左心耳；

PC—后内联合；P1、P2、P3—二尖瓣后叶 1、2、3 区

② 术后评估：重点评估二尖瓣是否狭窄、残余反流及程度、瓣叶活动状态等。a.修复后的平均跨瓣压差小于5mmHg及有效瓣口面积大于1.3cm²是可接受的；b.微量至少量的反流可以接受，少量以上应明确原因；c.术后收缩期前向运动现象发生率为4.0%～11.0%，TEE确认收缩期前向运动现象后需除外容量及后负荷过低因素，其改善后收缩期前向运动仍不消失时应果断再次手术干预；d.除上述内容外，均应同时评估主动脉瓣形态及功能，当彩色多普勒显示主动脉瓣反流增加且来源于瓣叶根部时要除外医源性主动脉瓣损伤。

（2）三尖瓣成形术（tricuspid valvular plasty，TVP） 单纯TVP见于三尖瓣下移畸形、外伤、感染性心内膜炎等。三尖瓣距胸壁近，通常TTE能清晰、准确评估其形态，无明确器质病变时不建议常规TEE评估。TEE评估常用于三尖瓣下移畸形，由于瓣叶转移或房化右心室折叠术都会对三尖瓣形态产生较大的影响，建议所有的三尖瓣下移手术的术后进行TEE评估手术效果。3D TEE观察三尖瓣结构最好的成像方式是在ME 4-Ch切面基础上应用广角Live 3D模式成像后，在右心房面评估瓣叶的功能，结合彩色多普勒评估反流的容量。

2.人工瓣膜置换术

（1）术前评估 TTE声窗较差时可通过术前TEE进行瓣叶形态、反流部位及程度的准确评估。联合瓣膜病变时，TEE术前可准确评估次要瓣膜病变的程度以决定是否需要同期进行手术干预。风心病二尖瓣狭窄需要评估左心耳血栓或高凝状态的血栓形成高风险状态时，TEE亦发挥重要作用。

（2）术后评估 人工瓣功能的评估如下。

① 瓣叶运动状态：连续扫查以显示瓣叶运动状态，生物瓣叶启闭运动较为灵活，开放运动的幅度较大，瓣叶可完全贴近人工瓣架，运动过程中不应出现受到遮挡或形态出现折曲。声束垂直于碟片轴向时会出现对称的双叶机械碟片启闭状态，实时三维TEE可以直观显示。主动脉瓣人工瓣因位于一个高压力梯度变化的环境，瓣叶运动状态较少出现急性异常。

② 瓣环内血流评估：生物瓣跨瓣血流速度略快于自体瓣膜，二尖瓣位常小于2.2m/s，关闭时通常没有瓣环内反流或仅有微量中心性反流。人工机械瓣通常会存在瓣环内反流，反流起源通常是局限性的。当人工生物瓣反流超过少量呈偏向性、人工机械瓣环内反流沿碟片边缘连续且宽度大于3mm时通常是病理性的。

③ 瓣周反流评估：瓣周反流可见于任何类型的人工瓣。术后即刻细小的瓣周反流发生率为5%～20%，多数小于2mm，可能来源于针孔处，术后可逐渐消失。宽度大于2mm的瓣周反流是病理性的，应进一步评估反流所占瓣环圆周比例判断其严重程度。合理应用TEE技术能有效缩短手术时间（图15-47）。

3.房间隔缺损经胸微创小切口或经导管封堵术

术前TEE可确认ASD的大小、位置，评估其他相关的心脏病变，包括肺静脉回流异常，评估心室大小和功能，评估肺动脉压力。术后TEE侧重于房水平残余分流、评估腔静脉回流、有无房室瓣反流量的增加、心室功能等。

3D TEE在术前评估及导管介入治疗中都是非常有价值的。这些图像准确、快速地展示了ASD形态、边缘、毗邻关系，并可同步显示流经缺损处血流的空间走行特征，有效引导鞘管穿过缺损，并对封堵器形态即刻评估（图15-48）。操作简单、成像迅速、图像质量好。

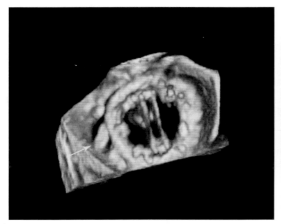 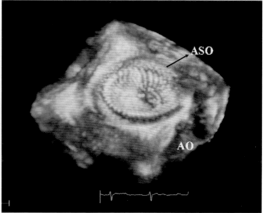

图15-47 RT3D TEE显示人工金属二尖瓣瓣叶及瓣周漏的特征

图15-48 3D TEE左房观直视封堵器，判断边缘无残余缝隙

AO—主动脉；ASO—房间隔缺损封堵器

4.TEE在VSD修复中的作用

术前的重点是评估确认类型、数量、大小、分流方向和邻近结构。术后应评估介入病例中残留分流、PA压力、心室功能。大多数残留分流小于2mm会随时间自愈。残余分流小于3mm通常没有血流动力学意义，有些会自愈。残余分流3～4mm时需仔细分析，包括通过超声或血氧饱和度分析测量Qp：Qs，以更好地确定是否需要旁路手术。

5.左心耳封堵术

术前评估及筛选：左心耳形态、分叶，左心房及左心耳内有无血栓，是否适合封堵，多角度（0°、45°、90°、145°）测量开口径及深度协助选伞。

术中引导：TEE引导房间隔穿刺，定位鞘管位置和路径，监测封堵伞的释放（图15-49）。术后残余漏的超声分级标准：1级，严重的伞周漏，多束血流自由交通；2级，中度漏，射流束>3mm；3级，轻度漏，射流束1～3mm；4级，微量漏，射流束<1mm；5级，未见伞周漏。

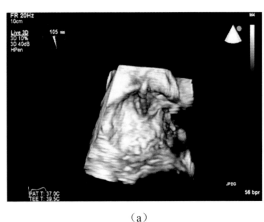
（a）

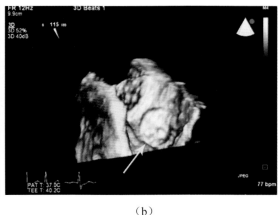
（b）

图15-49　TEE观察左心耳封堵伞

（a）RT3D TEE直视左心耳入口见鞘管进入左心耳内；（b）术后6个月，心耳伞表面内皮增生化

6.TEE在瓣膜病的介入治疗新技术中的应用

（1）TEE在TAVI术中应用　TAVI适应证：①患者年龄>70岁；②重度主动脉瓣狭窄，无明显反流；③高危或不能耐受外科手术。TEE被建议应用于TAVI，评估主动脉根部解剖、大小和窦的数量。术前应排除主动脉瓣下隔膜，以免影响人工瓣膜的放置。使用短轴切面评估主动脉瓣开放是中心或偏心的，精确描述瓣膜钙化的程度、位置及对合性。

应防止人工瓣释放对自体瓣挤压不对称导致冠状动脉受压的风险，在长轴切面仔细评估冠状动脉开口距主动脉瓣环的距离，并和主动脉窦长度比较，最大程度减少冠状动脉堵塞的风险。尽量使窦的长度小于开口至瓣环的距离。右冠状动脉开口距离在2D TEE可见，但左冠状动脉开口距离需3D TEE或CT辅助确定。升主动脉、主动脉弓、胸降主动脉斑块的检出也很重要。

对于高龄、重度主动脉瓣狭窄、心功能Ⅲ～Ⅳ级患者具有一定风险，因此推荐此类患者仅在TTE声窗不满意、测量不清楚，且经高年资医生仔细评估TEE检查风险能够控制的情况下行术前TEE评估。

（2）TEE在经导管二尖瓣夹行二尖瓣成形术中的应用　适应证如下。①中重度二尖瓣反流。②有临床症状，或心脏扩大、房颤或肺动脉高压等并发症。③左心室收缩末内径≤55mm、射血分数>25%，心功能稳定，可以平卧耐受心导管手术。④二尖瓣开放面积>4.0cm²（避免术后出现狭窄）。⑤二尖瓣初级腱索不能断裂（次级腱索断裂则不影响）。⑥A2、P2处无钙化、无严重瓣中裂。⑦反流主要来源于A2、P2之间，而不是其他位置。⑧对于功能性反流者，瓣关闭时瓣尖接合长度大于2mm，瓣尖接合处相对于瓣环深度小于11mm；对于脱垂者（连枷样改变），间隙小于10mm，连枷宽度小于15mm。TEE可在术前精细评估二尖瓣病变，筛选合适病例、左心房有无血栓；指导房间隔穿刺；实时监测Mitral clip装置的位置和状态，鞘管和装置的传送、抓取二尖瓣前叶和后叶的中央小叶，观察反流，如果反流明显减少则可释放，如果反流减少不明显，可松开二尖瓣叶重新夹取直至满意为止，或再增加一个夹子。如仍不满意建议转外科。

（3）TEE在经皮自膨胀肺动脉带瓣支架置入术中应用　适应证：① 肺动脉瓣中重度反流，合并右心功能不全临床表现或右心明显扩大者；② 目前瓣膜适合右心室流出道直径为16～22mm者。目前接受手术者最小年龄14岁，成人患者术中TEE重点监测肺动脉瓣功能及支架形态，对左右肺动脉开口影响，评价血流动力学及右心功能。

四、TEE发展前景

过去的几年中，TEE的硬件和软件技术都取得了重大进展。大多数供应商开发的3D TEE传感器促进了对大龄儿童先心病患者的评估。同样，三维功能、壁运动和心室应变的自动化或半自动化定量技术的发展，增加了我们对正常和疾病状态下心脏力学的理解。然而，其局限性仍然存在，包括三维血流分析效果不够理想，缺乏适用于儿科患者的3D TEE探头，以及所有平台上缺乏针对最小的新生儿的高质量3D探头。

3D打印机的发展有望显著影响TEE的工作流程。3D超声心动图已被证明可用于打印精确模型，但随着3D TEE图像的空间、时间分辨率的提高，及印刷速度提升和成本的降低，3D TEE模型印刷有潜力成为未来术前评估的标准组成部分。此外，医学中的虚拟现实（VR）成像模式应用正在迅速发展。VR正被用于创建教学用虚拟3D模型，并已尝试用于手术计划制定的工作中。

（孙菲菲　任卫东）

参考文献

[1] Puchalski M D, Lui G K, Miller-Hance W C, et al. Guidelines for Performing a Comprehensive Transesophageal Echocardiographic: Examination in Children and All Patients with Congenital Heart Disease: Recommendations from the American Society of Echocardiography. J Am Soc Echocardiogr, 2018, 32(2): 173-215.

[2] 经食管超声心动图临床应用中国专家共识专家组. 经食管超声心动图临床应用中国专家共识. 中国循环杂志, 2018, 33(1): 11-23.

第十六章　超声弹性成像原理与应用

第一节　超声弹性成像的概述及成像原理

一、基础概论

　　生物组织的弹性（或硬度）与组织的生物学特性密切相关，组织器官发生病理改变后，如恶性肿瘤、肝纤维化、动脉粥样硬化等，其弹性特征即硬度也会随之而改变。临床上，医生通过触诊感知生物组织的硬度，从而初步判断疾病的性质。但是触诊具有较大的操作者依赖性，且受病灶的部位及大小影响，位置较深或者较小的病灶常无法触及。

　　20世纪90年代，一种模拟临床触诊的超声技术应运而生，即超声弹性成像，形象来说，弹性成像类似深部"触诊"。该技术通过给予组织机械性激励，在弹性力学、生物力学等物理规律的作用下，组织将产生一个响应，例如位移、应变、速度的分布产生一定改变，利用探头接收组织对激励的反应信息，以彩色编码的形式反映组织的弹性，从而间接或直接地反映组织内部弹性模量等力学属性的变化。

　　超声波依赖组织的声特性阻抗成像，而弹性成像依赖组织的机械特性，组织的声阻抗特性和机械特性是相对独立的两种特性，也就是说声阻抗特征相似的软组织，其机械特性可能相差非常大，这使利用灰阶成像清晰显示解剖结构的同时利用弹性成像来区分不同组织的机械特性成为可能。软组织弹性用弹性模量来表示，例如杨氏模量（E）和剪切模量（G），分别表征组织抵抗压缩和剪切形变的能力。外部施压 σ 并测量应变 ε 后，应用胡克定律公式计算 $E = \sigma/\varepsilon$，激发剪切波并测得其传播速度 C_s 后，$E = 2(1+v)$ $G = 3\rho C_s^2$（ρ 为组织密度；C_s 为人体组织内剪切波的传播速度，v 为泊松比）。这里假设一个不可压缩的软组织介质泊松比近似值为0.5，组织密度 ρ 约等于1，假设剪切波的速度不受振源大小和频率的影响，也与组织的位置和方向无关，那么杨氏模量 E 与剪切模量 G 的关系为 $E = 3G$。

二、超声弹性成像的分类及原理

根据外部施加机械激励的不同，弹性成像可分为静态法（又称为应变弹性成像，stain elastography，SE，见图16-1）和动态法（又称为剪切波弹性成像，shear wave elastography，SWE，见图16-2）。

1.静态应变弹性成像

当使用探头沿着声束传播的方向对组织施加一个轻微的压力时通过对比施压前后的回声信号，即可计算出图像各点的位移变化（图16-3）。应变即单位长度内相邻两点的形变比值。根据公式 $E = \sigma/\varepsilon$ 可得出杨氏模量值，事实上，随着深度的变化应力差异很大，而且很难计算出来，所以只能假设其均匀一致，在此条件下杨氏模量值与应变成反比，即较硬的组织杨氏模量值更高，但应变 ε 更小，而且其反映的是组织的相对硬度。因为无法获取体内应力分布情况，对不同组织进行定量对比，所以应变成像本质上是显示感兴趣区不同组织对相同的施压发生反应的差异，是一种定性的方法。为了客观地反映病变组织的相对硬度，在选择感兴趣区时必须包含足够的非病变组织，并且施加的力需大致均匀。

静态应变弹性成像的不足之处在于：① 重复性不佳，人为依赖性过大；② 不同深度的组织形变大小不同，随着深度的增加，静态应变弹性成像的准确度下降；③ 同一组织深度

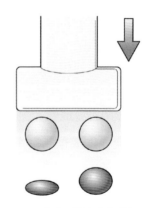

图 16-1　应变弹性成像原理示意

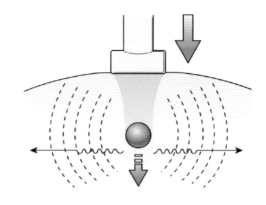

图 16-2　剪切波弹性成像原理示意

Kwak J Y, Kim E K.Ultrasound elastography for thyroid nodules: recent advances. Ultrasonography, 2014, 33(2): 76.

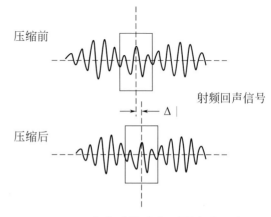

图 16-3　应变弹性成像测量方法示意

上病灶越大受力也越大，因而病灶大小对静态应力弹性成像的准确性影响较大；④ 静态弹性成像的彩色编码图提供占位整体的形变信息，病灶内部软硬度分布缺失；⑤ 其呈现的是病灶相对于周边组织的相对硬度，若脏器存在弥漫性病变弹性成像本底硬度增加，占位病灶的硬度与本底相比后较易导致恶性肿瘤的漏诊及误诊；⑥ 无法提供准确的弹性模量值。

2.声辐射力脉冲应变成像

上述静态应变弹性成像利用手动激励的方式可重复性较差，因而有了声辐射力脉冲（acoustic radiation force impulse，ARFI）应变成像。ARFI是在组织内部进行小范围的激励，其依然是通过声束方向上的位移来估算形变，所以本质上是应变成像。利用声辐射力聚焦，在一条特定线上产生推力，激励组织产生位移，在此之前及推力之后快速发射脉冲检测组织回波位置和（或）频谱，计算推力线上单个焦点及其附近部位的轴向位移，然后再在感兴趣区（ROI）内多个线上重复发射这种脉冲序列才能完成ROI内组织位移的测量并形成应变图形。位移和应变都与组织硬度有关，所以这种成像方法提供的信息与应变成像类似，不能提供组织弹性模量的定量值。

3.剪切波成像

基于剪切波的弹性技术发展经过了两个阶段：最先产生的剪切波速度测值法，是继静态应力型弹性成像后一个较大的突破，初步做到了单点的弹性模量值定量测量。两种代表技术为瞬时剪切波弹性成像（transient elastography，TE）和单点剪切波成像（point shear wave elastography，pSWE），第二阶段是剪切波速度成像。

（1）瞬时剪切波弹性成像（TE）　瞬时剪切波弹性成像是在体表施压一个低频机械振动，产生垂直于体表传播的剪切波，通过超声检测组织内部的剪切波的振幅，相位及波速等参数来得到其机械属性相关信息（图16-4）。作为第一个可以定量提供人体组织弹性模量值的技术，它在传染病领域内受到了医生的很广泛的认可与应用，对肝炎患者早期肝纤维化等方面的发现与分期诊断以及早期干预逆转肝纤维化等方面做出了重大的贡献。然而由于瞬时弹性成像只能提供剪切波的机械信号，而不能显示B型灰阶解剖结构的超声图像。此外瞬时剪切波弹性成像还具有其他缺点：① TE技术测量剪切波平均速度值，测量深度不定，重复性不佳，因此每次测量需重复10次取平均值，操作时间长；② 产生剪切波的机械振动体感明显，部分患者不易接受；③ 探头使用6个月左右需更

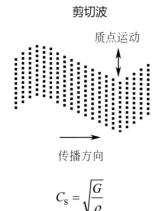

剪切波

质点运动

传播方向

$$C_s = \sqrt{\frac{G}{\rho}}$$

图16-4　质点运动方向与剪切波传播方向垂直

Sigrist R M S, Liau J, Kaffas A E, et al. Ultrasound elastography: review of techniques and clinical applications. Theranostics, 2017, 7(5): 1305

换，严重降低机器的性价比；④ 由于剪切波是横波，在液体内无法传播，因而伴腹水的患者不能应用；⑤ 安装心脏起搏器及较为肥胖的患者亦不适用，另外肋骨的干扰等也会影响检测的成功率。因此瞬时剪切波弹性成像在临床中应用相当有限。

（2）单点剪切波成像（pSWE） 基本原理是利用ARFI激发组织产生平行于体表扩散的剪切波，计算激发点旁的数毫米剪切波通过固定取样框两端之间的速度平均值，得出取样框内组织杨氏模量的平均值，与TE技术一样，它提供的是局部的剪切波速度，或者杨氏模量的平均值，也不能生成弹性图，因而被称为单点剪切波测量技术。由于是在组织内部聚焦产生剪切波，不依赖外力，因而初步做到了相对于TE更为完善的单点式剪切波速度测量。单点剪切波测量技术有效规避了传统静态弹性成像外力不可定的缺点，但是这种技术推出数年来在临床中的应用相当有限：① 由于其产生剪切波源所需的声能过大，一次聚焦后局部探头晶体过热因而需要3 ～ 8s冷却时间方可进行下次聚焦，从而做不到实时的测量；② 该技术的可重复性及成功率欠佳，完成整个检查耗时较长，无法作为常规检查应用于临床；③ 该技术激发组织产生剪切波所需声能过大一直受到超声界的质疑，其应用于临床及科研对患者的损伤程度亦颇有争议，至今未通过FDA认证；④ 定量型AFRI技术只能提供剪切波的传播速度值，无法直接提供弹性模量值；⑤ 部分使用类似技术的机器提供弹性模量值，但量程最大达到30kPa，硬度超过30kPa的组织无法测量，这与其超声成像采集帧频有限及后台信号收集处理平台不成熟都有关系。

（3）实时剪切波弹性成像（SWE） 实时剪切波弹性成像技术利用沿超声声束分布的轴向快速移动的多个推力聚焦点，在ROI内产生多条推力线，以此激发产生的剪切波，由于利用了马赫圆锥效应，所以可以在低于单点静态聚焦法的声辐射力能量下产生更大范围的剪切波，且衰减更慢。该技术在捕捉剪切波时利用平面波技术和高度平行的接收声束形成技术，不需多次ARFI推动，就可以在整个感兴趣区范围内多点同时检测剪切波到达时间，生成实时二维剪切波波速/组织硬度图，最终实时呈现反映组织弹性模量值的以红蓝编码的彩色编码图，并与二维灰阶超声成像实时对照。除了直观地观察颜色分布，还可定量分析，将ROI置放在需要的部位，即可获取剪切波速度或杨氏模量的定量数据，如最大值、最小值、平均值、标准差。与既往其他技术相比，实时剪切波弹性成像操作者依赖性相对较小。

第二节 超声弹性成像的仪器设置及操作技术

一、仪器设置

获取理想的二维超声图像是获取理想的弹性成像图的前提，因此仪器设置最根本的要素是保证获取理想分辨率的二维图像，在此基础之上启动弹性成像，调试弹性成像的条件设置。

1.频率的选择

观察浅表结构时使用较高频率，观察深部结构时使用较低频率。原则是在满足穿透力的情况下，尽量选择较高的成像频率，以更清晰地显示细节。

2.图像增益

灰阶图像的增益调节是超声检查中非常重要的步骤，增益的调节包括总增益和时间增益补偿的调节。一般先根据实际显示灰度调节总增益，然后观察整个图像适当调节时间增益补偿，使图像的近场、中场和远场灰度相似。增益水平应该能显示一定数量的灰阶渐变，以分别显示组织器官及病灶的各个解剖成分，如脂肪、结缔组织、器官等。若增益设置过低，会导致一些极低回声病灶显示为无回声而误判为囊肿；若增益设置过高，将掩盖一些病灶，使囊性病灶显示为实性。

3.焦点的设置

评估病灶时，聚焦区应位于病灶中央，聚焦区放置不当可能导致伪像，图像模糊，从而造成对病变的误判。据笔者的应用体会，聚焦区置于病灶中部或后界水平可获取良好的成像效果。同时设置多个聚焦区可同时提高不同深度水平的分辨力，但也会降低成像的帧频。因此应权衡空间分辨力和时间分辨力的关系，在寻找病灶时可减少焦点数目以保证实时性，而在发现病灶后需观察细节时可适当增加焦点数目以提高空间分辨力。

4.组织谐波成像

组织谐波成像是利用超声波在组织中传播时的非线性效应，产生更高频率超声信号的原理进行成像。和基波成像相比，谐波成像能使病灶的整体、边界、内部结构和后方声影的显示都得到提高，并有助于鉴别病灶的囊实性，改善边缘的识别，提高图像质量。

5.空间复合成像

不同的厂家对空间复合成像（spatial compound imaging）有不同的称呼，如Phillip的Sono CT、GE的CRI、Siemens的Sieclear、Toshiba的AplioPure等。空间复合成像是利用电子声束偏转技术，快速采集多个不同偏转角度的扫描信息，并将其平均，形成一幅复合图像。空间复合成像能减少图像噪声，改善图像中间区域的分辨率，增强组织及病变界面回声连续性，减少各种伪像。值得指出的是，空间复合成像时，病灶的后方回声特征会变得不如普通超声明显，且后方回声增强可能显示为圆锥形。

6.弹性成像条件的设置

弹性成像仪器的设置主要包弹性增益、弹性量程、感兴趣区、测量取样框等进行调节，应根据不同的成像器官或成像部位进行灵活调节。例如，肝纤维化是弥漫性病变，应保证一定的取样面积方具代表性，正常肝组织质地较软，为区分病变肝脏，弹性量程不宜过高。而在评估乳腺或甲状腺病灶，尤其是恶性病灶时，其硬度会显著增加，因而适当提高量程。感兴趣区的选择应包括病灶和部分周边正常组织，避开囊性或者钙化区域。

二、操作技术

弹性成像检测体位、检测部位、检测深度、患者的呼吸状态均会影响成像质量。首先在成像时应尽量避开肋骨声影、气体等常规超声的各种影响因素。其次弹性成像时组织运动对弹性成像影响较大，包括患者的呼吸运动和超声探头的抖动。在肝脏弹性成像时，嘱患者平静呼吸状态下轻屏呼吸 3 ～ 5s，待图像稳定后冻结存储。为避免探头的抖动或滑动，可双手持握，或将持握探头的手肘部轻靠于患者或床沿。

第三节 超声弹性成像的临床应用

一、超声弹性成像在乳腺疾病中的应用

乳腺癌发病率高居女性恶性肿瘤榜首，但是死亡率已由2012年的第六位降至第七位，说明早期诊断和积极有效的治疗可延长患者的生存时间。超声在乳腺癌早期诊断中的应用日益受到重视，对于致密型腺体的人群筛查，已经认为与X线具有同等重要的地位，是我国乳腺癌筛查和乳腺疾病诊断的必备技术之一。超声弹性成像技术利用组织的硬度对乳腺病变进行诊断是一种新的模式，是对传统超声的补充，随着研究的深入，其临床价值逐步得到认可，第二版（2013版）的BI-RADS（Breast Imaging -Report and Data System）中正式加入了弹性成像的内容。

1.应变弹性成像在乳腺疾病中的应用

2006 年 Itoh 等提出 Tsukuba 弹性评分法评估乳腺病灶（图16-5），1分表示整个病灶呈现均一的绿色（图16-6），2分表示病灶呈蓝绿相间（图16-7），3分表示病灶中央呈蓝色，周边少量绿色（图16-8），4分表示整个病灶呈蓝色（图16-9），5分表示病灶及其周边组织均呈蓝色（图16-10）。评分越高恶性的可能性越大，1 ～ 3分倾向于良性病灶，而4 ～ 5分提示恶性可能，推荐活检。该评分法被广泛地用于鉴别乳腺良恶性肿瘤，Itoh 等的研究中该评分法鉴别乳腺肿瘤良恶性的敏感性、特异性和准确性分别为86.5%、89.9%、88.3%。在一项关于乳腺肿瘤应变弹性成像的Meta分析中，共纳入22篇文献，其中大部分

研究使用该评分法，得到的平均敏感性和平均特异性分别为83%、84%。另外该评分法与二维超声联合使用能提高BI-RADS的准确性，在一项共纳入370例患者，其中恶性150例的研究中，联合使用该评分法，在不显著减低BI-RADS敏感性（90.3%～83.9%）的同时显著提高其特异性（68.3%～87.8%）。

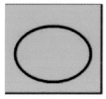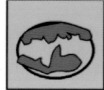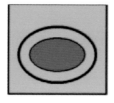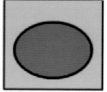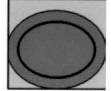

图16-5　弹性评分示意

黑色的圈表示病灶的轮廓，即病灶与周边组织的分界

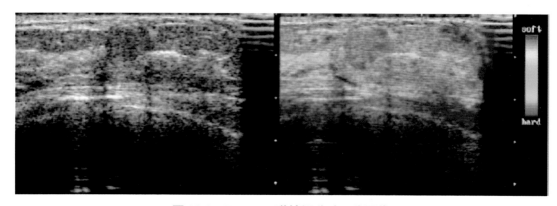

图16-6　Tsukuba弹性评分法1分图像

51岁女性，BI-RADS 2类病灶，弹性成像呈较均一的绿色，弹性评分1分，病理证实为纤维腺瘤

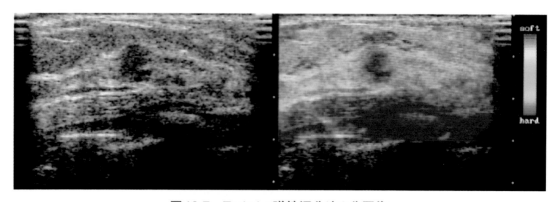

图16-7　Tsukuba弹性评分法2分图像

39岁女性，BI-RADS 3类病灶，弹性成像呈蓝绿相间，弹性评分2分，病理证实为纤维腺瘤

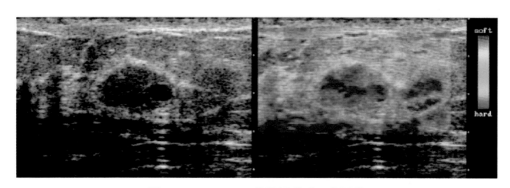

图 16-8　Tsukuba 弹性评分法 3 分图像

46 岁女性，BI-RADS 3 类病灶，弹性成像中央呈蓝色，周边少许绿色，
弹性评分 3 分，病理证实为小叶原位癌

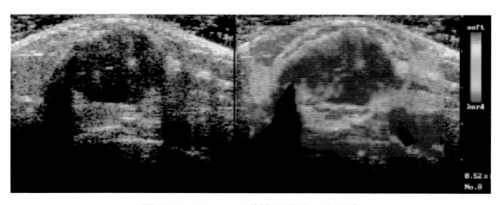

图 16-9　Tsukuba 弹性评分法 4 分图像

29 岁女性，BI-RADS 5 类病灶，弹性成像显示整个病灶呈蓝色，
弹性评分 4 分，病理证实为浸润性导管癌

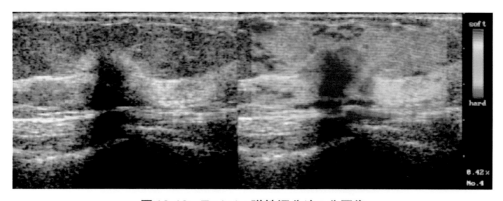

图 16-10　Tsukuba 弹性评分法 5 分图像

55 岁女性，BI-RADS 5 类病灶，病灶及其周边组织呈蓝色，弹性评分 5 分，病理证实为浸润性导管癌

图16-5～图16-10来自Itoh A，Ueno E，Tohno，E et al.Breast Disease：Clinical Application of US Elastography for Diagnosis.Radiology，2006，239：341-350.

除评分法外，乳腺病灶的硬度还可以通过比值法间接评估，包括弹性成像和二维超声两种模式下病灶长径或面积的比值（图16-11）、病灶与周围组织应变率的比值（图16-12）。恶性肿瘤呈浸润性生长，会导致肿瘤及其周围组织硬度增加，因此弹性成像时所显示的肿瘤比二维模式下大，利用长径比或面积比评估肿瘤良恶性具有可行性。病灶与周围组织的应变率比值是一种半定量参数，理论上讲比弹性评分法能更加客观地反映病灶的硬度，但其诊断价值目前尚存在争议。在Barr RG的研究中，共入组208例患者251个病灶，包括197个良性和54个恶性，以弹性成像和二维超声模式下病灶的长径比大于1为恶性、小于1为良性作为诊断标准，敏感性、特异性、阳性预测值、阴性预测值分别为100%、95%、84%、100%。

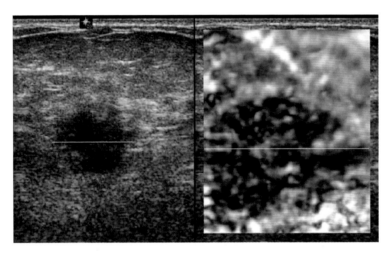

图16-11　弹性成像和二维超声模式下对乳腺病灶硬度评价

69岁女性，弹性成像和二维超声模式下肿瘤的最大径比值为1.9，病理证实为浸润性导管癌

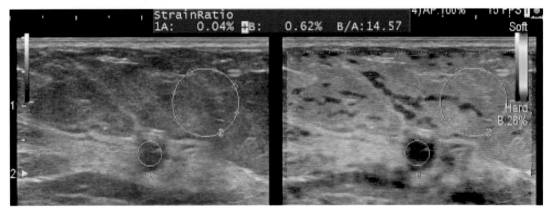

图16-12　乳腺病灶与周围组织应变率的比值对硬度的评价

65岁女性，病灶直径6mm，弹性应变率比值为14.57，病理证实为浸润性导管癌

在一项关于长径比及应变率比鉴别乳腺良恶性肿瘤的Mata分析中，这两种方法的敏感性分别为98%、88%，特异性分别为72%、83%。

2.剪切波弹性成像在乳腺疾病中的应用

剪切波弹性成像是基于剪切波速度的测量和成像的方法，通过计算剪切波的传播速度反映组织的杨氏模量值。目前已经有多项研究证实剪切波弹性成像和BI-RADS相结合，可提高BI-RADS分类的效能。2012年美国Berg W A主持的一项乳腺肿瘤剪切波弹性成像的多中心研究——BE1，共入组939个病例，其研究结果表明：所有剪切波弹性成像特征均可以提高BI-RADS分类的受试者曲线下面积，剪切波弹性成像应与二维超声特征相结合；剪切波弹性成像能对常规超声BI-RADS分类进行校正，减少不必要的穿刺活检。

剪切波弹性成像评估乳腺肿块有定性和定量两种方法。定性方法是指通过弹性成像的彩色分布类型来评估肿块的弹性。乳腺肿块剪切波弹性成像的彩色类型有不同的分类方法，Gweon将其分为四种类型：① 病灶内部及边缘颜色与周围组织无差异；② 病灶内部或边缘颜色与周围组织存在差异，但超出病灶边界垂直延伸至皮肤或胸壁；③ 病灶边缘呈彩色；④ 病灶内部彩色相间（图16-13）。其中，①和②被判定为良性特征（图16-14），③和④被判定为恶性特征（图16-15）。并对153例乳腺病灶进行定性分析，将彩色类型与传统B型超声联合可以显著提高诊断特异度，从而减少不必要的活检。Zhou等的研究则强调了"硬环征"在乳腺肿块良恶性鉴别诊断中的重要意义，二维超声联合弹性成像"硬环征"较传统二维超声显著提高诊断敏感度（98.2% vs 69.6%，$P<0.001$），并且诊断准确率显著高于二维超声联合其他SWE特征；此外能降低良性病灶的活检率（56.9% ～ 15.3%），而100%的恶性病灶能够正确选择活检。2016年，一项中国乳腺弹性成像多中心研究BE3中，纳入2262个病灶，将乳腺肿瘤弹性图的彩色分布类型概括为以下模式：① 阴性；② 垂直亮带；③ 硬环征；④ 多彩征；⑤ 中央缺失；⑥ 马蹄征；⑦ 上/下斑点状亮带（图16-16），其中硬环征、马蹄征、多彩征和中央缺失四种色彩模式均对恶性病灶有预测价值，而斑点模式和垂直亮带与恶性不相关。

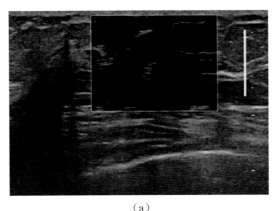 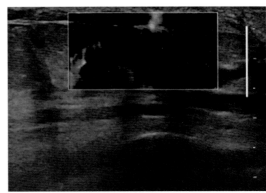

（a）　　　　　　　　　　　　　　　（b）

图 16-13

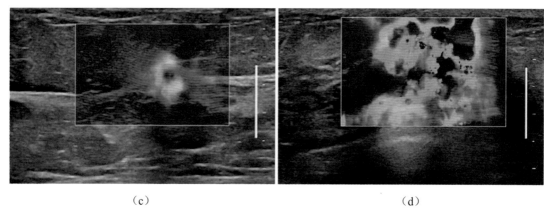

（c）　　　　　　　　　　　　　　　（d）

图 16-13　　四种彩色模式

（a）病灶内部及边缘颜色与周围组织无差异；（b）病灶内部或边缘颜色与周围组织存在差异，
但超出病灶边界垂直延伸至皮肤或胸壁；（c）病灶边缘呈彩色；（d）病灶内部彩色相间

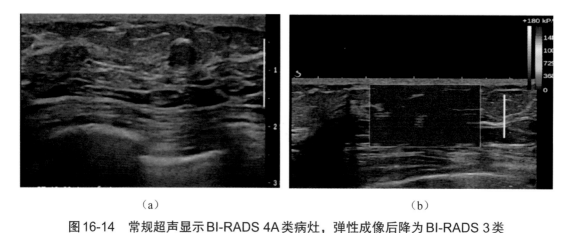

（a）　　　　　　　　　　　　　　　（b）

图 16-14　　常规超声显示 BI-RADS 4A 类病灶，弹性成像后降为 BI-RADS 3 类

女性，47岁。（a）二维超声显示病灶呈低回声，圆形，微小分叶，BI-RADS 4A 类；
（b）弹性成像呈均一的暗蓝色，故 BI-RADS 分类降为3，空心针穿刺提示为导管内乳头状瘤

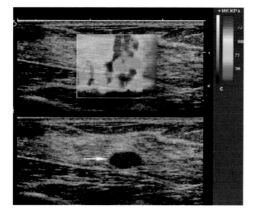

图 16-15　　常规超声显示 BI-RADS 3 类病灶，弹性成像后升为 BI-RADS 4 类

女性，67岁，二维超声显示病灶呈圆形，边缘光整（箭头所示病症区域），BI-RADS 3 类，弹性成像显示病灶及其周围组织呈不均匀多彩相间，形态不规则，穿刺活检提示浸润性导管癌

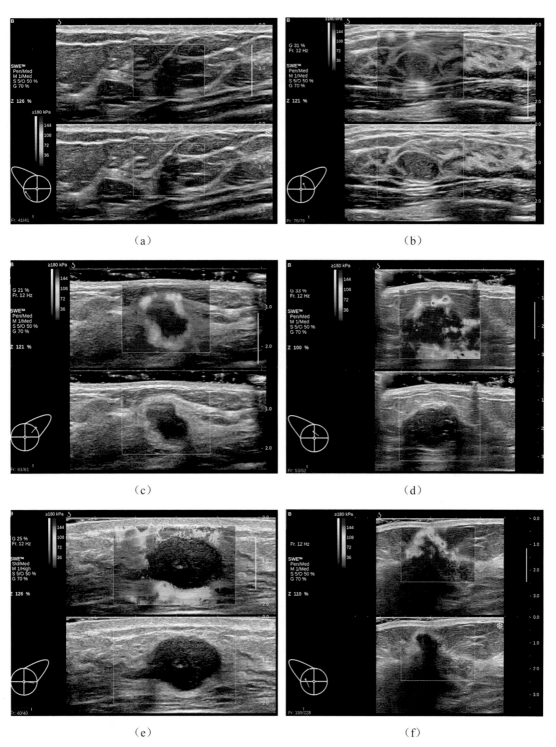

图 16-16

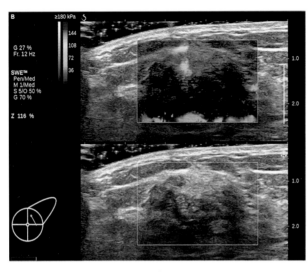

(g)

图16-16　七种彩色模式

（a）阴性；（b）垂直亮带；（c）硬环征；

（d）多彩征；（e）中央缺失；（f）马蹄征；

（g）上/下斑点状亮带

定量方法是指测量剪切波在组织中传播的速度（单位m/s）或组织的杨氏模量值（单位kPa）来反应组织的硬度。定量参数包括最大杨氏模量值（E_{max}）、平均杨氏模量值（E_{mean}）、最小杨氏模量值（E_{min}）、杨氏模量值标准差（E_{sd}）以及病灶与周围组织杨氏模量的比值（E_{ratio}），而目前这些参数各自的诊断价值及鉴别乳腺肿瘤良恶性的临界值报道不一。大型多中心研究BE1根据不同的临界值建议了积极型和保守型两套BI-RADS修正原则，协助更准确地给乳腺肿瘤BI-RADS分类，以减少不必要的穿刺活检。

（1）积极型原则　若E_{max}<80kPa，BI-RADS 4A降类，进行随访；若E_{max}>160kPa，BI-RADS 3升类，进行穿刺活检。

（2）保守型原则　若E_{max}<30kPa，BI-RADS 4A降类，进行随访；若E_{max}>160kPa，BI-RADS 3升类，进行穿刺活检。

所有BI-RADS 3类的肿块如果E_{max}值大于160kPa，升级为活检，这样可以多发现4例乳腺癌，BI-RADS 4A类肿块，如果硬度低，降为3类进行随访，可以提高穿刺的特异性和阴性预测值。BE3研究得出中国人群乳腺剪切波弹性成像定量参数诊断良恶性的临界值分别为E_{max} 60kPa，E_{mean} 24.7kPa，E_{ratio} 5.4，E_{sd} 11.2kPa，并根据BE1研究提出保守型和激进型规则。

（1）保守型　若E_{max}≤30kPa，BI-RADS 4A类病灶降为3类，若E_{max}≥160kPa，BI-RADS 3类病灶升为4类，敏感性、特异性、阳性预测值、阴性预测值分别为96.9%、66.1%、58.7%、97.7%。

（2）激进型　若E_{max}≤80kPa，BI-RADS 4A类病灶降为3类，若E_{max}≥160kPa，BI-RADS 3类病灶升为4类，特异度显著提高至86.4%，敏感度降为91.5%，阳性预测值、阴性预测值分别为91.5%和95.3%。

3.乳腺超声弹性成像的局限性

尽管弹性成像在乳腺肿瘤诊断中的价值得到了肯定，但还存在以下不足之处：① 弹性图像彩色编码和评分没有统一的标准；② 弹性成像对囊实混合性肿块的良恶性鉴别存在困难，难以区分良性肿瘤的囊性变和恶性肿瘤的坏死；③ 一些良性病变也可能是质硬的，如发生玻璃样变的纤维腺瘤、纤维化的病变、脂肪坏死等，因而会导致误诊；④ 弹性成像的质量受乳房厚度、病灶部位的影响。

综上所述，弹性成像是传统超声成像的一个重要补充，需与传统超声联合应用。2013版ACR BI-RADS指南也强调：超声通过形态、边缘及回声来评估病变良恶性的价值远大于病变的软硬度，因此弹性评估不能凌驾于形态学特征之上。

二、超声弹性成像在甲状腺疾病中的应用

甲状腺结节已成为常见病、多发病，流行病学显示，在碘充足的地区，男性、女性分别有1%、5%可触及结节，而高频超声检查检出率更高达19%～68%，其中7%～15%为甲状腺癌。如何从甲状腺结节中识别甲状腺癌，进而拟定合理的临床治疗方案，避免过度治疗，提高患者生活质量及生存率是临床面对的重要的课题。高频超声被认为是甲状腺结节首选的检查方法，而基于结节的超声特征进行细针穿刺（fine needle aspiration，FNA）细胞学检查是多个指南推荐的诊断方法。但由于甲状腺良恶性结节的声像图表现存在一定的交叉重复，降低了常规超声的诊断效能，文献报道其判断良恶性的敏感性和特异性差异较大。弹性成像能反映结节的软硬度，为甲状腺结节良恶性的鉴别提供了新的方法。

1.应变弹性成像在甲状腺结节中的应用

2007年Rago等基于Itoh关于应变弹性成像的研究，提出了5分法评价甲状腺结节的弹性（图16-17），1分表示整个病灶弹性好，2分表示病灶大部分区域弹性好，3分表示仅病灶边缘部分弹性好，4分表示病灶弹性差，5分表示病灶及周围组织弹性差。入选92例单发结节的患者，若以结节的弹性评分≥单分高度怀疑为恶性、≤低分考虑为良性作为标准，诊断的灵敏度、特异度、阳性预测值和阴性预测值分别为97%、100%、100%和98%。随后Asteria等制定4分法（图16-18），1分表示整个病灶质软，2分表示病灶大部分区域较软，3分表示大部分区域硬度大，4分表示几乎整个结节都较硬。入选86个结节，≥高分疑为恶性结节，诊断灵敏性、特异性、准确性分别为94.1%、81.0%和83.7%。上述两篇被广为引用的文献中，研究者均未评价常规超声与弹性成像联合诊断甲状腺结节的价值。而在临床工作中，弹性成像常作为常规超声的补充手段，而不是作为独立的诊断方法被应用。因此，相较于比较常规超声和弹性成像诊断甲状腺结节的价值，比较常规超声和弹性成像联合应用与单独使用常规超声诊断甲状腺结节更有意义。2012年Moon等研究了弹性成像作为常规超声补充手段的价值，共入组676例患者703个结节，认为弹性成像无论是

单独使用还是与常规超声联合，诊断甲状腺癌的效能均不优于常规超声。Shweel 等研究则表明，弹性成像联合常规超声诊断恶性结节的灵敏度、特异度、准确性和阳性预测值均较高，分别为95.4%、94.8%、82.3%和98.8%，显著优于二者单独诊断；但弹性成像单独诊断的灵敏度和阳性预测值均低于常规超声。综上所述，应变弹性成像在甲状腺结节中的应用尚需更进一步的研究。

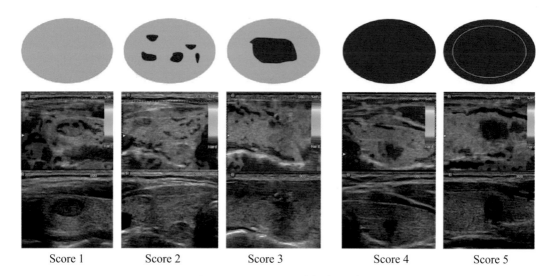

图 16-17　Rago 评分标准示意

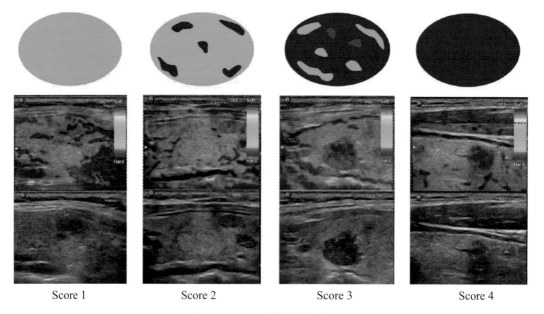

图 16-18　Asteria 弹性评分标准示意

2.剪切波弹性成像在甲状腺结节中的应用

2010年，Sebag等首次利用剪切波弹性成像诊断甲状腺结节，该研究入组93例患者146个结节，以平均杨氏模量值65kPa作为标准，敏感性、特异性分别为51.9%、97.0%，弹性成像与常规超声联合，敏感性、特异性分别为81.5%、97.0%。随后Veyrieres等的在一项包含297个结节的研究也得出了相似的诊断临界值（最大杨氏模量值66kPa），敏感性和特异性分别为80%、90.5%，作者认为SWE在鉴别甲状腺结节良恶性方面行之有效。Bhatia等研究了不同杨氏模量参数诊断甲状腺结节的价值，包括结节的最大杨氏模量值、最小杨氏模量值、平均杨氏模量值及杨氏模量值标准差、结节最硬处直径为2mm的感兴趣区的平均杨氏模量值。这些参数中结节最硬处直径为2mm的感兴趣区的平均杨氏模量值诊断效能最高，以34.5kPa为临界值，诊断的敏感性、特异性分别为76.9%、71.1%。Kim等也研究了弹性成像不同参数与常规超声联合诊断甲状腺结节的价值，包括结节最硬处的最大杨氏模量值、最小杨氏模量值、平均杨氏模量值、杨氏模量值标准差以及病灶与带状肌的平均杨氏模量值的比值。上述参数中，以结节最硬处最小杨氏模量值53kPa为诊断标准，获得最大曲线下面积0.663。不过尽管常规超声联合弹性成像比单独常规超声诊断的特异性显著提高，但曲线下面积与单独使用常规超声差异无统计学意义。Szczepanek-Parulska等在一项122名患者393个结节的研究中分析了各种常规超声特征及剪切波弹性成像定量及定性诊断甲状腺结节的效能，以结节最大杨氏模量值50kPa为标准获得较高的比值比（OR40.8），敏感性、特异性分别为95.2%、67.1%。由此可见，剪切波弹性成像在甲状腺疾病中的应用价值尚存争议。

3.弹性成像在FNA判断为不明确的结节中的应用

FNA结果推荐采用Bethesda分类，其中3类指意义不明的滤泡性病变或非典型病变，4类指滤泡性肿瘤或可疑滤泡性肿瘤，这两类结节统称为不明确的结节。不明确的结节中相当一部分是恶性，给临床带来了很大的困扰。针对此类结节的处理有再次穿刺，分子检测或诊断性手术等，效果均不尽人意。有研究者试图应用弹性成像评估FNA不能明确的或无法诊断的结节。Rago首先对此进行了研究，并认为弹性成像优于各项可疑的超声征象，能对FNA不能明确的结节进行风险分层。随后的两项研究也证实了弹性成像定性和定量的方法预测这部分结节良恶性的有效性。然而Lippolis等却得到了相反的结论。所以弹性成像对FNA不能明确或无法诊断的结节的价值尚无定论。

三、超声弹性成像在肝纤维化中的应用

超声弹性成像技术在浅表器官的检查中相对较为成熟，但在腹部诸如肝脏、胆囊、胰腺等较深的脏器的应用具有一定的特殊性，与浅表器官不同，其价值有待进一步研究。故本小节仅简要介绍弹性成像在肝脏疾病中的研究现状。

在弥漫性肝病变中，肝组织出现纤维化等病理改变时，肝脏的弹性也发生改变。临床常根据超声图像的回声增粗增强、边缘不光整等表现提示肝纤维化，其敏感性较差。病理检查是肝纤维化诊断的金标准，但其是一种有创性检查，且取样部位、大小及观察者之间的主观差异等，均会影响病理检查结果。超声弹性成像技术则可以通过对肝脏硬度的评估，早期诊断肝纤维化，有利于早期临床干预。肝纤维化的超声弹性成像方法包括Fibroscan瞬时弹性成像系统、静态/准静态压缩的超声弹性成像、ARFI、SWE等。其中瞬时弹性成像应用较为广泛，并被欧洲肝病学会、亚太肝病协会、中华医学会肝病学分会等推荐为无创评估肝纤维化的重要手段，欧洲超声联合会（EFSUMB）、世界超声联合会（WFUMB）、美国超声放射协会等先后发表了弹性成像的临床应用指南或专家共识，肯定了超声弹性成像在肝纤维化评估中的价值，同时也明确指出应用弹性成像评估肝纤维化时，需考虑不同病因、不同弹性成像技术及设备的差异。

Meng等研究证实压迫性弹性成像和FibroScan技术对肝纤维化及肝硬化有相似且良好的诊断效能。Cassinotto等证实超声剪切波成像、ARFI及FibroScan对肝纤维化各期的诊断都具有良好的效果，其中超声剪切波成像诊断中晚期肝纤维化的效果优于ARFI，诊断晚期肝纤维化的效果则优于FibroScan。Dillman等研究结果表明，声触诊成像与定量技术（virtual touch tissue imaging and quantification，VTIQ）对肝纤维化分级有诊断意义，声触诊组织定量技术（virtual touch tissue quantification，VTQ）对肝纤维化程度与炎症程度均有诊断意义，且二者诊断结果高度相关（$r = 0.79$，$P<0.01$）。Goertz等研究发现20名健康志愿者肝脏剪切波传播速度SWV平均值为1.09m/s，Takahashi等发现SWV与肝纤维化程度Metavir分期有关，以SWV对慢性肝病肝纤维化程度进行分期。轻度（2期）：SWV为1.34～1.43m/s。重度（3期）：SWV为1.44～1.79m/s。肝硬化（4期）：SWV>1.80m/s。

弹性成像在肝脏的应用中还存在诸多局限，肝脏本身的特殊性占据重要因素，肝脏位于腹腔内，表面覆盖肋骨，扫查时存在盲区。肝脏大血管、胆管走行存在个体差异，进行超声弹性成像时弹性值的比较可能存在误差。另外肝脏体积较大，各肝叶位置存在差别，对不同肝叶测得的弹性值进行比较时，可能存在误差。肝脏良恶性肿瘤的组织学类型多样，各种类型的恶性肿瘤之间硬度也存在差异。

（王芬　常才）

参考文献

[1] Kwak J Y, Kim E K. Ultrasound elastography for thyroid nodules: recent advances. Ultrasonography, 2014, 33(2): 76.

[2] Sigrist R M S, Liau J, Kaffas A E, et al. Ultrasound elastography: review of techniques and clinical applications.

Theranostics, 2017, 7(5): 1305.

[3]　Itoh A, Ueno E, Tohno E, et al. Breast Disease: Clinical Application of US Elastography for Diagnosis. Radiology, 2006, 239: 341-350.

[4]　Barr R G, Nakashima K, Amy D. et al. WFUMB Guidelines and Recommendations for Clinical Use of Ultrasound Elastography: Part 2: Breast. Ultrasound in Medicine & Biology, 2015, 41: 1148-1160.

[5]　Berg W A, Cosgrove D O, Doré C J, et al. Shear-wave Elastography Improves the Specificity of Breast US: The BE1 Multinational Study of 939 Masses. Radiology, 2012, 262: 435-449.

[6]　Gweon H M, Youk J H, Son E J, et al. Clinical application of qualitative assessment for breast masses in shear-wave elastography. European Journal of Radiology, 2013, 82: e680-e685.

[7]　Zhou J, Zhan W, Chang C, et al. Breast Lesions: Evaluation with Shear Wave Elastography, with Special Emphasis on the "Stiff Rim" Sign. Radiology, 2014, 272: 63-72.

[8]　Rago T, Santini F, Scutari M, et al. Elastography: New Developments in Ultrasound for Predicting Malignancy in Thyroid Nodules. The Journal of Clinical Endocrinology & Metabolism, 2009, 2: 2917-2922.

[9]　Shweel M, Mansour E. Diagnostic performance of combined elastosonography scoring and high-resolution ultrasonography for the differentiation of benign and malignant thyroid nodules. European Journal of Radiology, 2013, 82: 995-1001.

[10]　Sebag F, Vaillant-Lombard J, Berbis J, et al. Shear Wave Elastography: A New Ultrasound Imaging Mode for the Differential Diagnosis of Benign and Malignant Thyroid Nodules. The Journal of Clinical Endocrinology & Metabolism, 2010, 95: 5281-5288.

[11]　Veyrieres J B, Albarel F, Lombard J V, et al. A threshold value in Shear Wave elastography to rule out malignant thyroid nodules: A reality? European Journal of Radiology, 2012, 81: 3965-3972.

[12]　Meng F, Zheng Y, Zhang Q, et al. Noninvasive Evaluation of Liver Fibrosis Using Real-time Tissue Elastography and Transient Elastography (FibroScan). Journal of Ultrasound in Medicine, 2015, 34: 403-410.

第三篇

超声新技术

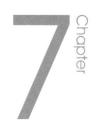

第十七章　二维斑点追踪技术成像原理与应用

二维斑点追踪技术（two-dimensional speckle tracking imaging，2D STI）是近年来发展的一项新技术，能够早期、敏感地检测心肌的整体和局部功能，受到临床认可及广泛应用。

第一节　二维斑点追踪技术的概述及成像原理

2D STI 是在高帧频的二维灰阶图像的基础上，把心肌组织视为无数个像素点，即心肌内均匀分布的"斑点"，通过自相关技术和最佳模式匹配技术，随心动周期逐帧扫描感兴趣区内心肌斑点的位置，并与上一帧图像中的心肌斑点位置相比较，计算出感兴趣区内心肌的位移大小，重建心肌组织的实时运动和形变，从而定量检测心肌运动信息，见图17-1。

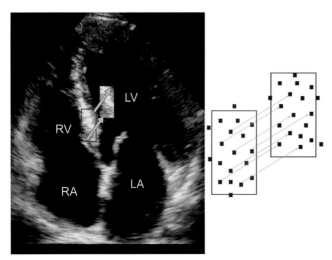

图 17-1　2D STI 成像原理

LV—左心室；LA—左心房；
RV—右心室；RA—右心房

左心室心肌的收缩和舒张运动与心肌纤维的螺旋排列密切相关。在左心室心肌收缩时，右手螺旋走行的浅层心肌和左手螺旋走行的深层心肌协同收缩，使心肌纵向缩短，中层环行肌束使心肌径向增厚，心室腔周径缩小，同时使左心室呈"拧毛巾"样扭转，舒张期则相反运动。因此，左心室收缩和舒张包括四部分运动：纵向运动、径向运动、圆周运动、旋转及扭转运动，见图17-2。2D STI 由于采用斑点追踪的原理，没有角度依赖性，因而可以检测心肌各个方向的运动，全面评价心肌功能。

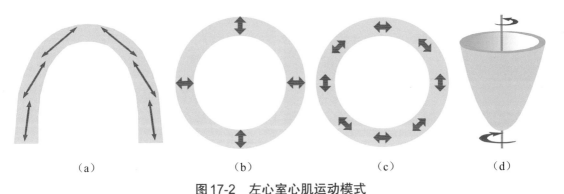

（a）　　　　　　　（b）　　　　　　　（c）　　　　　　　（d）

图17-2　左心室心肌运动模式

（a）纵向运动；（b）径向运动；（c）圆周运动；（d）旋转及扭转运动

第二节　二维斑点追踪技术的图像采集及图像分析

一、图像采集

患者左侧卧位，平静呼吸，连接体表心电图。分别采集二尖瓣水平左心室短轴切面、乳头肌水平左心室短轴切面和心尖水平左心室短轴切面，以及心尖四腔心切面、心尖二腔心切面和心尖长轴切面连续3个心动周期的二维动态图像。

二、图像分析

与TDI分析参数类似，2D STI 也可以测量心肌位移、速度、应变和应变率，此外，还可以检测心脏扭转参数。2D STI 获取的心肌运动位移是速度、应变和应变率的基础，各参数可以相互转化。

（一）位移

2D STI可以自动计算出感兴趣区内心肌的位置变化，即位移，见图17-3（a）。

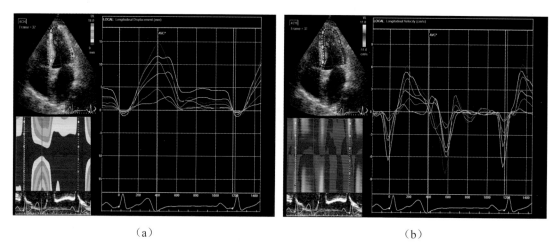

（a）
（b）

图17-3　2D STI检测心肌位移曲线图和速度曲线图

（a）位移曲线图；（b）速度曲线图

（二）速度

2D STI自动将获取的心肌运动位移进行时间微分，可获得心肌运动的速度，见图17-3（b）。

（三）应变和应变率

应变（strain，S）也称应变力，用来描述心肌发生形变的能力。常用心肌长度的变化值占心肌初始长度的百分数表示，用公式表示为 $S = \Delta L / L_0 = (L - L_0)/L_0$，$\Delta L$ 为心肌长度的变化值，L_0 为心肌初始长度，L 为心肌发生形变后的长度。应变无单位，以百分数表示。2D STI将获取的心肌运动位移进行空间微分，可获得心肌的应变，并分别检测左心室心肌纵向、径向和圆周应变，见图17-4。

1. 左心室纵向应变

左心室纵向应变（longitudinal strain，LS）反映左心室长轴方向上的运动。2D STI将左心室舒张末期时的心肌长度设定为心肌初始长度。与心肌初始长度比较，当左心室心肌为缩短状态时，LS为负值；当左心室心肌为伸长状态时，LS为正值。左心室所有节段心肌LS的平均值为左心室整体纵向应变（global longitudinal strain，GLS），见图17-4（a）。

2. 左心室径向应变

左心室径向应变（radial strain，RS）反映左心室短轴方向上的向心性运动。2D STI将左心室舒张末期时的心肌厚度设定为心肌初始厚度。与心肌初始厚度相比，当左心室心肌为增厚状态时，RS为正值；当左心室心肌为变薄状态时，LS为负值。左心室所有心肌节段RS的平均值为左心室整体径向应变（global radial strain，GRS），见图17-4（b）。

3.左心室圆周应变

左心室圆周应变（circumferential strain，CS）反映左心室短轴方向上的环形运动。2D STI将左心室舒张末期时的左心室腔周径设定为左心室腔初始周径。与左心室腔初始周径相比，当左心室腔周径为缩小状态时，CS为负值；当左心室腔周径为增大状态时，CS为正值。左心室所有心肌节段CS的平均值为左心室整体圆周应变（global circumferential strain，GCS），见图17-4（c）。

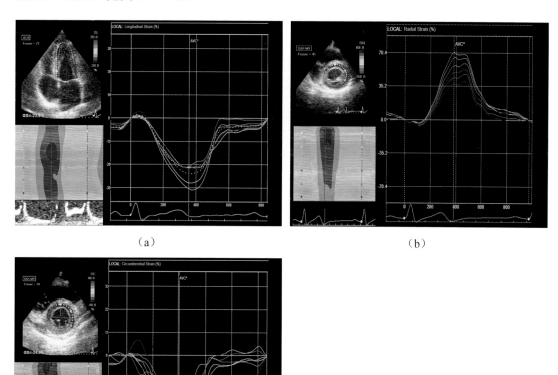

（a）　　　　　　　　　　　　　　　　　（b）

（c）

图17-4　2D STI应变成像图

（a）心尖四腔心左心室纵向应变曲线；（b）左心室短轴二尖瓣水平径向应变曲线；（c）左心室短轴二尖瓣水平圆周应变曲线

应变率（strain rate，SR）用来描述心肌发生形变的速率，单位为1/s或s^{-1}，可将应变进行时间微分得到，包括左心室纵向应变率、径向应变率和圆周应变率，见图17-5。

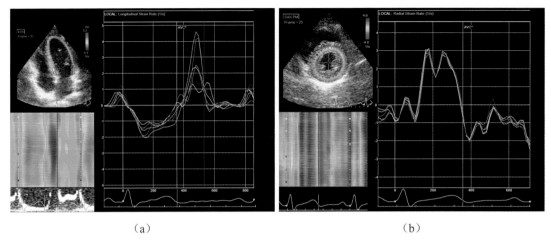

（a）   （b）

图 17-5　2D STI 应变率成像图

（a）心尖四腔心左心室纵向应变率曲线；（b）左心室短轴二尖瓣水平径向应变率曲线

（四）左心室旋转和扭转

左心室旋转（left ventricular rotation，LVR）表示心脏短轴方向的旋转角度。从心尖向心底方向观察，在收缩期心尖部为逆时针旋转，心底部为顺时针旋转，形成左心室扭转运动（left ventricular twist，LVT），有利于心室射血，舒张期则相反运动。用正值表示逆时针旋转，负值表示顺时针旋转。因而，在左心室收缩期时，心尖部旋转为正值，心底部旋转为负值。LVT 为心尖部旋转和心底部旋转的矢量和，其大小和方向取决于跨壁应变梯度和心外膜下心肌与心内膜下心肌之间的相对运动，见图 17-6。

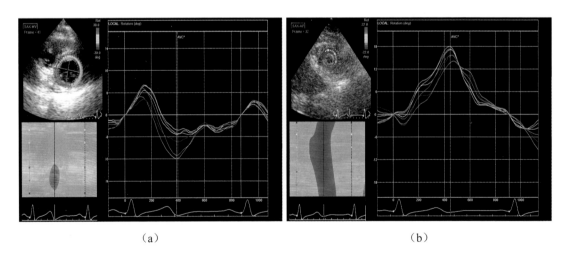

（a）   （b）

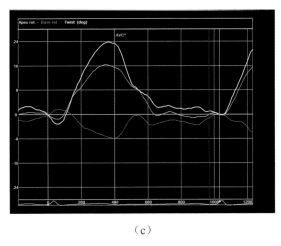

（c）

图 17-6　左心室扭转曲线图

（a）左心室心底部旋转曲线；（b）左心室心尖部旋转曲线；（c）左心室扭转曲线

目前，虽然二维斑点追踪技术参数较多，但是左心室整体 LS 更加稳定，重复性更好，临床应用广泛。2015 年美国超声心动图学会提出的心腔定量指南也明确将 GLS 推荐为评价左心室整体收缩功能的可靠指标之一，并且推荐 GLS ＜ –20% 为正常参考值。

三、注意事项

由于 2D STI 测量左心室应变是半自动的方法，因而受到技术因素的影响。因此，在使用 2D STI 时，需要注意避免这些因素对结果的干扰。

1.优化二维图像质量

高质量的二维灰阶图像是保证 2D STI 准确追踪心肌斑点的关键。因而，需要通过调整聚焦定位，调整扇区深度和宽度以及避免超声伪像等方法，来保证斑点追踪的质量。

此外，高质量的二维灰阶图像还需要足够的帧频。对于正常心率的患者，图像帧频应控制在 40 ～ 80 帧/s；而对于心动过速的患者，建议更高的帧频。

由于在左心室心尖切面测得的左心室 LS 自心底部到心尖部依次递减，因而需避免心尖切面"心尖缩短"现象对左心室 LS 的影响。

2.左心室心肌节段的划分

左心室心肌节段划分方法有多种类型，包括 16 节段法、17 节段法和 18 节段法。不同的左心室心肌节段划分方法导致左心室整体和局部应变的数值也不同。目前，尽管 18 节段法导致心尖部心肌在左心室心肌中所占权重过高，但是 18 节段法相对简单，更适合描述左心室心肌力学。

将左心室所有心肌节段组成多个同心圆环由外向内依次排列，使左心室心肌呈放射性分布，形成牛眼图或靶心图。自外向内的圆环分别代表左心室短轴二尖瓣水平、乳头肌水平和心尖水平，同时将各个心肌节段的位移、速度、应变或应变率编码为不同的颜色显示在牛眼图中，可以快速、直观地显示左心室整体收缩功能和异常运动的心肌节段，见图17-7。

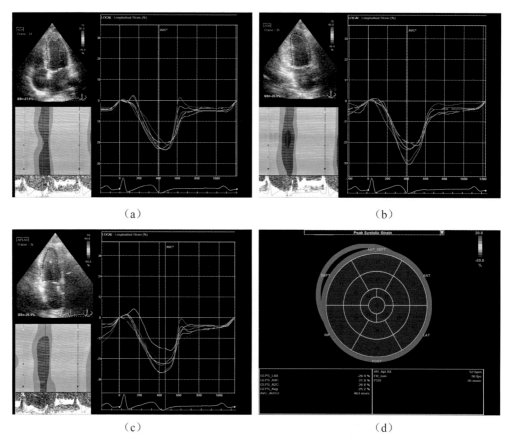

（a）　　　　　　　　　　　　　　　　（b）

（c）　　　　　　　　　　　　　　　　（d）

图17-7　左心室纵向应变图

（a）心尖四腔心切面纵向应变曲线；（b）心尖二腔心切面纵向应变曲线；

（c）心尖长轴切面纵向应变曲线；（d）整体纵向应变牛眼图

3.心动周期的选择

除了心房颤动的患者，由于呼吸的影响，不同心动周期所测得的应变值可存在轻微的差异。若不同心动周期之间的应变值变异度过大时，应嘱患者屏气后重新采集图像。

4.基准点和描记线的选择

由于2D STI是半自动的方法，手动选择基准点并描记左心室心内膜之后，软件才能自动定义左心室的心底部和心尖部，进而划分心肌节段。因此，需准确选择基准点和调整描记线。若将基准点置于二尖瓣环的左心房侧或者左心室流出道侧，均可低估应变的大小。

5.感兴趣区域的选择

感兴趣区域包括左心室内层心肌、中层心肌、外层心肌和全层心肌。由于内层心肌应变最大，而外层心肌应变最小，因此需要选择合适的感兴趣区域的宽度。若感兴趣区域选择过宽时，将影响追踪质量。心包层的选入将低估左心室心肌的应变值。若感兴趣区域选择过窄时，测量重复性会降低。此外，感兴趣区域不应包含左心室乳头肌。

6. 时相的选择

应变指心肌相对于初始长度发生的形变，心肌初始长度的设定将影响应变的大小。2D STI将左心室舒张末期的心肌长度默认为心肌初始长度。因而，需根据二尖瓣（完全关闭时的前一帧）和心电图（QRS波的起始点）手动调整基线时刻至左心室舒张末期。

目前，应变包括收缩期峰值应变、收缩末期应变和峰值应变。一般推荐使用收缩期峰值应变，见图17-8。

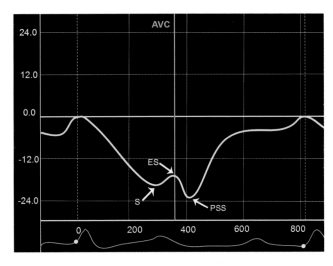

图17-8 左心室心肌收缩期峰值纵向应变、收缩末期纵向应变和峰值纵向应变

ES—收缩末期纵向应变；PSS—峰值纵向应变；S—收缩期峰值纵向应变

7. 追踪不良心肌节段的排除

由于受图像质量的影响，左心室侧壁和心尖部心肌常常会出现心肌斑点追踪不良的情况，而追踪不良的心肌应变值将严重影响左心室整体应变的大小。若某一个切面至少有两个节段心肌追踪不良时，则计算左心室整体应变时应排除该切面。

第三节 二维斑点追踪技术的临床应用

2D STI克服了组织多普勒成像多普勒角度依赖的影响，可从纵向、径向、圆周运动以及旋转和扭转等方面全面、敏感地评价心肌运动，在早期评价心肌功能方面优于LVEF，为临床精准诊断、疗效评价以及预后判断提供有利的依据，具有广泛的临床应用价值。尤其左心室整体纵向应变，以其敏感性和准确性高及重复性好等优势，纳入美国超声心动图学会心腔定量指南，成为评价左心室整体收缩功能的重要参数之一，并推荐正常值为–20%，得到临床广泛应用。

一、鉴别左心室心肌肥厚

多种心脏疾病可表现为左心室心肌肥厚，如心脏淀粉样变性（cardiac amyloidosis，CA）、肥厚型心肌病（hypertrophic cardiomyopathy，HCM）、高血压性心脏病和生理性心肌肥厚等。然而，当这类疾病处于早期发展阶段或者常规超声心动图表现不典型时，鉴别诊断极其困难。2D STI不仅可以准确评价左心室心肌肥厚患者的收缩功能，而且可以辅助常规超声心动图进行鉴别诊断。

1.心脏淀粉样变性

CA是一种不可溶性的淀粉样蛋白在心肌间质和血管周围渗透性浸润的疾病，可导致左心室心肌肥厚和限制型充盈障碍。CA最常累及心肌，典型的超声心动图表现为：左心室壁增厚，呈颗粒样回声增强；左心室舒张呈限制型充盈障碍；左心室射血分数可为正常。当病变累及瓣叶等结构时，可表现为瓣叶增厚，心房壁、房间隔、主动脉以及肺动脉亦不同程度增厚，心包积液等。然而，在CA早期，常规超声表现多不典型，主要表现为左心室心肌轻度增厚，此时2D STI通过检测左心室纵向应变，对明确诊断具有独特的价值。

研究表明，CA患者形态学和功能学重构可导致左心室整体收缩功能参数LVEF和GLS的不同步减低，以GLS减低更显著，CA患者LVEF与GLS的比值（LVEF/GLS）常常大于4.1。此外，由于淀粉样蛋白在左心室基底段、中间段和心尖段心肌的沉积依次减少，导致左心室基底段和中间段LS显著减低，而左心室心尖段LS正常或轻度减低，这种现象称为左心室LS"心尖保留"。研究表明，左心室心尖段心肌平均LS大于基底段心肌平均LS与中间段心肌平均LS之和，且左心室心尖段与基底段心肌LS的绝对值之差大于8%。LVEF/GLS以及左心室LS"心尖保留"为CA与其他左心室心肌肥厚性疾病的鉴别诊断提供了有利的依据，见图17-9。

2.肥厚型心肌病

HCM是一种不能用异常心脏负荷解释的心室肌肥厚的疾病。HCM典型的超声心动图表现为：左心室壁非对称性肥厚，肥厚的心肌回声增强、紊乱等。然而，对于早期HCM或者特殊类型的HCM的患者，与其他左心室肥厚性疾病的鉴别诊断比较困难，2D STI可通过评价左心室应变辅助诊断。

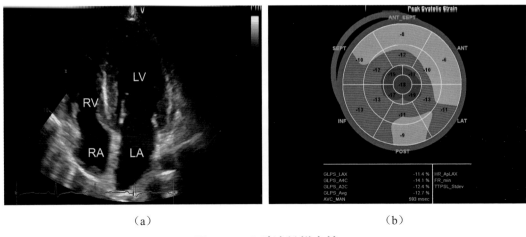

（a）　　　　　　　　　　　　　　　（b）

图 17-9　心脏淀粉样变性

（a）左心室心尖四腔心切面二维图像，显示心肌增厚；（b）左心室纵向应变牛眼图，

显示整体纵向应变明显减低，但心尖应变保留。LA—左心房；

LV—左心室；RA—右心房；RV—右心室

　　研究表明，HCM 患者左心室 GLS 明显减低，且左心室局部心肌 LS 与左心室心肌厚度以及纤维化程度显著相关，即左心室局部心肌 LS 最低的部位通常也是心肌最厚或纤维化最严重的部位，见图 17-10。而对于处于早期阶段的 HCM 患者，左心室 GRS 可正常或轻度增大。此外，左心室收缩同步性（即左心室各个心肌节段 LS 的达峰时间标准差）也与HCM 心肌纤维化程度显著相关。

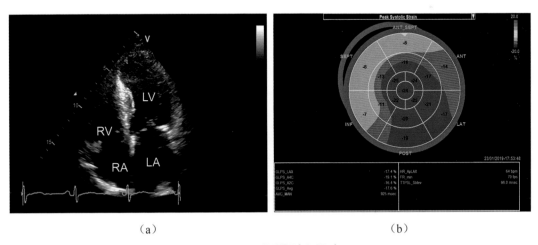

（a）　　　　　　　　　　　　　　　（b）

图 17-10　肥厚型心肌病

（a）左心室心尖四腔心切面二维图像，显示室间隔明显增厚；

（b）左心室纵向应变牛眼图，显示整体纵向应变减低，且以增厚的室间隔减低显著。

LA—左心房；LV—左心室；RA—右心房；RV—右心室

3.高血压性心脏病

高血压性心脏病早期超声表现为左心室心肌向心性肥厚，增厚的心肌内部回声均匀，LVEF可表现为正常，但是GLS可显著减低，见图17-11。当高血压性心脏病发展到晚期时，左心室心肌呈离心性肥厚，GLS可进一步减低。

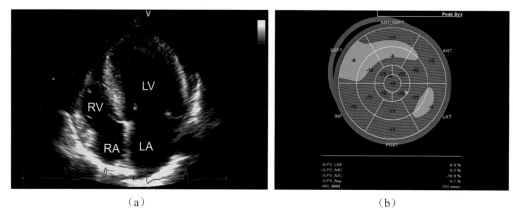

（a） （b）

图 17-11　高血压性心脏病

（a）左心室心尖四腔心切面二维图像，显示心肌均匀性增厚，LVEF正常（62%）；

（b）左心室纵向应变牛眼图，显示整体纵向应变明显减低。

LA—左心房；LV—左心室；RA—右心房；RV—右心室

4.左心室心肌生理性肥厚

经过数年高强度体育训练的运动员，左心室心肌呈生理性肥厚，但GLS正常或轻度增大。

二、肿瘤心脏病

随着化疗药物广泛应用于肿瘤治疗领域，肿瘤化疗导致的心功能障碍得到临床密切关注。因而，采用无创的心脏影像学检查监测肿瘤患者化疗期间和化疗后心脏功能的变化，为临床医生制定和修订肿瘤化疗方案具有重要的临床意义。

超声心动图是肿瘤患者化疗前、中、后心脏功能评价的首选心脏影像学检查方法。LVEF是超声心动图监测左心室功能最常用的指标。美国超声心动图学会和欧洲心血管影像协会联合发布的关于成人肿瘤患者治疗时和治疗后多模态影像技术评价的专家共识将LVEF下降超过基线水平的10%或下降至53%以下定义为肿瘤化疗相关性心功能障碍（cancer therapeutics–related cardiac dysfunction，CTRCD）。

然而，LVEF无法早期反映肿瘤化疗患者左心室收缩功能的细微变化，测量重复性差，容易受到化疗期间心脏负荷的影响（如化疗静脉给药导致容量增加，或化疗引起的呕吐或腹泻导致容量减少）。此外，Ⅰ类化疗药物（如蒽环类药物）具有剂量依赖性，可导致心肌细胞凋亡，对心脏功能的影响往往是不可逆的。而这类患者若已检测到LVEF减低时，已错失纠正心脏功能的最佳时机。采用2D STI测量GLS可早期识别肿瘤化疗患者亚临床左心室功能障碍，进而给予早期治疗，阻止向左心室重构和心力衰竭的发展，进而预防CTRCD的出现。

美国超声心动图学会和欧洲心血管影像协会联合发布的关于成人肿瘤患者治疗时和治疗后多模态影像技术评价的专家共识推荐。① 对于每一位计划使用肿瘤化疗药物的患者，应尽量进行治疗前的超声心动图基线评价。② 对于使用Ⅰ类化疗药物（如蒽环类）且化疗剂量小于240mg/m²的患者，应在完成化疗后进行超声心动图随访；对于使用Ⅰ类化疗药物且化疗剂量超过240mg/m²的患者，应在每个化疗周期前进行一次额外随访。而对于使用Ⅱ类化疗药物（如曲妥珠单抗）的患者，化疗期间每3个月进行一次超声心动图检查。③ 与基线值相比较，当GLS相对下降值＜8%时，提示无左心室功能障碍；当GLS相对下降值＞15%时，提示亚临床左心室功能障碍。当GLS出现异常时，需要在2～3周后进行重复测量进行确认。④ 由于不同的超声心动图仪器和分析软件可能会导致应变值的不同，因而，当采用2D STI对肿瘤化疗患者进行随访时，应尽量采用相同的超声仪器和分析软件，见图17-12。

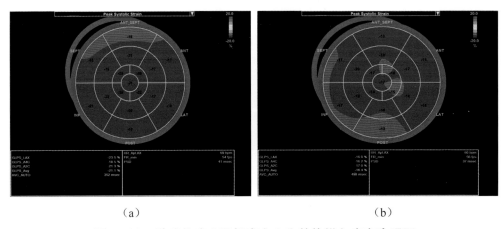

(a) (b)

图17-12 肿瘤化疗心肌损害左心室整体纵向应变牛眼图

（a）化疗前基础状态，可见左心室整体纵向应变正常，GLS为−21.1%；

（b）化疗6个月后，可见左心室整体纵向应变减低，GLS为−16.4%

三、冠状动脉粥样硬化性心脏病

冠状动脉粥样硬化性心脏病（coronary atherosclerotic heart disease，CHD），简称冠心病，其病理基础是冠状动脉粥样硬化斑块的形成造成冠状动脉管腔狭窄，引起冠状动脉血流灌注减少，导致心肌缺血。随着我国冠心病的发病率、死亡率逐年升高，对冠心病患者的早期诊断和治疗也逐渐引起临床重视。

1.预测冠状动脉狭窄程度

对于临床可疑冠心病的患者，需要通过心电图运动负荷试验或负荷超声心动图来预测冠状动脉狭窄程度，进而辅助制定治疗方案以及判断预后。然而，在心电图运动负荷试验阳性的患者中，只有41%的患者被冠状动脉造影证实存在冠状动脉阻塞性病变。一项大规模的荟萃分析显示，GLS＜−18.8%预测冠状动脉中重度狭窄的敏感度和特异度分别为74.4%和72.1%。尽管通过2D STI检测GLS判断冠状动脉中重度狭窄的敏感度和特异度与心电图运动负荷试验相近，但其不受患者运动能力的限制，更加安全，见图17-13。

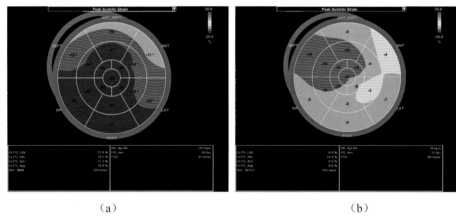

（a） （b）

图17-13 冠状动脉狭窄左心室整体纵向应变牛眼图

（a）冠状动脉轻度狭窄，可见左心室整体纵向应变略减低，GLS为−18.9%；
（b）冠状动脉重度狭窄，可见左心室整体纵向应变明显减低，GLS为−9.8%

2.判断心肌缺血

传统的二维超声心动图主要通过肉眼观察心肌室壁运动来判断心肌缺血，但其测量的准确性和可重复性差，主观性强，对超声医师的经验有较大的依赖性。并且，当心肌缺血处于早期阶段或者心肌内侧支循环代偿良好时，室壁运动往往正常。而2D STI可通过检测左心室LS，更加早期、敏感地判断心内膜下心肌缺血，提高了超声心动图判断心肌缺血的能力。

3.鉴别心内膜下心肌梗死和透壁性心肌梗死

心内膜下心肌梗死的LS明显减低，而RS和CS不减低或轻度减低；透壁性心肌梗死的LS、RS和CS均明显减低，见图17-14。有研究表明，以CS＜−13.6%鉴别透壁性心肌梗死的敏感度和特异性分别为73%和72%。

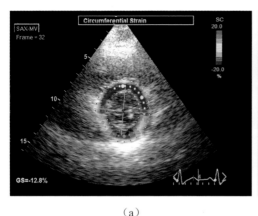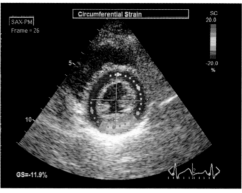

（a）　　　　　　　　　　　　　　（b）

图17-14　透壁性心肌梗死左心室圆周应变图
（a）左心室短轴二尖瓣水平，CS减低，为–12.8%；
（b）左心室短轴乳头肌水平，CS减低，为–11.9%

4.识别存活心肌

传统的二维超声心动图通过观察室壁运动无法判断存活心肌。对于室壁运动减低或者室壁运动消失的心肌，采用2D STI测量左心室心肌应变，出现"收缩后收缩"提示存在心肌主动收缩，即存在存活心肌。

传统的二维超声心动图结合多巴酚丁胺负荷超声可以判断存活心肌，但其敏感度和特异度不高。而2D STI结合多巴酚丁胺负荷试验可以无创性检测心肌梗死后的存活心肌的部位和范围。对于有存活的心肌纤维，通过滴注多巴酚丁胺后，GLS和局部心肌应变部分恢复；而对于无存活的心肌纤维，通过滴注多巴酚丁胺后，GLS和局部心肌应变均不能恢复。

5.评价心肌灌注疗效

2D STI可评价局部心肌组织灌注状态与心肌应变恢复之间的关系。若心肌应变提高，提示心肌灌注得到改善。

四、心脏瓣膜病

2D STI可以帮助无症状的中重度心脏瓣膜病患者手术时机的确定。以往手术时机的确定需要根据患者的体征、病变严重程度以及对左心室容量和功能的影响。然而，LVEF减低通常是心脏瓣膜病的晚期结局，提示不可逆转的心肌损伤。2D STI可以在LVEF减小之前早期识别心脏瓣膜病患者的心肌损伤，帮助选择最佳的外科干预时机，并进一步帮助判断疗效及预后。此外，2D STI可以帮助心脏瓣膜病患者判断病变严重程度、评价疗效和判断预后。研究表明，对于低流量、低压差且LVEF正常的重度主动脉瓣狭窄患者，GLS显著减低，并且与主动脉瓣狭窄程度呈负相关；同时，对该患者行TAVR术以后，尽管 LVEF 无明显变化，但是 GLS 已显著改善；并且，术前每搏量指数 ≤ 35mL/m² 且 GLS>−15% 是其术后低存活率的独立预测因素。

五、鉴别缩窄性心包炎和限制型心肌病

缩窄性心包炎是由于心包慢性炎症所导致心包增厚、粘连甚至钙化，使心脏舒张受限，进而引起全身血液循环障碍的疾病。由于限制型心肌病也主要表现为左心室舒张受限，其临床症状和体征与缩窄性心包炎极为相似，临床需要对两者进行鉴别诊断。

然而，常规超声心动图对两者的鉴别比较困难。2D STI 能够全面准确评价左心室纵向、径向和圆周应变以及左心室整体扭转运动，帮助两者的鉴别。缩窄性心包炎主要影响心外膜下心肌纤维，而心内膜下心肌纤维相对不受影响，因而导致 GCS 和 LVT 显著减低，而 GLS 和 GRS 保持不变；相反，限制型心肌病主要影响心内膜下心肌纤维，而心外膜下心肌纤维相对不受影响，因而导致 GLS 和 GRS 显著减低，而 GCS 和 LVT 保持不变，见图 17-15。

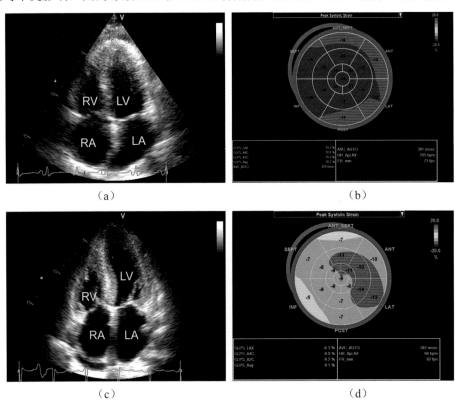

（a）　　　　　　　　　　　　　（b）

（c）　　　　　　　　　　　　　（d）

图 17-15　缩窄性心包炎和限制型心肌病

（a）缩窄性心包炎心尖四腔心二维图像，可见心包增厚、粘连，回声增强，双心房增大；（b）缩窄性心包炎左心室整体纵向应变牛眼图，GLS 无明显减低，为 −18.7%；（c）限制型心肌病心尖四腔心二维图像，可见心肌轻度增厚，双心房增大；（d）限制型心肌病左心室整体纵向应变牛眼图，GLS 明显减低，为 −9.1%。

LA—左心房；LV—左心室；RA—右心房；RV—右心室

六、射血分数保留的心力衰竭

以往认为，射血分数保留的心力衰竭（heart failure with preserved ejection fraction，HFpEF）仅存在舒张功能异常。然而，采用2D STI全面评价HFpEF患者左心室收缩功能发现，尽管LVEF在正常范围之内，但是GLS显著减低，而GCS和LVT保持不变甚至代偿性增大，见图17-11。随着病情的发展，GCS和LVT失代偿而减低，最终发展为射血分数减低的心力衰竭（heart failure with reduced ejection fraction，HFrEF）。

七、其他

2D STI可通过测量左心室各节段心肌达峰值应变的时间差和标准差来评价心力衰竭患者左心室收缩同步性，为心脏再同步化治疗（cardiac resynchronization therapy，CRT）筛选患者、评估疗效和判断预后提供参考依据。并且，2D STI可通过测量左心房应变及应变率评价左心房功能，预测心房颤动患者发生心力衰竭和栓塞性脑卒中的风险，或为二尖瓣病变患者的术前筛查和术后评估提供参考依据。此外，2D STI还可通过测量右心室应变及应变率评价右心室功能，为肺动脉高压、肺栓塞和致心律失常性右心室心肌病患者提供预后价值。

虽然2D STI克服了传统TDI的角度依赖性，并在临床应用中具有独特的价值，但仍有一定的局限性。2D STI以清晰的二维图像为基础，因而在肺气肿、肥胖等图像质量欠佳的患者中应用受限。同时，2D STI的测量重复性有待进一步提高。此外，2D STI仅能检测心肌的二维形变，而不能反映三维空间上的复杂形变。相信随着技术的进步，2D STI局限性将得到进一步改善，三维斑点追踪技术将得到进一步发展，更加真实、全面地反映心肌的运动情况，从而为临床心血管疾病的诊疗提供更准确的信息。

（王永槐　程艳彬　牟立欣　马春燕）

参考文献

[1] Mor-Avi V, Lang R M, Badano L P, et al. Current and evolving echocardiographic techniques for the quantitative evaluation of cardiac mechanics: ASE/EAE consensus statement on methodology and indications endorsed by the Japanese Society of Echocardiography. J Am Soc Echocardiogr, 2011, 24(3): 277-313.

[2] Phelan D, Collier P, Thavendiranathan P, et al. Relative apical sparing of longitudinal strain using two-dimensional

speckle-tracking echocardiography is both sensitive and specific for the diagnosis of cardiac amyloidosis. Heart, 2012, 98(19): 1442-1448.

[3] Potter E, Marwick T H. Assessment of Left Ventricular Function by Echocardiography: The Case for Routinely Adding Global Longitudinal Strain to Ejection Fraction. JACC Cardiovasc Imaging, 2018, 11(2 Pt 1): 260-274.

[4] Smiseth O A, Torp H, Opdahl A, et al. Myocardial strain imaging: how useful is it in clinical decision making? Eur Heart J, 2016, 37(15): 1196-1207.

[5] Voigt J U, Pedrizzetti G, Lysyansky P, et al. Definitions for a common standard for 2D speckle tracking echocardiography: consensus document of the EACVI/ASE/Industry Task Force to standardize deformation imaging. Eur Heart J Cardiovasc Imaging, 2015, 16(1): 1-11.

[6] Lang R M, Badano L P, Mor-Avi V, et al. Recommendations for cardiac chamber quantification by echocardiography in adults: an update from the American Society of Echocardiography and the European Association of Cardiovascular Imaging. J Am Soc Echocardiogr, 2015, 28(1): 1-39.

[7] Nagueh S F, Smiseth O A, Appleton C P, et al. Recommendations for the Evaluation of Left Ventricular Diastolic Function by Echocardiography: An Update from the American Society of Echocardiography and the European Association of Cardiovascular Imaging. J Am Soc Echocardiogr, 2016, 29(4): 277-314.

[8] Rudski L G, Lai W W, Afilalo J, et al. Guidelines for the Echocardiographic Assessment of the Right Heart in Adults: A Report from the American Society of Echocardiography. J Am Soc Echocardiogr, 2010, 23(7): 685-713.

第十八章 血管内超声成像原理与应用

第一节 血管内超声的概述及成像原理

一、概述

随着我国人民生活水平的不断提高，冠状动脉粥样硬化性心脏病（下文简称"冠心病"）的发病率呈逐年上升趋势。在冠心病的诊断方法上，冠状动脉血管造影术（下文简称"冠脉造影"）一直被视为诊断冠脉形态以及粥样硬化病变的"金标准"。冠脉造影可以显示被对比剂充填的血管管腔轮廓，以此来判断血管狭窄程度，却无法提供血管管壁的结构信息。

血管内超声（intravascular ultrasound，IVUS）是将微型化超声探头置入冠脉管腔内进行显像，通过血管横截面图像的显示，不仅可以观察管腔的形态，还可以观察管壁的结构，具有直观、准确等优点。目前，该技术被用于发现早期冠脉粥样硬化斑块，了解斑块性质，准确评价管腔狭窄程度和斑块负荷以及病变长度，同时对于左主干病变、分叉病变、慢性完全闭塞性病变、弥漫性病变等复杂病变的介入治疗具有非常重要的指导作用，也常用于了解支架术后失败的原因。IVUS可以弥补冠脉造影在定量和定性判断冠脉病变方面的不足，随着冠脉介入性诊疗技术的蓬勃开展，其也得到了迅速发展，成为冠脉介入诊疗领域中非常重要的一种辅助显像手段。

二、血管内超声的成像原理及图像显示模式

IVUS成像的基本原理与超声成像一致，也是超声波信号发射、接收与电脉冲转换和模拟信号或数字化显像的过程。在心导管手术操作过程中，由术者将微型化的IVUS超声导管置入冠脉远端，外部连接配套主机和图像处理系统，超声导管的换能器接收到反射回

的超声信号后，传入主机进行信号处理和图像显示。通过超声导管的回撤，可以得到血管的实时横截面超声图像。可用录像带和数字化光盘对图像进行记录和保存，供事后回放分析。

IVUS操作配有专用的一次性超声导管，因需进入冠脉（内径为2～5mm）等血管内成像，其导管的直径多为2.6～3.5F（0.96～1.17mm），适应冠脉或周围血管（如腹主动脉）的成像需要。根据超声物理原理，换能器发放的超声频率越高，其分辨力越高，但穿透力会降低，成像范围较小。用于冠脉成像的超声探头频率较高（20～40MHz），适合近距离成像，轴向和侧向的分辨率分别为80～100μm和200～250μm。用于周围血管和心腔内成像的超声导管频率多为9MHz，成像范围适应大血管和心腔所需。IVUS导管根据设计的不同分为两种主要的类型——机械旋转型和相控阵型，其中，机械旋转型又分为换能器旋转型和反射镜旋转型，不同类型IVUS导管的图像质量没有显著差别。

目前大多的IVUS图像处理系统提供的是黑白图像，不同回声的组织以不同的灰阶表示，可根据回声强弱的不同判断病变的性质。同时，不同公司的图像处理系统均提供定量分析功能，大多需要人工测量。新开发的IVUS分析软件可帮助进行自动测量和分析，并能进行血管图像的实时三维重建，可得到血管横截面积、狭窄程度、斑块负荷等多种参数。虚拟组织学IVUS成像（virtual histology-IVUS，VH-IVUS）采用新型的后处理技术，利用反向散射的超声射频信号，通过功率频谱的处理进行比较分析，对不同性质的斑块标注成不同的颜色（伪彩），可直观地显示不同性质成分在病变中的构成和分布，即虚拟组织学成像，可用于帮助识别不稳定的病变，并可进行定量分析。

第二节　血管内超声的仪器设置及操作技术

一、仪器设置

血管内超声系统一般包括血管内超声导管、导管自动回撤马达和血管内超声主机三个部分。目前国内主要使用的血管内超声系统是美国波士顿科学公司的iLab机械型超声导管系统（主要使用40MHz Opticross机械式探头超声导管）、火山公司的相控阵型超声导管系统（主要使用20MHz Eagle eye超声导管）和机械超声导管系统（主要使用45MHz Revolution机械式探头超声导管）。仪器的准备包括接通电源，打开主机开关检查回撤马达、录像和纸质记录器系统等是否正常运转。连好心电图导线，机器先进行自动内部检验，然后进入工作状态。此时可输入患者的临床数据，如年龄、性别、检查的血管等。超声导管的参数基本固定，导管进入血管前需检查超声导管是否能够正常显示图像。

二、操作技术

1.血管内超声检查的适应证和禁忌证

理论上所有可以进行冠脉造影的患者均可以接受IVUS检查，但实际工作中，我们经常是在冠状动脉造影对患者诊断和治疗提供的信息不够充分时，考虑使用IVUS检查以弥补造影不能提供的很多信息，特别是有关血管壁结构的信息。IVUS的适应证主要有以下几方面。

（1）血管造影不能明确诊断的病例　比如临床表现高度提示冠心病，但冠状动脉造影却未发现冠状动脉有明显的狭窄。

（2）需要明确病变的形态和斑块的组成特征，帮助选择合适的治疗方法　血管造影不能提供病变的详细形态学特征及斑块的组分信息，而这些信息对决定治疗方案非常重要，IVUS可弥补这些不足。比如定向旋切选择偏心狭窄并且是非钙化的斑块治疗效果较好，而高频旋磨则对钙化斑块效果更好。严重钙化的斑块最好不用球囊扩张术，因可发生大而深的夹层形成，后者常引起血管闭塞导致急性心肌缺血甚至心肌梗死。

（3）评价病变长度，指导支架的选择和放置　目前观点认为，药物涂层支架（drug-eluting stent，DES）应该覆盖病变全程而不是造影显示的"狭窄"部位，并达到充分扩张，以降低支架再狭窄和血栓事件的发生，因此IVUS在DES的长度选择和指导放置中有着其他技术不可替代的价值。IVUS还可以评价支架膨胀是否充分；支架边缘有无异常，如夹层、血肿；贴壁是否良好等，对于左主干介入治疗，它的意义就更大。此外，支架置入术后还会发现一些造影显示不清的影像，往往需要IVUS来明确其发生的机制。

（4）评价介入治疗效果，介入失败原因探讨　介入治疗发展多年，即便是目前广泛使用的新型支架，仍然有急性、亚急性、晚期、迟发晚期支架血栓形成，也还有相当多的再狭窄发生，它们形成的机制多种多样，很多时候，需要依靠IVUS的帮助才能比较好的寻找其发生的原因，特别是机械方面的原因，从而对症处理。

（5）远期随访性研究　IVUS被称为"活体的组织学检查"，已被应用于冠脉粥样硬化的病理研究，比如阐明再狭窄的机制、研究斑块的进展与消退等。

血管内超声检查没有绝对禁忌证。因导管检查是其先行的步骤，所以导管检查的禁忌证亦可说是IVUS的禁忌证。当血管非常钙化、扭曲，IVUS导管难以通过，或某些严重情况如急性心肌梗死的心源性休克、冠脉闭塞等患者情况很不稳定，则不适于行这些诊断性检查，因血管内超声操作可引起或加重冠状动脉急性痉挛和闭塞。此外，如果血管造影术中已获得足够的诊断信息，而血管内超声和多普勒检查不大可能改变治疗方法等情况下，则不提倡进行超声学检查，这主要是基于医疗费用方面的考虑。

2.血管内超声导管置入前的准备

（1）基本准备　进行IVUS检查和冠状动脉介入治疗类似，通常需要6F或以上的指引导管，在置入常规0.014英寸指引钢丝前，需要给患者肝素或其他抗凝药物，其剂量通常和介入治疗的剂量相当。

（2）硝酸甘油　在进行IVUS检查前，需冠状动脉内给予硝酸甘油，其剂量最好根据患者当时的血压，通常建议使用100～200μg。硝酸甘油主要用于防止因为送入超声导管导致的冠脉痉挛。

（3）机械超声导管的排气　体外排气不充分会导致超声影像模糊，同时残留气体有可能进入冠脉远端，引发严重的气栓并发症。

（4）体外测试超声影像　查看超声导管和主机连接，并用盐水冲洗保护鞘，确保图像清楚，再送入冠脉血管内检查。

（5）图像调整　术前根据造影显示血管大小可以对景深和增益进行微调，主要是检查粗大血管时可以适当增加景深，以便包括整个血管结构。增益目前主要靠自动调整，只有非常必要时才需要微调，但要注意过多增加增益，会增加血液斑点，减少图像清晰度。

3.血管内超声探头置入方法

IVUS成像检查需在导管室完成，IVUS导管送入检查部位的操作过程与球囊或支架等介入治疗器械的送入过程相似。以冠脉IVUS检查为例，在冠脉造影的基础上确定所需检查的靶血管和靶病变，开始检查前在图像处理系统中详细记录患者的信息，并标明所检查的血管名称以及治疗情况（如球囊扩张前、植入支架后等）。为减少IVUS导管刺激可能诱发的血管痉挛，在放置好指引导管后，可事先在冠脉内注射200μg硝酸甘油，同时静脉加用3000U肝素以预防血栓的形成。将0.014英寸的指引导丝送至靶血管的远端，然后沿引导丝送入IVUS导管直至拟检查部位的血管远端。IVUS导管到位后，一般采用从靶血管的远端往近端连续回撤导管进行显像，然后对感兴趣的部位再进行重点检查，并将图像记录在光盘或录像带上供事后脱机分析、回放和储存。

由于IVUS导管本身有一定的直径，在冠脉狭窄病变严重时会明显加重或诱发心肌缺血，在检查时需要注意监测患者的病情，包括血压、心电图和症状等，尤其在主干或开口部位严重病变时需要控制检查时间，防止冠脉堵塞造成严重后果。机械旋转型导管排除空气的操作必须在体外进行，回撤导管过程中Y形止血阀不宜旋得过紧，需要注意保持指引导丝位置的固定，尤其在回撤相控阵型IVUS导管时。

4.血管内超声检查术后探头的维护及患者注意事项

IVUS为侵入性操作，其超声导管为一次性使用，同一患者使用后即应废弃。IVUS检查完成后，特别是没有进行介入治疗的患者，通常需要给予硝酸甘油后进行两个不同体位的造影，以便确认此次检查没有对血管造成损伤，包括夹层、血肿和痉挛。IVUS检查的安全性总体上是非常高的，严重并发症发生率非常低。

5. 血管内超声检查的并发症及处理方法

血管痉挛是 IVUS 检查过程中最常见的并发症。因 IVUS 导管有一定的硬度和直径，对细小血管的刺激产生痉挛有时不可避免，所以强调每次 IVUS 检查前都需冠脉内推注硝酸甘油。如果检查过程中明确发生严重血管痉挛，应该即刻停止 IVUS 检查，将超声导管撤出冠脉，并再次给予硝酸甘油。

冠脉夹层或者严重血肿在 IVUS 检查中较为少见，通常发生在介入治疗的病例，IVUS 检查即刻可以明确诊断，此时应轻推对比剂，观察血流情况，如果确实发生严重夹层或者血肿，应该立即送入支架或弹簧圈到夹层或者血肿远端进行封闭。

冠脉无血流是 IVUS 术中最严重的并发症。通常包括两种原因。一种是气体栓塞，一般发生在机械超声导管没有充分排气，术中经导管在冠脉内推注盐水时引发气栓，导致冠脉没有血流，此时需要撤出超声导管，冠脉内回抽血液，确认没有气体后，进行冠脉内推注，反复多次，如果患者有严重血流动力学障碍，需要给予 IABP 等措施支持；另一种情况即血肿或夹层过大，封闭血流，同上所述，识别后需即刻置入支架。

第三节　IVUS 的图像判读和定量测定

一、IVUS 的图像判读

1. 正常的冠状动脉

正常冠状动脉（图 18-1）的血管腔呈圆形，管腔内的血液呈黑色或黑白相间的"闪烁"血流信号；管壁由具有不同回声特性的层状结构组成，在 IVUS 上可呈现三层结构：内层为纤薄的白色回声带，由内膜和内弹力膜组成；中层为黑色或暗灰色无回声的中膜层；外层为"洋葱皮"样的外膜和外膜周围组织。30% ~ 50% 的正常冠脉中不能见到典型的三层结构，非常薄的内膜层对超声的反射很差，常导致信号的失落而表现为血管壁单层结构。血管的外层边界通常无法识别，主要是由于外膜和周围组织无明显的回声差异。IVUS 显示的三层结构代表的是不同的声学界面，与血管组织学上的内膜、中膜和外膜三层结构并不是一一对应的，仅有管腔-内膜交界面和中膜-外膜交界面与组织学对应。

冠状动脉的毗邻结构包括冠状动脉的分支血管及血管外结构，如冠状静脉和心包等。冠状动脉的分支血管分布在主支血管图像外围，表现为随着 IVUS 导管的回撤从外围最终汇入主支血管，汇入部位可见"8"字形或"葫芦"样表现。冠状静脉可与冠状动脉平行或交叉走行，分布在冠状动脉血管图像外围，表现为不汇入动脉主支血管，即不会与成像的冠状动脉血管相连。心包是包绕心脏外面的一层薄膜，分为脏层心包和壁层心包，二者之间有少量浆液，表现为高回声反射面和后方的低回声带状区域。

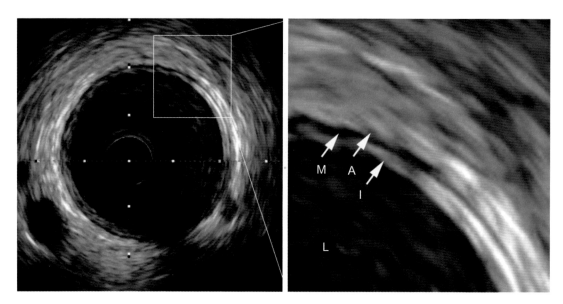

图18-1　正常冠状动脉的IVUS图像

正常冠状动脉的管腔呈圆形，无回声；管壁呈现三层结构。A—外膜；I—内膜；L—管腔；M—中膜

2.冠状动脉粥样硬化病变

冠状动脉粥样硬化病变主要表现为管壁上的不同程度的斑块形成，在IVUS图像上表现为内膜和内膜下组织的明显增厚，并占据了部分管腔，引起管腔的狭窄。IVUS可以根据显像组织的回声特性对粥样硬化斑块进行定性判断。斑块的回声特性与纤维组织的含量有关，纤维组织含量越多，斑块的回声越强，钙化病变的回声最强。IVUS通常将斑块内的回声与外膜或外膜周围组织的回声进行比较来确定斑块的"软硬"程度，分为以下三种。① 低回声斑块（图18-2）：斑块回声低于外膜组织，通常被认为是软斑块，代表冠状动脉斑块内富含较多的脂质成分，也可能是斑块内坏死组织、出血、血栓、空腔等。② 等回声斑块（图18-3）：回声与外膜接近，通常提示纤维斑块，纤维组织含量越多，回声强度越高。③ 高回声斑块（图18-4）：斑块回声超过周围的外膜组织，通常提示钙化病变，表现为高回声并伴有后方的声影。声影的存在使IVUS很难测量钙化斑块的厚度，以粥样斑块厚度的50%处为界，可分为浅表钙化与深层钙化。基于以上斑块成分的划分，将含有上述一种及以上回声特性的冠状动脉斑块命名为混合性斑块，如纤维钙化斑块或纤维脂质斑块。

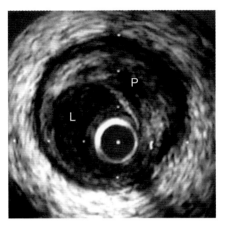

图 18-2　低回声斑块的IVUS图像

低回声斑块的回声低于外膜组织，通常提示
脂质斑块。L—管腔；P—斑块

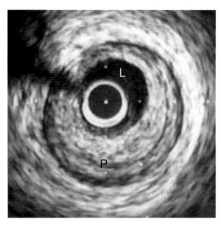

图 18-3　等回声斑块的IVUS图像

等回声斑块的回声与外膜接近，通常提示
纤维斑块。L—管腔；P—斑块

　　回声衰减斑块是指IVUS图像上出现的低回声或等回声斑块，且伴随与钙化无关的斑块后方超声信号的衰减，使斑块后组织不能显示，回声衰减的角度要求≥30°（图18-5）。这类斑块的回声衰减与斑块内的微小钙化、玻璃样变纤维组织、胆固醇结晶以及脂质池对信号的吸收与折射有关。回声衰减斑块往往存在大坏死核或大脂质池，是斑块不稳定的一种表现。

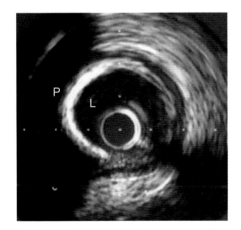

图 18-4　高回声斑块的IVUS图像

高回声斑块的回声超过周围的外膜组织，通常提示
钙化病变，表现为高回声并伴有后方的声影。

L—管腔；P—斑块

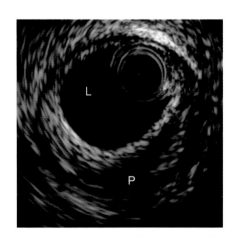

图 18-5　回声衰减斑块的IVUS图像

回声衰减斑块呈低回声或等回声斑块，伴随与钙化
无关的斑块后方超声信号的衰减。

L—管腔；P—斑块

斑块破裂（图18-6）表现为血管壁内出现一个与血管腔相通的管壁缺损，可见覆盖于其表面的残余纤维帽片段。斑块破裂是最常见的急性冠脉综合征（ACS）病因，但IVUS发现的斑块破裂并不都是ACS的罪犯病变。研究显示在急性心肌梗死的患者中约66%的罪犯血管和17%的非梗死相关血管中出现了IVUS定义的斑块破裂。

3.血栓

血栓（图18-7）在IVUS上常表现为血管腔内的团块状物质，分层状或分叶状，通常表现为不均匀的较低回声，有时可随血流轻微活动。斑块破溃后血栓形成可见血栓组织与原有的斑块组织呈分层现象，两者的回声密度可有明显的差异。有时瘀滞的血液可表现为管腔内不均匀的低回声区，需与血栓鉴别，前者在注射生理盐水后回声消失。IVUS判断血栓的敏感性和特异性都较低，尤其在静止的图像上对血栓鉴别更加困难。

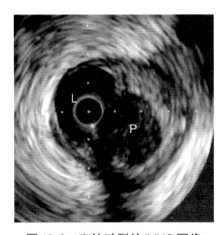

图18-6　斑块破裂的IVUS图像

斑块破裂表现为血管壁内出现一个与血管
腔相通的管壁缺损。L—管腔；P—斑块

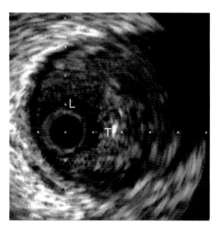

图18-7　血栓的IVUS图像

血栓表现为血管腔内的团块状物质，
不均匀回声的分层状或分叶状。

L—管腔；T—血栓

4.钙化

IVUS是检测冠状动脉钙化的最灵敏方法。钙质阻碍超声波穿透，钙质后侧信号缺失，表现为暗区，称其为"声影"。由于高频率的超声并不能穿透钙化斑块，IVUS只能检测钙化斑块的边缘，不能判断钙化的厚度。由于钙化病变阻挡超声波的辐射，因而在钙化后方出现超声回声声影缺失。钙也会产生反射或多次反射，这是由于超声波在换能器和钙之间的振荡而引起的，并在图像上等距离处呈现同心弧。钙化病变在IVUS上可分为浅层钙化和深层钙化。浅表钙化（superficial calcification）指钙化所产生的声影前缘位于斑块（斑块+中膜）厚度浅表的50%以内，深层钙化（deep calcification）指钙化所产生的声影前缘位于斑块（斑块+中膜）厚度深层的50%以内。

5.血管重构

随着粥样斑块的进展，冠状动脉血管壁可出现反应性的向外扩张（正性重构）或向内增生（负性重构）。正性重构是指血管横断面积随动脉硬化的进展而逐渐增大。如果血管横断面积相较参考血管缩小，则成为"负性重构"。管腔正性重构时随着EEM横断面积的增大，整个血管的横断面积随之增大，进而为斑块的进一步扩张提供空间，弥补斑块增加造成的管腔缩小，导致管腔面积没有变化。可通过计算IVUS图像中的重构指数（RI）来判断血管病变部位的重构情况。RI定义为病变部位的外弹力膜面积除以平均参照节段外弹力膜面积。一般将RI>1.05定义为正性重构，RI<0.95定义为负性重构。

6.自发性冠状动脉夹层

自发性冠状动脉夹层（SCAD）是一种罕见的非动脉粥样硬化性冠心病。典型的SCAD在IVUS图像中可清晰见到内膜剥离以及血管假腔和真腔，其影像学特点为无明显动脉粥样硬化的壁内血肿（图18-8），部分病变可见游离的内膜片，血肿内可为均质的信号，也可表现为分层现象。

7.心肌桥

冠状动脉心肌桥（图18-9）是一种常见的先天性冠脉解剖变异，是指冠状动脉的某个节段走行于心肌纤维之间，在心脏收缩时出现暂时性管腔狭窄甚至闭塞，舒张时冠脉管腔的受压减轻或消失，造影上呈现挤奶现象。走行于心肌下的冠脉称为壁冠状动脉，行走于其上方的心肌为心肌桥。心肌桥在IVUS图像上特征性表现为围绕在壁冠状动脉一侧的半月形低回声或无回声区，称为半月现象（half-moon phenomena，图18-9），进一步的定量测定发现大部分的壁冠状动脉直径和面积即使在舒张期仍小于其远端的参照节段。

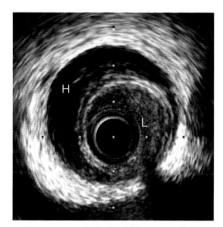

图18-8　壁内血肿的IVUS图像

壁内血肿表现为中膜层内均匀回声信号的血流
聚集，常为新月形。H—壁内血肿；L—管腔

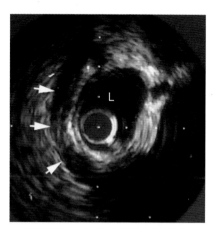

图18-9　心肌桥的IVUS图像

心肌桥表现为围绕在壁冠状动脉一侧的半月形
低回声或无回声区（箭头所示）。L—管腔

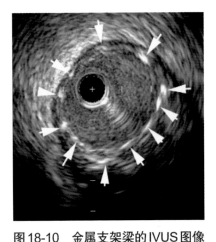

图18-10　金属支架梁的IVUS图像

金属支架梁表现为高亮的点状信号
（箭头所示）、呈弧状环绕管腔

8. 支架

金属支架梁（图18-10）对超声波有强烈的反射，因而在IVUS影像上呈现为高亮的点状信号、呈弧状环绕管腔。由于支架设计和材质的不同，每种支架在IVUS影像上的显像特征略有不同。管状开槽支架和多小梁支架在IVUS管腔横截面影像上呈现为局限性点状回声，而缠绕型支架则显示为细小的弧状金属节段环绕管腔。生物可降解的非金属支架（bioresorbable vascular scaffold，BVS）则与金属支架不同，在IVUS上表现为双层小梁结构，置入后即刻呈规则的方形结构，声学强度与钙化组织相似，但小梁后方无声影。

9. IVUS伪像

IVUS图像上可因导管本身或冠脉的特殊解剖特征等因素而引起一些伪像。

（1）环晕伪像　由于声波的振荡导致近场图像模糊所致，使其不能显示邻近换能器周围的结构，表现为围绕超声导管的一圈较亮的回声。

（2）导丝伪像　见于单轨很短的机械旋转型IVUS导管，由于导丝位于超声导管周围的管腔内，其金属特性在超声上可表现为强回声的点状影，后方可出现声影。

（3）不均匀旋转伪像　机械旋转型导管的超声探头可由于保护套管和内轴之间的摩擦而导致旋转速度发生变化，即产生不均匀旋转伪像，会引起图像的"伸展"或压缩。常见原因包括冠状动脉有明显的成角或扭曲、指引导管扭曲或与冠脉开口部位成角、Y形接管的止血活瓣旋得过紧以及超声导管打折等。

（4）移动伪像　在一个心动周期，心脏的收缩和舒张活动常常引起导管顶端的多达5mm的纵向移动，且导管相对于血管的角度也会有所改变。由于同一平面只能在同一超声束旋转时间内完成，因此，这段时间内任何导管的移动将引起横切面图像的变形。

（5）图像的几何扭曲　当换能器位于血管的中央，且平行于血管，即超声束垂直于管壁时，IVUS图像最接近正常状态。当超声导管在血管内呈倾斜的角度，超声束不垂直于血管壁时，圆形的管腔成像为椭圆形。

二、IVUS的定量测定

（一）病变节段和参考节段的确定

IVUS上参考节段的选定主要基于"病变节段"的选定，通常将病变节段近端和远端临近10mm范围内且斑块负荷<40%的具有最大管腔的部位作为参考节段。近端参考血管

（proximal reference）和远端参考血管（distal reference）分别是狭窄近端和远端在同一血管节段内的具有最大管腔面积的位置（通常是距狭窄10mm范围内且无主要边支汇入的部位），此位置也可能存在一定程度的斑块；最大参考血管（largest reference）是近端或远端参考血管中平均直径较大的一个；平均参考血管管腔直径（average reference lumen size）：近端或远端参考血管的平均直径。

（二）病变节段常用测量指标

病变（lesion）节段是指相较于参考血管具有明显动脉硬化斑块和管腔狭窄的血管段，一般指近端和远端参考血管之间的部分。病变长度（lesion length）是病变节段在血管纵轴的长度（远端、近端参考血管之间的长度）。狭窄（stenosis）是特指的病变节段中具有至少50%横截面狭窄的一个横截面位置。最重狭窄（worst stenosis）是具有最小管腔面积的狭窄节段。次重狭窄（secondary stenosis）是达到狭窄定义级别的病变节段，但管腔面积大于最重狭窄。在一个病变节段中总会存在一个最重狭窄，但次重狭窄往往会有很多。

（三）横断面测量方法

IVUS血管横断面各个边界的测量应以边界内缘为准，而不是边界外缘。定量测定时最常用的是两个声学界面（图18-11）：一是内膜和管腔的边界，另一是中膜和外膜的边界，代表外弹力膜（external elastic membrane，EEM）的位置。IVUS上管腔横截面积（cross sectional area，CSA）是指内膜表面所包绕的面积，而用外弹力膜面积（EEM CSA）代表血管横截面积。

常规IVUS管腔直径和管腔面积测量指标包括：① 管腔横断面积（lumen CSA），管腔最内缘边界（血管、血栓或组织）环绕的面积；② 最小管腔直径（minimum lumen diameter），横跨管腔中心的最短管腔直径；③ 最大管腔直径（maximum lumen diameter），横跨管腔中心的最长管腔直径；④ 最小管腔面积（minimum lumen area，MLA），冠脉血管病变节段内的最小管腔横断面积；⑤ 向心指数（lumen eccentricity），最小管腔直径/最大管腔直径；⑥ 管腔面积狭窄率（lumen area stenosis rate），（参考血管管腔横断面积–最小管腔面积）/参考血管管腔横断面积×100%。上述参考节段应当明确（近端参考、远端参考、最大参考或平均参考节段）。

由于中膜的内缘（内弹力膜）在IVUS下并不是总能清晰看见，因此IVUS上通常应用EEM

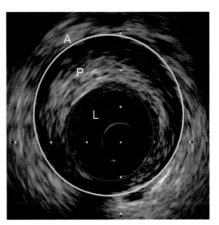

图18-11 定量测定时最常用的两个声学界面

红色圈为内膜和管腔的边界，
黄色圈为中膜和外膜的边界。
A—外膜；L—管腔；P—斑块

面积和管腔面积的差值（其实包含了中膜的面积）来代替斑块面积，也就是说IVUS影像分析所测量的"斑块面积"其实应当是"斑块面积+中膜面积"。但这一问题并不会对临床应用造成影响，因为中膜在斑块面积中所占的组分微乎其微。对于斑块（斑块加中膜）的常用测量指标包括：① 斑块横断面积（斑块加中膜），EEM横断面积–管腔横断面积；② 最大斑块（斑块加中膜）厚度（maximum atheroma thickness），自内膜内缘到EEM的经过管腔中心的最大横径；③ 最小斑块（斑块加中膜）厚度（minimum atheroma thickness），自内膜内缘到EEM的经过管腔中心的最小横径；④ 斑块（斑块加中膜）偏心指数（atheroma eccentricity），（最大斑块厚度–最小斑块厚度）/最大斑块厚度×100%；⑤ 斑块负荷（plaque burden），（EEM横断面积–管腔横断面积）/EEM横断面积×100%。需要指出的是斑块负荷与管腔面积狭窄率是完全不同的两种计算方法。前者体现的是忽略管腔狭窄程度，仅着眼于血管横断面内斑块（斑块加中膜）占整个血管面积（EEM横断面积）的百分比。后者体现的是病变狭窄部位相对参考血管的管腔狭窄程度，与冠脉造影的直径狭窄率类似。

（四）外膜的测量

1.外膜边界测量方法

IVUS影像中几乎总能清晰地呈现位于中膜和血管外膜之间的不连续界面即EEM。IVUS影像中对于这一界面的描绘往往称之为EEM横断面积，而不是血管面积或全部血管面积。EEM横断面积（外弹力膜横断面积）的测量往往是对血管整体尺寸的预估和判断。在实际操作中，通过基于EEM横断面积对重构指数等指标的测量往往能够为临床治疗和介入器械选择提供重要信息。

2.外膜测量过程中的注意事项

当有巨大分支汇入主支血管、表面存在严重钙化或冠脉支架植入术后致使声影遮挡EEM，无法精确识别EEM边界的情况下，EEM的周径和横断面积不能被准确地测量。

（1）对于钙化病变，如果血管壁上较小的角度（<90°）受超声声影遮挡，那么从邻近的EEM边界进行推测受遮挡部位的EEM边界仍然可行，尽管这种测量方式的准确性和重复性会有所降低。如果钙化病变的角度大于90°，EEM的测量将不能进行，也不应当写入报告。

（2）同时应当注意的是，某些支架设计和材料使用可能影响IVUS检查的效果，在支架植入后产生较强的声影伪像，阻挡支架梁后方EEM边界的清晰显影，使EEM的测量准确程度受影响。

（3）无动脉硬化的冠状动脉基本呈现为圆形，而动脉硬化的血管往往受粥样斑块的牵拉、挤压而呈现椭圆形或不规则形状。需要强调的是，面对上述的不规则EEM时，最大和最小EEM直径的测量往往是以经过血管中心的测量为准而不是IVUS导管的中心。

（4）由于外膜与血管周围组织的相互融合并难以区分，IVUS影像测量"整个血管横断面积"以最外圈能够清晰识别的界面为边界，此边界为中膜和外膜之间代表外弹力膜的位置。这一"整个血管横断面积"也称为外弹力膜面积。以内弹力膜为边界测量的面积理论上能够精确指示斑块或内膜面积（根据分析节段是否存在病变而定），但如前文讨论的，在大多数病例中内弹力膜并不能清晰的与周围组织区分，因此实际操作中IVUS横截面分析中的斑块面积往往指的是斑块面积+内膜面积。

钙化病变的定量测量通过以管腔中心为中心点，应用电子量角器对管腔周围钙化病变所占角度的测量，能够对钙化病变在管腔内的分布进行定量描述。由于超声束发射过程中在组织内不同深度传播的变异性，这种测量方式的准确性往往会偏移 ±15°。钙化病变的半定量测量方式如下：无钙化、一个象限钙化（≤90°）、两个象限钙化（≤180°）、三个象限钙化（≤270°）和四个象限钙化。

（五）支架的测量

常用的支架测量指标和方法包括：① 支架横断面积（stent CSA），支架梁内缘为界限测量的横断面积；② 最小支架直径（minimum stent diameter），经过支架管腔中心的最短直径；③ 最大支架直径（maximum stent diameter），经过支架管腔中心的最长直径；④ 支架对称性（stent symmetry），（最大支架直径−最小支架直径）/最大支架直径×100%。支架对称性很大程度上体现了支架膨胀程度的均衡程度。

第四节　IVUS在冠状动脉病变诊断中的应用

一、早期病变的检出

病理学研究显示，为了代偿管腔的丢失，大部分冠脉血管在粥样硬化病变形成早期发生正性重构，即血管发生代偿性扩大，可以在病变早期维持管腔的通畅程度，不至于发生显著的狭窄，常表现为造影结果的正常。等到斑块负荷超过40%左右时出现失代偿，开始出现管腔的狭窄，此时造影上可出现狭窄病变。因此在冠脉粥样硬化病变早期，管腔可无明显狭窄，冠脉造影检出早期病变的能力有限；而IVUS能在看似正常的部位检出早期的内膜增厚和斑块形成。IVUS在无症状患者中检测到的早期斑块的临床意义目前还不清楚，这些病变是否影响患者的预后以及积极的药物治疗对这些病变转归的影响还缺乏大规模临床研究的资料，但可提示患者通过生活方式改善、危险因素控制以及必要的药物治疗等预防病变的进展。

二、临界病变的判断

IVUS不受投照位置的影响，能准确判断病变累及的程度和范围，尤其是开口或分叉等特殊部位的病变，并可阐明造影显示的临界性病变的性质和狭窄程度。在血管开口或分叉部位，由于对比剂的充盈常不够满意，特别是冠脉开口与主动脉之间的成角会影响造影对开口处病变程度和性质的判断，此时IVUS具有重要的价值，能帮助作出准确的诊断并指导治疗方案的选择。对左主干病变而言，一般认为最小管腔面积界限值为$6.0mm^2$，最小管腔直径的界限值为3.0mm，而左前降支、左回旋支和右冠等主要分支近端血管的最小管腔面积界限值为$4.0mm^2$，通常认为如果病变部位的IVUS测量值小于上述界限值时进行血运重建干预是合理的。分叉病变的处理方案可因分支血管累及程度不同而不同，造影常不能充分暴露分叉部位的病变，IVUS导管可分别送入不同的分支血管，以确定分叉病变的程度和累及范围。

三、易损性斑块的检出

不稳定斑块糜烂、破裂引发血栓形成和（或）血管痉挛所导致的管腔狭窄程度急剧加重是急性冠状动脉综合征（acute coronary syndrome，ACS）的主要发病机制。IVUS图像上不稳定斑块多为偏心性软斑块，一般有薄的纤维帽，斑块内有面积较大的脂核（显示为低回声或无回声暗区）。纤维帽可完整，发生破裂者则纤维帽不完整。斑块破裂的IVUS表现包括内膜的完整性遭到破坏，有时可见纤维帽破裂后留下的内膜斑片，斑块内容物溢出后可在斑块内留下无回声的空腔，此空腔可被对比剂充填；也可表现为表面不规则的溃疡，可有不同程度的血栓形成，血栓往往和原有的斑块呈不同的结构，有分层现象。

能直观显像病变性质的VH-IVUS在不稳定性病变的研究中有独特价值，病变中红色代表的坏死区域面积和病变的稳定性有一定的相关关系，VH-IVUS研究中的不稳定性斑块一般包括破裂斑块和薄纤维帽纤维脂质斑块，后者的定义为局限性且富含坏死核心（坏死核占斑块面积比≥10%），无明显的覆盖其上的纤维组织，且斑块负荷≥40%。

第五节　IVUS在介入治疗和随访中的应用

一、帮助选择合适的介入治疗方法

IVUS对病变性质的判断对治疗方案的选择是非常重要的，如严重的浅表钙化病变用球囊扩张不仅效果不佳，且可能发生严重的夹层分离，而高频旋磨是治疗浅表钙化病变最佳的治疗方法。对分叉病变主支和分支血管病变累及范围的精确判断可用于指导手术方案的确定。研究表明，采用IVUS指导下的介入治疗较造影指导下的介入治疗能提高近期和远期的效果，尤其是对左主干病变。IVUS测定的左主干血管直径几乎总是大于造影所估测的血管直径，精确的测量有助于选择合适的器械，而对前降支和回旋支开口累及范围的精确判断对左主干远端分叉病变介入治疗方案的选择至关重要。

　　精确定量血管直径是IVUS指导介入治疗的重要依据。IVUS可对管腔直径、狭窄程度、"正常"参考血管的直径和介入后管腔直径能增加的程度作出正确的判断，选择更合适的器械。尤其是在目前药物洗脱支架（DES）应用越来越多的年代，未完全覆盖病变被认为是DES植入术后支架两端边缘发生病变内再狭窄的重要原因，使用IVUS指导显然对病变的累及范围的判断明显优于冠脉造影，因此可能改善介入术的效果。

二、指导介入治疗的过程

　　支架植入术是目前临床应用最多的冠脉介入治疗技术，由于对比剂可充填入支架和管壁之间存在的间隙，因此血管造影无法识别支架的贴壁不良；另外，扩张不对称的支架在造影上也可表现为良好的结果。由于左主干的直径常大于目前临床上常用的最大支架直径，IVUS对监测左主干病变介入治疗后的支架贴壁情况和扩张程度尤为重要。研究显示，如果IVUS证实支架放置非常理想，则可安全地降低全身抗凝的水平，这些IVUS研究结果推动了临床上支架植入术方法的改进，即常规使用高压球囊扩张以使支架完全扩张和贴壁。支架植入理想的IVUS标准包括：① 支架贴壁良好；② 支架最小的横截面积（CSA）与正常参照血管CSA（支架近端与远端CSA的平均值）之比>0.8；③ 对称指数（支架最小直径与最大直径之比）>0.7。慢性完全闭塞病变介入治疗过程中，IVUS可帮助确定导丝的位置是否位于血管的真腔。对于从开口处即发生闭塞的病变，将IVUS导管沿分支血管送入可显示闭塞血管的开口。

三、支架植入后并发症的检测和随访中的应用

　　支架膨胀不全（图18-12）是支架失败的最主要预测

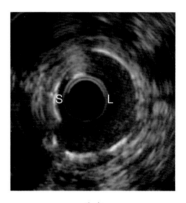

（a）

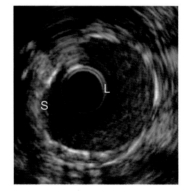

（b）

**图18-12　支架膨胀不全的
IVUS图像**

（a）中支架膨胀不全；（b）中非顺应性球囊高压扩张后支架膨胀完全。
L—管腔；S—支架

因素。但支架膨胀不全的定义目前尚不统一，包括除外左主干和小血管的最小支架内面积小于5.5mm²、最小支架内面积与平均参考节段面积的比值小于80%或90%以及最小支架内面积小于远端参考节段面积等。总的来看，最小支架内面积的绝对数值较相对比值对于支架失败的预测价值更高。

支架贴壁不良（图18-13）是指支架植入后支架小梁与血管壁未紧贴，在IVUS上可见支架小梁与血管壁之间存在血流信号。若支架贴壁不良发生在支架植入后即刻则称为急性支架贴壁不良（ASM）；若随访时发现支架贴壁不良则称为晚期支架贴壁不良（LSM）。LSM可分为持续性支架贴壁不良（ASM没有愈合而持续存在）以及晚期获得性支架贴壁不良（LASM，指支架植入术后即刻无ASM，而随访时出现）。支架贴壁不良通过冠状动脉造影很难发现，主要是通过IVUS等腔内影像学检查发现。

支架内组织脱垂（图18-14）指支架植入术后即刻在支架血管腔侧可见与支架相连的脱垂组织，多见于急性冠脉综合征和静脉桥血管支架植入后。支架内组织脱垂可能为斑块内组织也可能为ACS时的血栓，在IVUS上表现为支架植入后附着于支架的管腔内团块样或分层样低回声结构。IVUS诊断支架内组织脱垂具有良好的敏感性与特异性，不仅可进行定性分析，还可进行定量分析。

支架边缘夹层和血肿是支架植入术后的另一常见并发症。IVUS所示的支架边缘夹层表现为支架两端节段内可见平行于血管壁的斑块上的撕裂片，其后假腔内可见血流信号。根据撕裂片部位和范围的不同，夹层分为内膜夹层（撕裂片仅局限于血管内膜或斑块上，

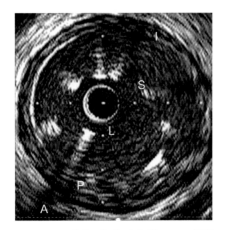

图18-13　支架贴壁不良的IVUS图像

支架贴壁不良表现为支架梁与血管壁未紧贴，两者间存在血流信号。A—外膜；I—内膜；L—管腔；P—斑块；S—支架

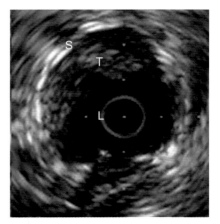

图18-14　支架内组织脱垂的IVUS图像

支架内组织脱垂表现为支架植入后附着于支架的管腔内团块样或分层样低回声组织。L—管腔；S—支架；T—脱垂组织

未累及冠状动脉中膜层）、中膜夹层（撕裂片延展至血管中膜层）、壁内血肿（中膜层内均匀的回声信号聚集，常为新月形，并将血管的外弹力膜向外推挤，内弹力膜挤压向内侧）和血管周围损伤与破裂（撕裂延展至冠状动脉外膜层，导致血管周围组织内可见血流信号或对比剂滞留）。

　　支架植入后支架梁的不连续即称为支架断裂，IVUS 发现的支架断裂分为完全性、不完全性以及支架错位。若支架植入处 IVUS 横截面上无支架梁的影像，称为完全断裂；若部分象限可见支架丝，但有大于 1/3 的象限无支架梁的影像，称为部分断裂；如在非支架重叠处见到不完全断裂伴有双重支架梁的影像，则为支架错位。

　　支架内再狭窄的引发因素包括新生内膜、支架膨胀不全、支架断裂以及支架内新生动脉粥样硬化斑块等。早期发生支架内再狭窄（图 18-15）的内膜增生通常表现为很低回声的组织，有时甚至低于血流斑点的回声；晚期支架内再狭窄（图 18-16）的内膜增生通常回声较强。

　　支架内血栓在 IVUS 上表现为支架植入后靶病变节段出现的管腔内的形状不规则、分叶状、回声不均匀团块影。早期的支架内血栓常与手术操作因素相关，如支架膨胀不全、支架边缘夹层或血肿等；晚期的支架内血栓常与晚期获得性支架贴壁不良、支架膨胀不良、支架内新生动脉粥样硬化以及支架梁表面无内膜覆盖等有关。

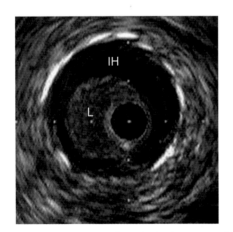

图 18-15　早期支架内再狭窄的 IVUS 图像

早期支架内再狭窄的内膜增生通常表现为很低
回声的组织，甚至低于血流斑点的回声。
IH—增生内膜；L—管腔

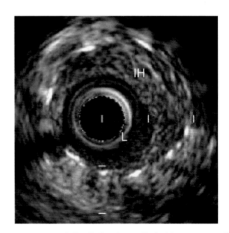

图 18-16　晚期支架内再狭窄的 IVUS 图像

晚期支架内再狭窄的内膜增生通常回声较强。
IH—增生内膜；L—管腔

（董丽莉　舒先红）

参考文献

[1] 血管内超声在冠状动脉疾病中应用的中国专家共识专家组. 血管内超声在冠状动脉疾病中应用的中国专家共识 (2018). 中华心血管病杂志, 2018, 46: 344-351.

[2] 葛均波, 刘学波, 于波. 血管内超声. 北京: 人民卫生出版社, 2018.

[3] Nair A, Kuban B D, Tuzcu E M, et al. Coronary Plaque Classification With Intravascular Ultrasound Radiofrequency Data Analysis. Circulation, 2002, 106: 2200-2206.

[4] Mintz G S, Nissen S E, Anderson W D, et al. American College of Cardiology Clinical Expert Consensus Document on Standards for Acquisition, Measurement and Reporting of Intravascular Ultrasound Studies(IVUS). A report of the American College of Cardiology Task Force on Clinical Expert Consensus Documents. J Am Coll Cardiol, 2001, 37(5): 1478-1492.

[5] Di M C, Gorge G, Peters R, et al. Clinical application and image interpretation in intracoronary ultrasound. Study Group on Intracoronary Imaging of the Working Group of Coronary Circulation and of the Subgroup on Intravascular Ultrasound of the Working Group of Echocardiography of the European Society of Cardiology. Eur Heart J, 1998, 19: 207-209.

[6] Mintz G S, Guagliumi G. Intravascular imaging in coronary artery disease. Lancet, 2017, 390: 793-809.

[7] Raber L, Mintz G S, Koskinas K C, et al. Clinical use of intracoronary imaging. Part 1: guidance and optimization of coronary interventions. An expert consensus document of the European Association of Percutaneous Cardiovascular Interventions: Endorsed by the Chinese Society of Cardiology. Eur Heart J , 2018, 14(6): 656-677.

第十九章 矢量超声成像原理与应用

第一节 基于灰阶超声的速度向量成像

一、基本原理

基于灰阶超声心动图的超声速度向量成像（velocity vector imaging，VVI）技术是与超声斑点跟踪技术有一定区别的心脏功能成像新技术。该技术除了采用斑点跟踪原理，还应用了超声像素的空间相干及边界跟踪等复合技术。通过实时心肌运动跟踪运算法，采用最佳模式匹配技术跟踪识别任一区域感兴趣心肌或感兴趣点从前一帧到下一帧的空间位移。由于心肌组织微小界面对超声波存在散射、反射和干扰，在灰阶声像图中形成所谓斑点。这些斑点作为心肌组织的定位标记可在整个心动周期的图像中被逐帧地跟踪、计算并以矢量方式显示局部心肌组织真实的活动方向、速度、距离、时相等，能够对心肌组织在多个平面运动的结构力学进行定量分析。VVI技术对1mm^{2}大小的感兴趣的运动进行跟踪，可在无角度依赖性的情况下对组织的位移和应变进行精确的测量（图19-1）。声呐微测量法和核磁共振法均证实了该技术能准确地反映心肌的运动特征。通过对向量大小及方向的分析得到大量反映心肌生物力学特征的数据，可定性观察及精确定量分析心肌组织径向、周向的运动状态。VVI技术连续跟踪观测相邻两帧图像间斑点位置的变化，不受角度影响，可以检测研究对象的侧方运动。此外，VVI技术根据描记点跟踪心内膜，自动确定向心运动的中心，不受心脏搏动引发的摆动影响，提高了检测的可重复性。但目前的超声VVI技术均尚存在一定的局限性。该技术对图像要求尽量清晰，尤其是心内膜边界的清晰勾画，这将直接影响分析结果。其次，该技术对帧频要求高，较低帧频可导致跟踪失相关及遗漏峰值观察。此外，图像分析时参照点的选择对观测结果有一定影响。

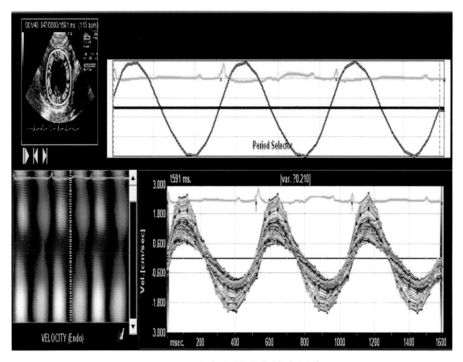

图 19-1　速度向量成像技术图像

左上图：速度向量成像技术将心内膜下心肌分割为多个2mm的感兴趣区并跟踪其运动。左下图：
将心内膜下每一感兴趣区的彩色M形展开并以上下叠加的方式显示，最上缘为手动勾画心内膜的
第一个感兴趣区，最下缘为手动勾画心内膜的最后一个感兴趣区。图示正常比格犬收缩期左心室
短轴切面心内膜下各感兴趣心肌朝向心脏的中心运动，呈现色彩比较均一的红色，舒张期左心室
扩张，各感兴趣心肌背向心脏的中心运动，呈现色彩比较均一的蓝色。右上图：心内膜下所有
感兴趣区的平均运动速度时间曲线，收缩期朝向心脏的中心运动，曲线位于基线上方，舒张期
背向心脏的中心运动，曲线位于基线下方。右下图：心内膜下各感兴趣区的运动速度时间
曲线叠加显示，有利于观察局部感兴趣的运动速度是否存在异常及其出现的时相

　　VVI技术以超声斑点跟踪成像原理为主，结合选取参照点的方法来精确跟踪斑点信号
的时空轨迹变化，从而实现组织运动定量和力学功能成像。该技术无角度依赖性，因此能
从任意角度对组织进行分析，可以对血管运动功能状态进行定性可视化观察的同时对血管
力学参数进行定量评价。

二、应用

　　超声VVI技术克服了组织多普勒技术角度依赖性的局限性，在评价心脏再同步化治疗
和心脏传导功能以及心肌机械力学方面显示出独特的优势。VVI技术可以通过心脏不同切
面分析心室壁内心肌运动向量，显示组织运动的方向、速度及向量的大小（图19-2）。目

前VVI在评价心脏功能方面可以提供的参数包括心内膜下及心外膜下心肌的径向位移、轴向位移、径向应变、轴向应变、径向应变率、轴向应变率和旋转角度等参数。VVI可对左心室壁各节段及节段跨壁分层，如：心内膜下心肌和心外膜下心肌的收缩舒张功能进行定位和定量检测，有助于更为精确分析心脏的形变运动，可广泛应用于各年龄段的心脏收缩和舒张功能的评价。通过量化心肌运动速度、应变、应变率、旋转角度、旋转速度等，并进行时序性分析，有利于心脏同步性评价（图19-3）和生物力学特征分析（图19-4）。VVI技术能对胎儿心脏心内膜下心肌和心外膜下心肌的运动进行跟踪，实现胎儿心室不同节段、不同层次心肌的机械力学的可视化观察（图19-5）。对胎儿心室壁不同心肌节段心内膜下心肌和心外膜下心肌的位移、应变、应变率及其时序性的定量分析在胎儿心脏功能发育评价方面有潜在的应用价值（图19-6）。此外，VVI可以无创同步获取常规胎儿超声心动图难以得到的不同心动周期左心室容量变化、左心室容量变化速率（dV/dt）、左心室射血分数、左心室长径和横径变化、左心室壁不同心肌节段对左心室容量变化贡献的心肌节段容量变化（图19-7）。

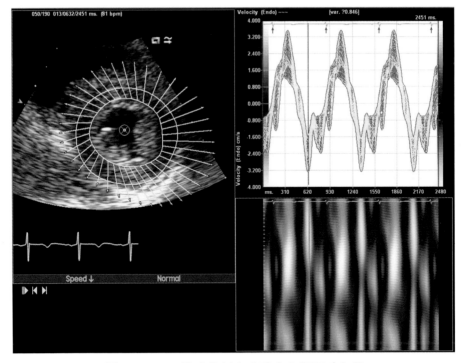

图19-2　VVI技术分析心室壁内心肌运动向量

左图：正常成人左心室乳头肌水平短轴切面心内膜下心肌运动的速度向量显示。右上图：心内膜下各感兴趣区的运动速度时间曲线叠加显示。右下图：心内膜下每一感兴趣区的彩色M形展开并叠加显示，收缩期左心室短轴切面心内膜下各感兴趣心肌朝向心脏的中心运动，呈现色彩比较均一的红色，舒张期左心室扩张，各感兴趣心肌背向心脏的中心运动，呈现色彩比较均一的蓝色

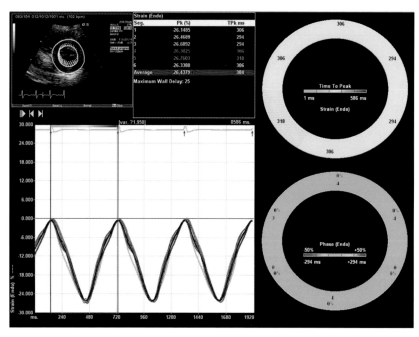

图 19-3 VVI 技术对心脏同步性评价

速度向量成像显示正常成人左心室乳头肌水平短轴切面心内膜下心肌运动的应变参数及其不同心肌节段的应变时间曲线。右上方黄色圆环显示各心肌节段的精确达峰时间,右下方绿色圆环显示各心肌节段的达峰时间的离散程度,可用于评价左心室壁机械运动的同步性

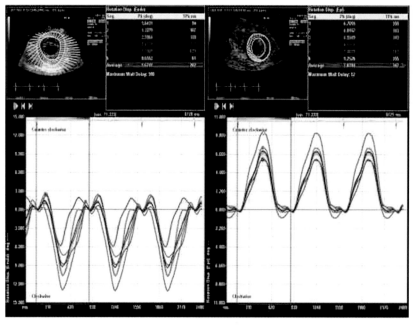

图 19-4 速度向量成像技术用于心脏的生物力学特征分析

左图:正常成人左心室基底水平短轴切面心内膜下心肌向顺时针方向旋转运动,同时显示其各心肌节段的最大旋转角。右图:正常成人左心室心尖水平短轴切面心内膜下心肌向逆时针方向旋转运动,同时显示其各心肌节段的最大旋转角

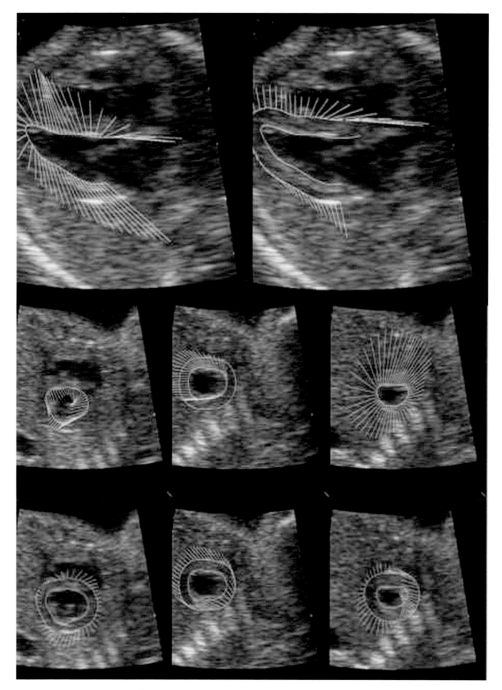

图19-5 速度向量成像技术显示胎儿左心室心内膜下、心外膜下心肌运动的向量图

从上向下，第一排图：胎儿心脏四腔心切面显示左心室心内膜下、心外膜下心肌运动的向量图。

第二排图和第三排图：胎儿心脏心室短轴切面显示左心室基底水平、乳头肌水平和心尖水平

短轴切面的心内膜下、心外膜下心肌运动的向量图

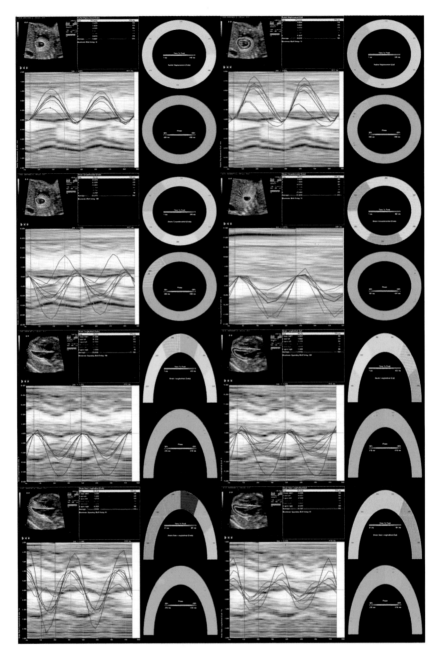

**图 19-6　速度向量成像技术定量分析胎儿左心室心内膜下、心外膜下
心肌运动的位移、应变、应变率、达峰时间和达峰时间离散程度**

从上向下：第一排图示胎儿左心室乳头肌水平短轴切面的心内膜下、心外膜下心肌径向位移及其
同步性参数；第二排图示胎儿左心室乳头肌水平短轴切面的心内膜下、心外膜下心肌周向应变及其
同步性参数；第三排图示胎儿四腔心切面左心室心内膜下、心外膜下心肌轴向应变及其同步性参数；
第四排图示胎儿四腔心切面左心室心内膜下、心外膜下心肌轴向应变率及其同步性参数

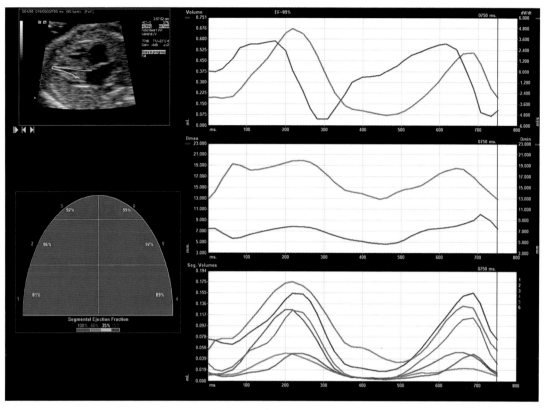

图 19-7　速度向量成像技术对胎儿心脏的分析

速度向量成像技术定量分析不同心动周期胎儿左心室容量变化、左心室容量变化速率（dV/dt）、左心室射血分数、左心室长径和横径变化、左心室壁不同心肌节段对左心室容量变化贡献的心肌节段容量变化

超声 VVI 技术具有无创、便捷等优点，在颈动脉生物力学特征研究方面有潜在的应用价值。该技术不仅能对整段血管壁的平均应变、应变率和运动速度做定量分析，而且能对血管壁斑块处的不同位点进行精确的定点力学研究，较准确地反映病变血管不同步的异常运动状态、相位改变并进行快速直观的可视化观察（图 19-8）。传统的 M 型超声仅能反应血管壁感兴趣区的一维位移，而 VVI 技术能全面定性观察整个血管短轴各部位的二维生物力学特征（图 19-9），并能对血管壁力学参数进行直观的三维可视化显示（图 19-10）。该技术可无创获得斑块各部位，如斑块的肩部和顶部的运动速度（图 19-11），同时能与无斑块处的动脉运动特征进行直观比较（图 19-12）。此外，VVI 还可提供斑块纤维帽的应变、应变率以反映其生物力学性质（图 19-13）。同时，对斑块不同部位旋转角度和旋转速度的定量分析（图 19-14）均体现该技术在评价动脉粥样硬化斑块稳定性方面独具优势，是斑块稳定性定性、定量研究的一种全新的重要手段，能够较为全面地对血管壁的功能状态及斑块稳定性进行定量评判。以该方法为基础所建立的可视化超声技术方法和预测指标有可能为动脉硬化不稳定性斑块的研究提供新的方向。

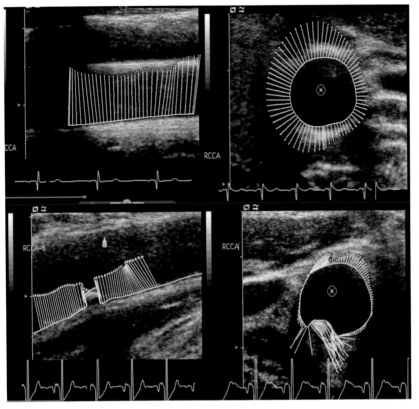

图19-8 速度向量成像技术颈动脉壁生物力学特征进行可视化观察

从上向下：第一排图显示正常颈总动脉长轴及短轴血管壁各观察点的速度向量同步性好；第二排图显示颈总动脉孤立性斑块在长轴及短轴切面上斑块处的速度向量与其余部位动脉壁显著不同步

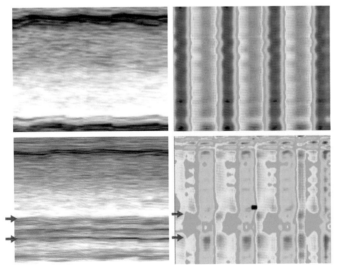

图19-9 颈动脉M型超声与速度向量成像技术观察对比图

左上图：正常颈动脉管壁的M型超声曲线。右上图：颈动脉短轴切面速度向量图参数成像显示整个切面上的颈动脉管壁各部位应变率变化均一同步。左下图：颈动脉M型超声曲线显示颈动脉后壁孤立性斑块处动度降低（红色小箭头）。右下图：颈动脉短轴切面速度向量图参数成像显示整个切面上的颈动脉管壁各部位应变率变化，与其他部位比较，斑块处应变率显著异常（红色小箭头）

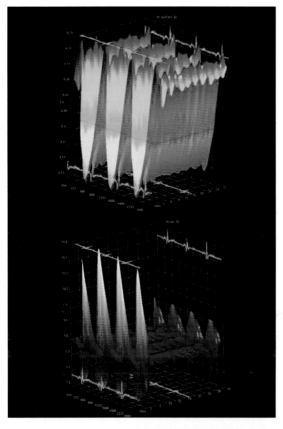

图 19-10　颈动脉血管壁应变率和应变的速度向量成像技术三维可视化显示

上图：正常颈动脉短轴切面各部位管壁的应变率一致，且随心动周期规律变化。下图：有颈动脉斑块存在时颈动脉短轴切面各部位管壁的应变率出现显著差异，且随心动周期规律变化

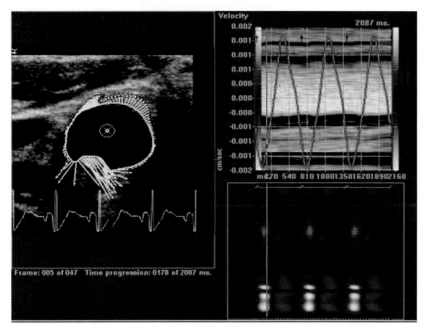

图19-11　VVI技术对颈部斑块的评估

左图：颈动脉短轴切面显示孤立性颈动脉斑块的速度向量图。右上图：颈动脉短轴切面各位点的平均速度变化时间曲线。右下图：颈动脉短轴切面各位点的速度和方向随心动周期的变化彩色M形叠加显示

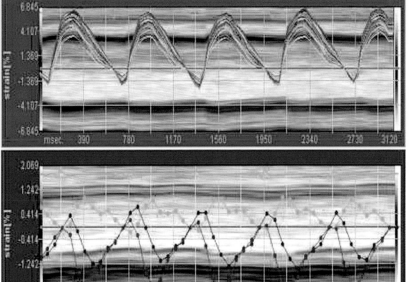

图19-12　颈动脉速度向量成像技术定量评价感兴趣动脉壁的应变及其动态变化

上图：无斑块处颈动脉管壁的应变曲线在各心动周期中呈规律一致的变化。下图：斑块处颈动脉管壁的应变曲线离散度大，达峰时间差异大

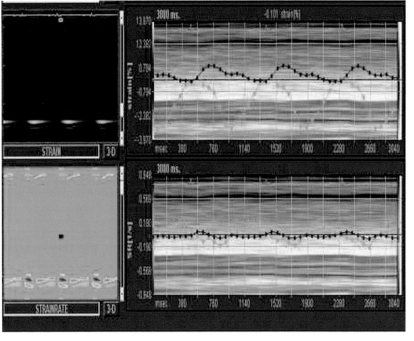

图19-13　颈动脉速度向量成像技术定量评价斑块纤维帽的应变、应变率及其动态变化

上图：斑块纤维帽的肩部和顶部应变的彩色M形叠加显示和应变变化时间曲线（绿色曲线代表肩部，红色曲线代表顶部）。下图：斑块纤维帽的肩部和顶部应变率的彩色M形叠加显示和应变率变化时间曲线（绿色曲线代表肩部，红色曲线代表顶部）

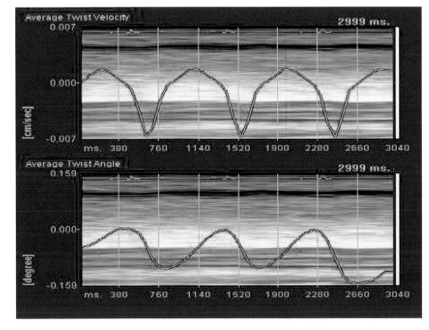

图19-14　颈动脉速度向量成像技术定量评价斑块的旋转速度和旋转角度

上图：旋转速度变化时间曲线。下图：旋转角度变化时间曲线

第二节　基于彩色多普勒的血流速度向量成像

一、基本原理

超声血流速度向量成像（vector flow mapping，VFM）是利用彩色多普勒血流速度信息对心血管系统流体动力学状态进行计算分析，并用图形图像处理技术对流场进行可视化描述的一种新型的流体力学定量分析技术。VFM的基本原理：首先，将心脏三维流场根据声束扫描平面分解成二维平面流，并将二维平面流场看成是层流与涡流的叠加；其次，将真实的层流速度和涡流速度分别沿着声束方向和垂直声束方向进行矢量分解，根据声束方向的速度信息，计算出各速度分量；再次，利用各速度分量计算出真实流场的速度矢量；最后，用速度矢量场和流线对流场进行可视化描述。VFM技术可以对心脏流场内层流和涡流的状态进行了直观的描述和简单的量化评价。现阶段VFM技术主要应用于二维平面流场的流体力学分析，距离真正的三维流场的分析还具有一定的距离；而且，对流体状态的定量评价较为简单，尚不能对真实流场进行全面系统的定量评价分析。但VFM技术对二维流的定量分析丰富了目前的影像学手段，是评价心腔内流体力学的有用方法。

二、应用

超声VFM技术为临床实用的流场观察和量化分析评价建立了基础性的技术方法。彩色多普勒血流图显示了三维流状结构的二维血流信号。该技术以某两种颜色表示血流相对发射声束的方向，通常用红色表示迎向探头的血流，蓝色表示背离探头的血流，以色彩的明亮程度表示血流速度的大小，不能很好表征心腔内流场各质点的流动状态并获取每一质点的流速、流量等定量参数（图19-15）。在彩色多普勒血流显像的基础上，VFM可以无创可视化观察心腔三维流中任意一个二维平面上感兴趣区内流体的速度、方向和大小，即血流速度向量（图19-16）。在VFM无创可视化观察心腔内二维流场的基础上，可以在所观察流场上任意放置取样线以直观显示跨线流动状态（图19-17）。VFM能同时对跨取样线的流速和流量的大小和方向进行定量（图19-18）。VFM技术能用流线描述感兴趣流场特征，以流线的密集和稀疏程度表述流量的大小，新一代的VFM软件还能同时显示心内膜的切应力（图19-19）。在假定流出与流入二维流平面的流量为零的基础上，VFM描述了近似真实的涡流状态，并能对其进行量化分析（图19-20）。心血管腔内的能量损耗是反映心血管功能状态的敏感指标。对糖尿病早期患者左心室能量损耗的定量研究表明该指

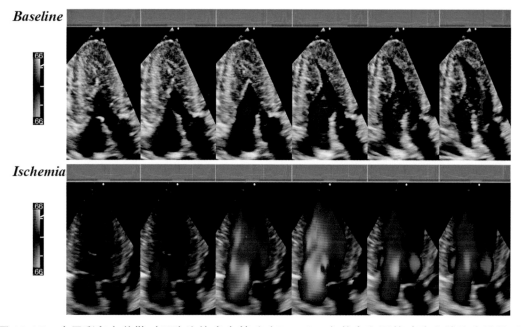

图19-15 应用彩色多普勒对开胸比格犬在基础（Baseline）状态和冠状动脉左前降支结扎后的心肌缺血（Ischemia）状态下左心室的评估

心尖三腔观的彩色血流图显示在整个心室舒张期各个不同阶段的血流情况，
很难准确反映左心室内流场各质点流体运动学特征

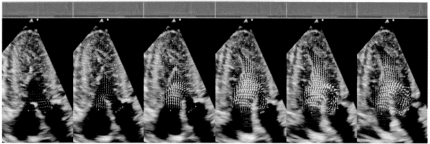

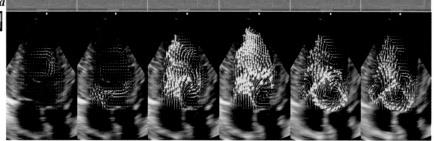

图 19-16　应用血流向量图技术对开胸比格犬在基础（Baseline）状态和冠状动脉左前降支结扎后的心肌缺血（Ischemia）状态下左心室的评估

开胸比格犬在基础（Baseline）状态和冠状动脉左前降支结扎后的心肌缺血（Ischemia）状态下：心尖三腔观的血流速度向量图显示在整个心室舒张期各个不同阶段的血流情况，可直观可视化左心室内流场各质点流体运动学特征

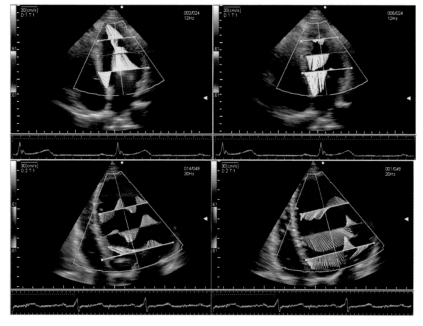

图 19-17　应用血流向量图技术观察正常成人和同一年龄段的扩张型心肌病患者

在心尖四腔观上分别在左心室基底、乳头肌和心尖水平放置取样线以定性观察跨取样线的血流向量特征。第一排图像为正常成人，第二排图像为扩张型心肌病患者，扩张型心肌病患者左心室内流动明显紊乱

标对临床心血管疾病的早期诊断和心脏功能的精准评价具有潜在的、非常重要的指导意义（图19-21）。开胸比格犬在基础状态与左冠状动脉前降支结扎后的心肌缺血状态比较，二者的左心室流状结构存在显著差异（图19-22），同时流体的能量损耗也明显不同（图19-23）。初步定量分析显示比格犬在心肌缺血状态下心室舒张期左心室的能量损耗显著高于缺血前的基础状态（图19-24和图19-25）。与磁共振血流成像、粒子成像测速相比，VFM技术具有以下优点：具有适当的时间分辨率，可以应用于动态的活体心血管系统流体力学状态定量分析；具有高空间分辨率，能同时获取清晰的心血管壁的结构图像和血流图像；受外界干扰小，人体伤害少。因此，利用彩色多普勒血流信息进行心脏流体力学状态的可视化定量评价技术具有很好的发展基础。应用VFM技术能够对心脏结构异常、心力衰竭、心肌缺血和心脏电生理功能异常以及起搏状态导致的心腔内流场状态进行更为深入的定量描述和评价，有助于在心脏疾病早期的精确诊断和治疗。

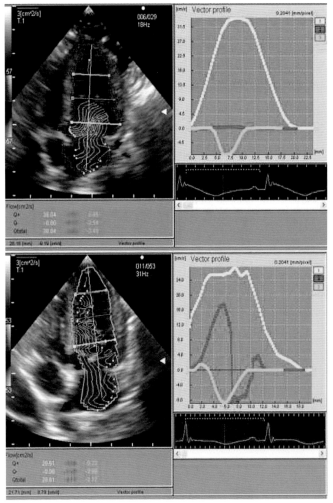

图19-18 应用血流向量图技术定量分析开胸比格犬在基础状态和冠状动脉左前降支结扎后的心肌缺血状态下左心室流场特征

在心尖四腔观上分别在左心室基底、乳头肌和心尖水平放置取样线以获取跨取样线的血流速度和流量。第一排图像为基础状态，第二排图像为缺血状态

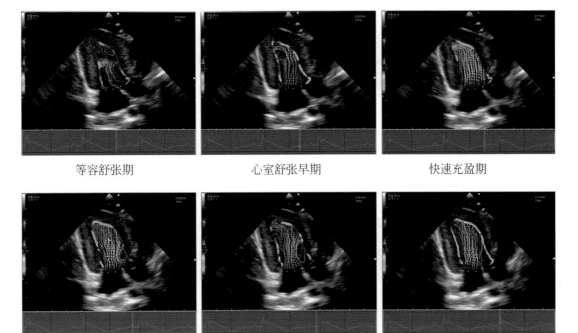

| 等容舒张期 | 心室舒张早期 | 快速充盈期 |

| 舒张中期 | 心房收缩早期 | 舒张晚期快速充盈阶段 |

图 19-19　应用血流向量图技术流线描述开胸比格犬在基础状态和冠状动脉左前降支结扎后的心肌缺血状态下左心室流场特征

在心尖三腔观上显示心室舒张的不同时相的左心室流线特征，同时显示心内膜面的切应力变化

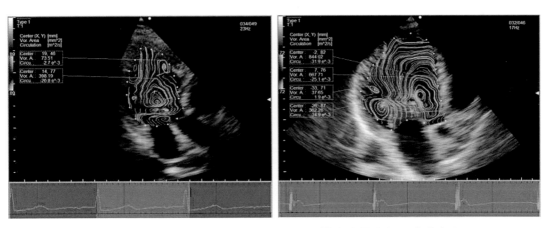

图 19-20　应用血流向量图技术涡流显示模式定量分析正常成人和同一年龄段的扩张型心肌病患者左心室流场内涡流特征

在心尖三腔观上显示心室舒张早期左心室的涡流数目、涡流面积和涡量等定量参数。
左图为正常成人，右图为扩张型心肌病患者

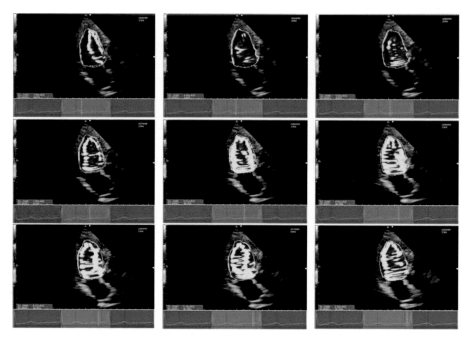

图19-21　应用血流向量图技术涡流显示模式定量分析正常成人心室舒张期不同阶段在心尖三腔观上左心室的能量损耗和心内膜面切应力变化

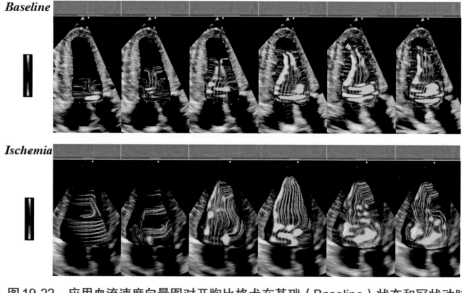

图19-22　应用血流速度向量图对开胸比格犬在基础（Baseline）状态和冠状动脉左前降支结扎后的心肌缺血（Ischemia）状态下左心室流状结构的评估

心尖三腔观的血流速度向量图显示在整个心室舒张期各个不同阶段左心室的能量损耗，图片彩色区域为流线与能量损耗模式的叠加显示

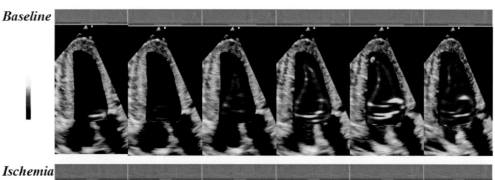

图 19-23　应用血流速度向量图对开胸比格犬在基础（Baseline）状态和冠状动脉
左前降支结扎后的心肌缺血（Ischemia）状态下左心室能量损耗的评估

心尖三腔观的血流速度向量图显示在整个心室舒张期各个不同阶段左心室的能量损耗，
缺血状态下能量损耗明显增大

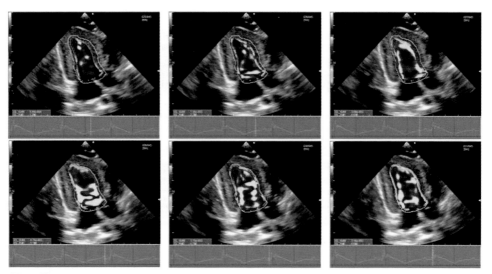

图 19-24　开胸比格犬在基础（Baseline）状态下：心尖三腔观的血流速度向量图
显示在整个心室舒张期各个不同阶段左心室的能量损耗和心内膜面切应力变化

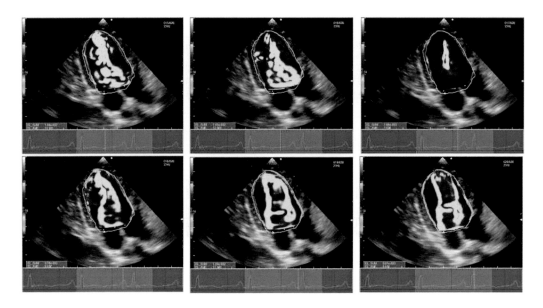

Acute Ischemia

图19-25　开胸比格犬在冠状动脉左前降支结扎后的急性心肌缺血（Acute Ischemia）
状态下：心尖三腔观的血流速度向量图显示在整个心室舒张期各个不同
阶段左心室的能量损耗和心内膜面切应力变化

（陆景　尹立雪）

参考文献

[1]　龙滨, 尹立雪. 速度向量成像技术临床研究进展. 中华医学超声杂志（电子版）, 2011, 08(10): 2228-2235.

[2]　岳文胜, 尹立雪, 王志刚, 等. 速度向量成像评价颈动脉粥样硬化斑块稳定性. 中华超声影像学杂志, 2007, 16(7): 558-563.

[3]　陆景, 尹立雪, 王志刚, 等. 健康比格犬左心室壁生物力学特征的超声速度向量成像研究. 中华医学超声杂志（电子版）, 2009, 6(5): 809-818.

[4]　白艳, 尹立雪, 王志刚, 等. 速度向量成像评价犬急性心肌缺血左心室心内膜下心肌应变与位移. 中华超声影像学杂志, 2008, 17(9): 799-804.

[5]　孟庆国, 尹立雪, 丁戈琦, 等. 超声血流速度向量技术评价心脏房室顺序起搏患者舒张期左心室腔内能量损耗. 中华超声影像学杂志, 2016, 25(5): 374-379.

[6]　岳文胜, 尹立雪, 王志刚, 等. 颈动脉粥样硬化斑块上中下游短轴切面内膜位点的超声径向力学研究. 中国医学影像技术, 2008, 24(9): 1389-1393.

[7]　Lu J, Li W, Zhong Y, et al. Intuitive visualization and quantification of intraventricular convection in acute ischemic left ventricular failure during early diastole using color Doppler-based echocardiographic vector flow mapping. Int J Cardiovasc Imaging, 2012, 28(5): 1035-1047.

[8]　Asami R, Tanaka T, Kawabata K I, et al. Accuracy and limitations of vector flow mapping: left ventricular phantom validation using stereo particle image velocimetory. J Echocardiogr, 2017, 15(2): 57-66.

[9]　Wang Y, Ma R, Ding G, et al. Left Ventricular Energy Loss Assessed by Vector Flow Mapping in Patients with Prediabetes and Type 2 Diabetes Mellitus. Ultrasound Med Biol, 2016, 42(8): 1730-1740.

第二十章 空间时间相关技术成像原理与应用

第一节 空间时间相关技术成像的概述及成像原理

一、背景

胎儿先心病的超声诊断是目前产前工作的重点和难点。由于胎儿在母体子宫内频繁运动，体位不固定，胎儿心脏扫查无法在固定位置获取固定切面，这对超声医生的技术水平提出了更高的要求。当前，胎儿心脏超声检查规范提出了系列横断面扫查法，要求获取胎儿标准的四腔心切面、左右心室流出道切面、三血管切面及三血管-气管等标准诊断切面，同时，亦鼓励在横断面扫查的基础上扫查胎儿的矢状面，包括腔静脉长轴切面、主动脉弓切面及动脉导管弓切面。另有研究表明，胎儿降主动脉起始部冠状面扫查对诊断胎儿弓动脉畸形也有重要作用。获取上述标准切面对超声医生的经验和手法提出了较高要求，在临床实际工作中即使有经验的超声医生也很难获取所有的诊断切面。此外，超声检查要求实时诊断，如检查中漏掉某些关键信息则很难通过存储的二维图片信息进行后续分析、会诊，这些都是常规二维超声检查的局限性。此外，在常规检查中有些特殊切面很难获取，如二尖瓣及三尖瓣的短轴切面，这对诊断某些疾病造成很大困难。

三维超声的提出和应用是超声技术发展的重要里程碑。20世纪90年代第一张胎儿面部的三维图像见证了三维超声的诞生。最初人们仅仅将三维超声用作展示胎儿面部图像的一个有趣的工具，20年后，随着三维超声技术的发展，人们逐渐发现通过三维超声可有效地帮助超声医生诊断各种器官畸形与病变，三维超声在临床上的应用也越来越多。在产科超声领域，三维超声也经历了井喷式的发展，可有效地帮助超声医生诊断胎儿各个器官的畸形，三维超声在胎儿心脏检查中的应用是对传统二维超声的有效补充，可帮助超声医生进行检查并作出正确诊断。本章将着重介绍三维超声技术在胎儿心脏超声检查中的应用。

二、空间时间相关成像技术的原理

当前，应用于胎儿心脏超声检查的三维技术为空间时间影像关联技术（spatio-temporal image correlation，STIC），它在本质上是一种三维重建技术。众所周知，心脏是一个不停跳动的器官，三维超声检查心脏最关键的一点是准确定义心动周期。在成人心脏三维超声检查中，可利用心电图的触发做门控准确定义心动周期，但胎儿期我们无法获取心电图作为三维采集的门控。STIC成像技术的提出使得采集胎儿心脏的三维数据成为可能。通过探头在一个短暂的时间范围内（一般不超过15s）进行自动扫描并获取多幅图像信息，仪器对所获取的信息进行自动处理，根据心脏搏动的组织同步偏移可计算心率，利用收缩期峰值来确定每个心动周期。所采集的所有图像构成了一个包含丰富信息的容积数据，仪器算法根据心动周期内的时相对这些图像进行排列，最终形成了一个单一心动周期内搏动心脏的循环回放。

第二节　STIC技术采集容积数据的方法及初始采集切面

一、探头类型

当前应用于胎儿心脏三维超声检查的探头主要有两种。第一种为传统机械三维探头，由晶体和机械式马达构成。采集三维数据时马达旋转探头内的晶体，可获取一系列二维切面，所有切面叠加后则形成了一个心脏的容积数据。此类型的探头价格较便宜，技术成熟，缺点是扫查一次获取容积数据的时间较长，一般为7.5～15s，若在此期间孕妇呼吸或胎儿在宫内运动则易导致运动伪差，影响后续数据重建。近年来新推出的电子矩阵探头，其内由多排矩形晶体阵列构成代替了原有的机械式马达。在进行三维扫查时，其内的阵列单元被依次激活并获取系列二维图像以叠加为一个完整的心脏容积数据。利用该技术行三维扫查的时间大大缩短，为3～5s。

二、采集初始面的选择

一般来说，采集胎儿心脏的容积数据时采集范围应包含心脏及大血管。以心脏为中心，可以在心脏的横断面（轴位）上采集，亦可在矢状面或冠状面上进行采集。采集初始面的选择与操作者最终想要展示的解剖信息有关。比如说，以心脏轴位为初始面进行采集，采集过程中探头声束将从胎儿上腹部沿横断面斜行向上扫查，如果初始面为四腔心切面或五腔心切面，则探头扫查的范围实际可包含有上腹部切面、四腔心切面、左右心室流出道切面直至三血管-气管切面。因此，轴位初始面采集的容积数据后续处理后可较好地展示上述横断面。如果扫查初始面为胎儿矢状面（如主动脉弓切面），则扫查过程将获取一系列矢状切面并叠加为容积数据；如扫查初始面为胎儿冠状面（如降主动脉起始部冠状面），则扫查过程将获取一系列冠状切面并叠加为容积数据。无疑，后两者采集的容积数据可更好地展示与心脏相连的大血管的空间走行及解剖结构，如主动脉弓、动脉导管、肺动脉、上下腔静脉、肺静脉及静脉导管等。

三、采集前仪器的调节和设置

在采集胎儿心脏容积数据之前应对机器图像相关参数进行调整，以获取清晰的采集切面，在某种程度上来说，采集初始面的二维图像质量对最终获取的容积数据的质量有着重要的影响。通常将感兴趣的结构放置在屏幕中心，深度不宜过大，并将聚焦点调至感兴趣区处。在仪器允许的范围之内尽量提高帧频，并提高图像的线密度。如采集之前需要开启彩色多普勒等功能，则需进一步调节血流参数设置，如恰当的彩色量程、彩色增益、彩色优先等，提高优化彩色分辨率。

开启STIC采集功能后，应对容积数据采集取样框的位置及大小进行调节。将感兴趣结构置于取样框中，并适当增加取样框的大小，以免采集完成后重要解剖结构不能包含在所获取的容积数据当中。在采集之前应设置容积数据的采集角度及采集时间。采集角度是指探头在采集切面基础上向两侧摆动采集的夹角大小，采集角度越大，所获取的容积数据里包含的解剖信息越多，一般来说，采集角度可从20°～45°。容积数据的采集时间也可通过仪器面板进行设置，时长范围为7.5～15s（7.5s、10s、12.5s及15s四个选项可选）。在相同采集角度的情况下，采集时间越长，容积数据里所包含的信息越多，容积数据的质量越高。

第三节　容积数据的三维重建

一、多平面显像模式及容积数据内的定位

胎儿心脏容积数据采集完毕之后，仪器自动进行三维重建，在屏幕上生成A、B、C三幅图像，我们把它们定义为A、B、C三个平面，它们之间为相互正交的关系。其中，A平面图像为采集的初始面。如采集心脏容积数据时在轴位上采集，则A平面为横断面，B平面为矢状面，C平面为冠状面（图20-1）。

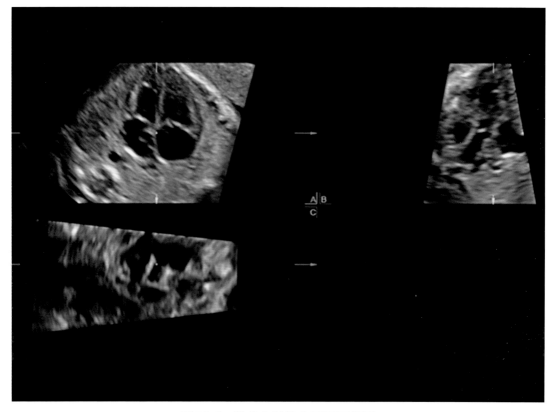

图20-1 胎儿心脏的多平面显像图

容积数据采集完毕以后自动重建并以多平面成像模式显示，A、B、C三格内的图像分别为
横断面、矢状面及冠状面。三个平面内均存在参考点结构（箭头所示）并且相互关联

在三个正交平面中均存在一个"参考点"，操作者在"激活"平面内移动参考点的位置时，另外两个平面中参考点的位置也会发生移动，同时另外两个平面中的图像也发生了变化。这种利用三个正交平面中参考点相互关联的功能其实是多平面成像中的一种定位与导航的功能。超声医生可利用此功能在感兴趣切面内找到对应的解剖结构。举个简单的例子，如图20-2中，在A平面（横断面，四腔心切面）中左心房后方的解剖结构是降主动脉，将参考点置于其上，那么在B平面（矢状面）和C平面（冠状面）中我们可以根据参考点的位置轻松找到降主动脉的位置。

多平面显像模式还有一个重要功能就是操作者可以在每一个平面内分别旋转该平面的相交轴（x轴、y轴及z轴）来实现对感兴趣切面的旋转，从不同角度观察感兴趣的解剖结构。多平面显像模式的另一个重要功能就是通过移动容积数据内的切片位置（前后平移）实现显示不同切片位置的图像（图20-3）。如果将前后平移时所获得的平行切面全部展示出来，则为超声断层显像，后续会详细讲到。

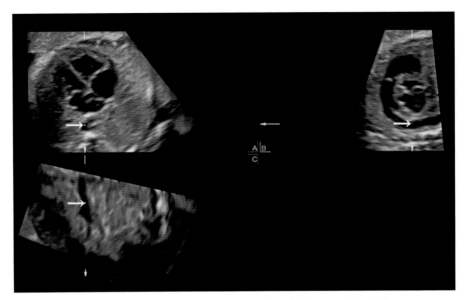

图20-2　多平面显像模式通过"参考点"定位降主动脉

将A平面内参考点的位置挪移至左房后方的降主动脉内，此时B平面和C平面内的图像
也发生变化，并且可以看到B平面和C平面内参考点的位置均在降主动脉内

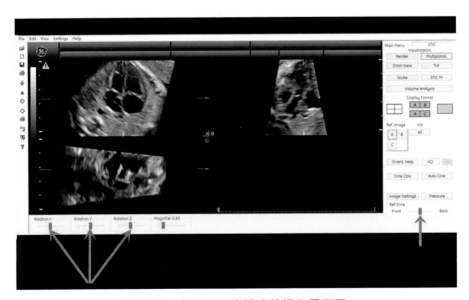

图20-3　多平面显像模式的操作界面图

容积数据采集完毕后自动重建并以多平面显像模式显示，在软件操作界面，选择A平面为参考面，点击
"Rotation（旋转）X"或"Rotation（旋转）Y"或"Rotation（旋转）Z"（橙色箭头所示），可以分别在
A平面上在x轴、y轴及z轴上旋转图像，同时相应B平面和C平面的图像也发生变化。如点击"Ref Slice
（前后平移参考面）"（绿色箭头所示），可发现相应A、B、C切面显示的图像会连续发生变化

二、超声断层显像模式

超声组织断层显像（tomographic ultrasound imaging，TUI）模式是胎儿心脏三维重建中的另一个常见的模式。简单说来，该种显像模式是将容积数据沿着一个方向（可以是横断面、矢状面或冠状面）进行连续平行切割，然后将所获取的这些"切片"信息展示到一幅图像当中。这样的在横断面、矢状面及冠状面上的连续平行的切面与传统的CT或MRI诊断中所获取的断层切面极为相似。

我们以图20-4为例讲述一下TUI的操作及其展示的解剖信息。容积数据采集完后自动以多平面模式显示出来。此时，激活TUI之后，默认情况以A平面（横断面）为参考面，这时会显示出一系列连续的横断面，仪器默认会以"九宫图"的形式显示出来。位于左上角的那幅为总览图，其上显示数条平行切割线的位置以及每两层之间的间距。切割线的数量及层间距均可调节。其余8幅图像依次标号为–3、–2、–1、*、1、2、3、4。其中*表示初始参考面。此外，参考面也可根据操作者的需求选择矢状面（B平面）或冠状面（C平面），可分别获得矢状面上或冠状面上的连续断层切面。当然，操作者也可选择参考平面后适当旋转相交轴后再行TUI操作。

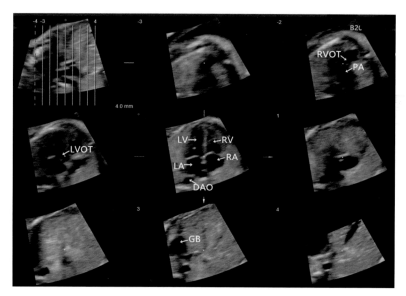

图20-4 TUI操作及其展示的解剖信息

选中A平面为参考面，激活TUI后，软件自动对容积数据在轴位上进行连续断层切割并逐层显示出来。
左上角第一幅图像为定位图，显示切割线的位置及层间距。–3、–2、–1、*、1、2、3、4为从上向下
逐层显示的横断面图像。其中–2层、–1层、*层及3层分别清晰显示了右心室流出道切面、
左心室流出道切面、四腔心切面及胃泡切面。DAO—降主动脉；GB—胃泡；LA—左心房；
LV—左心室；LVOT—左心室流出道；PA—肺动脉；RA—右心房；
RV—右心室；RVOT—右心室流出道

三、渲染成像模式

1.表面渲染成像

在多平面成像模式下，选择"Render"模式后则可启动容积渲染成像并进行三维重建。在A、B、C三个平面之外，会在屏幕右下角的3D平面内出现一个矩形框，重建的渲染图像将出现在该矩形框之内。我们以图20-5为例说明一下具体的后处理操作步骤。

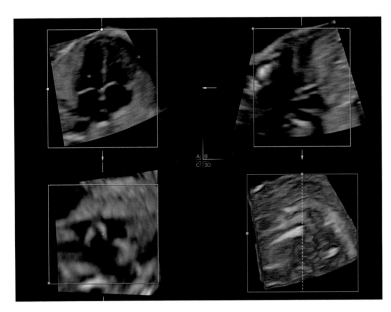

图 20-5 表面渲染成像

容积数据采集完毕自动重建并以多平面模式显示出来。点击"表面渲染成像"后，在第4格内显示重建的三维立体图像。在每格内的图像均由渲染框所包绕，A、B、C三格内的渲染框之内的区域参与容积数据的三维重建。四格中渲染框边线上的菱形和方块标志为定位标志，渲染框边线中的绿线表示感兴趣区的观察方向

开启Render模式后，A、B、C三格之外出现3D格，同时每个格中的图像均由方框包绕，此方框我们称之为渲染框。A、B、C三格图像中渲染框内的部分为感兴趣区，参与3D格的三维重建。同时，A、B、C三格中的渲染框会出现一条绿线。绿线的位置代表视角的观察方向。此外，A、B、C三格的渲染框边线中有两个定位标志：方形和菱形标志。这两个标志在3D格边框上同时存在，可使操作者在三维重建图像中明确位置信息。通过调整A、B、C三格中图像的位置，旋转角度，调整观察感兴趣区的视角，调整感兴趣区的大小（长度、宽度及厚度），操作者可获得满意的三维渲染图像，并呈现在3D格内。

2.反转模式

反转成像是一种将无回声结构显示为高回声图像的渲染重建，经此处理后，无回声的心腔、大血管、胃泡和膀胱在三维图像上显示为高回声，而正常灰阶图像中的有回声结构则变成无回声。由于这种技术不采用彩色或能量多普勒技术，与帧频无关，从而避免了声束角度、多普勒信号的强度、时间分辨力等对重建图像的影响。在胎儿心脏的应用中，我

们可以使心室壁、血管壁显示为无回声，而心腔及大血管显示为高回声，这样的显像方法其实是突显了心内及大血管的空间关系。重建的三维图像可以有一定深度感，便于超声医生理解病变的解剖情况（图20-6）。

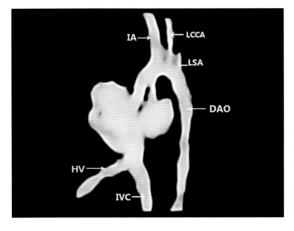

图20-6　采用反转模式显示与心脏相连的大血管的影像

该显像方法仅能显示大血管的空间位置关系，不能显示血流方向和速度信息。DAO—降主动脉；HV—肝静脉；IA—无名动脉；IVC—下腔静脉；LCCA—左颈总动脉；LSA—左锁骨下动脉

在采集容积数据前应对仪器进行恰当设置，如增加二维灰阶的对比度以使图像具有更好的边界分辨能力。三维数据自动重建后，以多平面模式显示出来，选择"反转模式"成像，在3D格内出现反转的三维立体图像。此时需要进一步调整后处理参数：调节感兴趣区的大小和位置；调高阈值水平（≥70）直至反转结构成功显示；采用梯度亮度显示法。

四、三维血流渲染成像

上述提到了反转模式可显示胎儿心脏的心内及大血管的空间位置关系，但是这种方法并不能真实显示血液流动的信息。如果在采集容积数据时加入了血流信息则三维重建后的立体图像可以很好地展示心脏大血管的血流信息。采集前可以开启彩色多普勒（CDFI）、高分辨血流显像（HD-flow）或二维灰阶显像（B-flow），所获取的容积数据在三维重建后显示的图像各有特色。

1. B-flow技术

B-flow技术其实在20世纪90年代已应用于临床。它是一种采用数字化编码、以灰阶模式直接显示血流回声的超声技术，通过将红细胞的反射信号转换为灰阶信息，并和其他血管壁等信息同时显示出来。仪器算法自动优先并增强显示血流信息，同时抑制其他信息。不同于彩色多普勒技术，B-flow技术显示血流不依赖于多普勒频移，不受声束角度影响，但同时也不能显示血流方向、速度等信息。优点是显示血流敏感、帧频高、分辨率高。采集胎心容积数据时开启B-flow功能，三维重建的立体图像对显示大血管效果极佳（图20-7）。

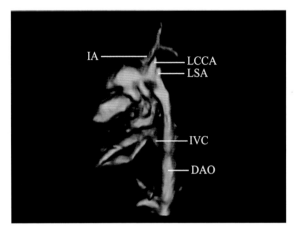

图20-7　STIC结合B-flow模式三维重建后显示正常胎儿大血管

该显像方式能很好地显示大血管的空间走行及相互之间的位置关系，但不能显示血流方向。DAO—降主动脉；IA—无名动脉；IVC—下腔静脉；LCCA—左颈总动脉；LSA—左锁骨下动脉

具体操作时，采集容积数据之前预先调整二维图像及B-flow的相关参数。一般来说，将灵敏度调至"高"，余晖调至"中"。若想显示细小静脉结构，则应适当降低灵敏度，并适当提高余晖。容积数据采集过程同"表面渲染成像"，采集完毕自动以多平面显像模式显示出来，点击表面渲染模式重建，并选择梯度亮度显示提高重建三维图像质量。在A、B、C三个平面内适当旋转交叉轴、调整感兴趣区取样框位置大小，调整观察视角以在3D格内显示感兴趣的心脏解剖结构。

2.彩色多普勒及高分辨血流成像

如果在采集胎儿心脏容积数据之前开启CDFI或HDFI，则所获取的容积数据包含有带有方向的血流信息。一般来说，采集时加入CDFI可用于显示流出道与大血管的连接关系，亦可显示大动脉的空间关系。HDFI是近年来提出的一项新技术，其在本质上是一种高分辨双向能量多普勒，具有敏感度高的优点，可用于显示微小血管，对于肺静脉等结构的显示效果明显优于CDFI。

在采集容积数据之前，应先优化二维灰阶及彩色血流参数，帧频及彩色余晖均应设置在较高水平。如重点显示大动脉，建议将彩色量程设置在30～40cm/s；如重点显示静脉血管，则彩色量程设置在15～20cm/s较为恰当。无论显示动脉还是静脉，若彩色量程设置过高均可导致丢失彩色信息，致使重建后的部分血管中断或不能显示。容积数据采集完毕之后，会自动以多平面显像的模式显示出来。点击"表面渲染成像"之后，在3D格内会显示重建的三维立体图像。在A、B、C三格内旋转交叉轴，调整渲染框的位置及大小，以及调整观察感兴趣区的视角，直至在3D格内的三维重建立体图像能展示操作者感兴趣的解剖结构。此外，还有两种显示模式可选，其一是单独显示血流信息的彩色容积成像（图20-8），另一种是同时显示灰度容积成像与彩色容积成像，我们将其称为玻璃体模式显像（图20-9）。通过三维重建所获取的立体图像可清晰展示心脏大血管的空间走行和相互之间的位置关系，图像具有深度层次感，且能展示血流方向信息，对超声医生理解解剖结构并对病变做出诊断具有重要的作用。

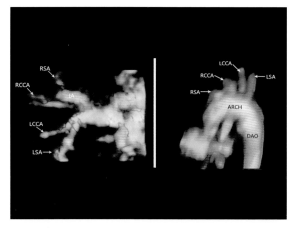

图20-8　STIC联合HDFI成像技术三维重建后获取的正常胎儿主动脉弓及其分支的彩色容积成像

大血管的空间走行及相互之间的位置关系清晰显示，同时血流的方向也可显示出来。ARCH—主动脉弓；DAO—降主动脉；IA—无名动脉；LCCA—左颈总动脉；LSA—左锁骨下动脉；RCCA—右颈总动脉；RSA—右锁骨下动脉

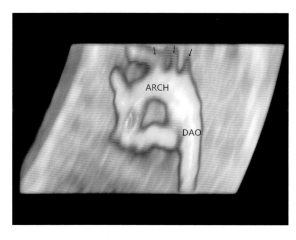

图20-9　STIC联合HDFI成像技术三维重建后利用玻璃体模式显示主动脉弓及其分支（箭头所示）

ARCH—主动脉弓；DAO—降主动脉

第四节　空间时间相关成像技术的临床应用

　　目前，胎儿心脏的三维超声主要基于空间时间相关成像（STIC）技术来获取胎儿心脏的容积数据并通过适当的后处理来获得操作者所需要的信息。容积数据的采集切面不同、采集方法不同及容积数据的不同的后处理方法、不同的显像模式，可使操作者获取不同的诊断信息。当前，STIC技术在胎儿心脏超声检查中已获得了较多的临床应用，国内外已有关于STIC技术辅助诊断胎儿先心病的较多报道。在本节，我们将介绍STIC技术在胎儿心脏超声领域内的主要临床应用。

一、获取胎儿心脏的标准切面

如果在轴位上采集胎儿心脏的容积数据，则该容积数据中包含了胎儿从上腹部直至上纵隔的所有解剖信息。从理论上说，我们可以从中解析出胃泡切面、四腔心切面、左心室流出道切面、右心室流出道切面及三血管 - 气管切面。图20-10是以胎儿五腔心切面为参考面采集的一个容积数据，采集完毕后以多平面模式自动展示出来。A格、B格、C格内分别为横断面、矢状面及冠状面。我们以A格图像为参考面，在其内前后平移切片的位置，可浏览到上述所有横断面。当然，我们也可以使用TUI功能将这些横断面连续的展示出来。图20-11是采集容积数据时加入了彩色多普勒信息，这样TUI展示的横断面中就可以观察各个标准切面的血流情况，如可以在四腔心切面上观察到有无三尖瓣反流，在左心室流出道切面上观察有无室间隔缺损的存在。

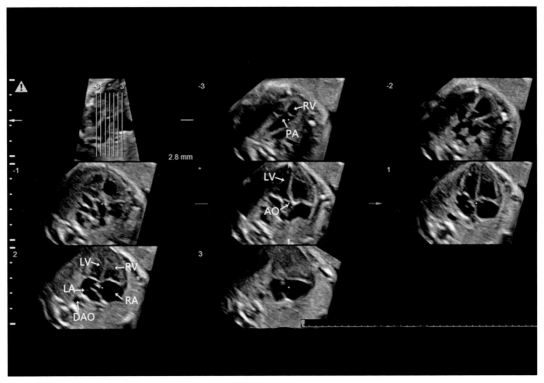

图20-10　TUI显示正常胎儿心脏系列横断面

在该组图像中依次显示出了右心室流出道切面（–3层）、左心室流出道切面（＊层）

及四腔心切面（2层）。AO—主动脉；DAO—降主动脉；LA—左心房；

LV—左心室；PA—肺动脉；RA—右心房；RV—右心室

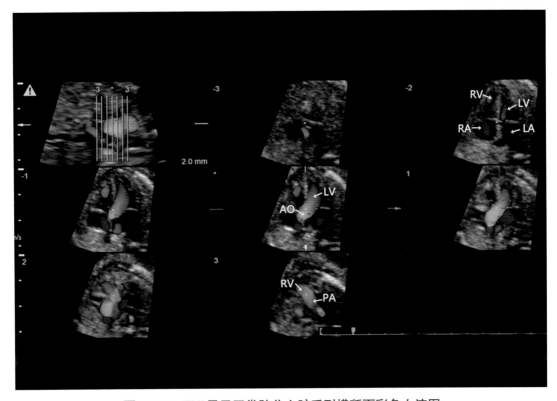

图20-11 TUI显示正常胎儿心脏系列横断面彩色血流图

在该组图像中依次显示出了四腔心切面（-2层）、左心室流出道切面（*层）及
右心室流出道切面（3层）。AO—主动脉；LA—左心房；LV—左心室；
PA—肺动脉；RA—右心房；RV—右心室

二、容积数据内的定位与导航功能的临床应用

采集胎儿心脏的容积数据后，仪器自动进行三维重建并以正交多平面显像模式显示。在A、B、C三个正交平面中的参考点结构是重要的定位标记，它在三个平面中均存在并且相互关联。临床中可以应用此功能进行容积数据的导航，并对某些疾病的诊断起到一定的帮助作用，如应用于圆锥动脉干畸形的诊断。图20-12是一例法洛四联症胎儿的心脏容积数据，A、B、C三格内分别为横断面、矢状面及冠状面。以A平面为参考面，前后平移切片位置使A格内图像显示标准四腔心切面，旋转交叉轴使四腔心切面心尖向上。将参考点的位置置于十字交叉处。将A平面中参考点移至流出道部，此时在B平面中可显示一条大动脉，继而在B平面内移动参考点至瓣膜的位置并继续沿大动脉走行方向移动参考点，此时我们在A平面中可以证实该大动脉为主动脉，其从左、右心室发出，并可观察到室间隔缺损的存在。继续在B平面内沿主动脉方向移动参考点，我们可以在A平面内观察到肺

动脉从右心室发出，肺动脉内径狭窄，肺动脉瓣膜增厚。通过在容积数据内移动参考点，我们可以诊断该胎儿患有法洛四联症。

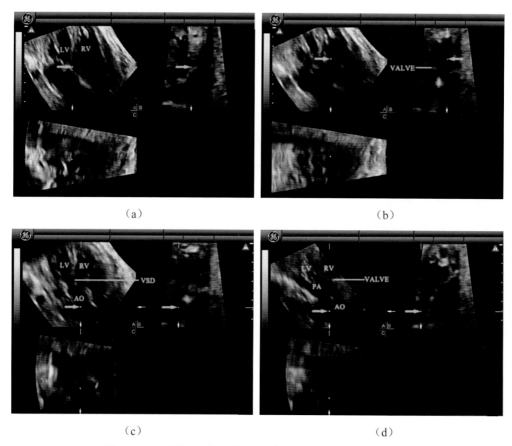

（a）　　　　　　　　　　　　　　　　（b）

（c）　　　　　　　　　　　　　　　　（d）

图20-12　法洛四联症胎儿心脏容积数据多平面显像图

将A平面调整至标准四腔心切面，并将参考点（箭头所示）置于心脏十字交叉部［（a）］。在A平面内移动参考点位置至心室流出道部直至B平面内显示一条大动脉从心室发出，动脉瓣清晰可见［（b）］。在B平面内移动参考点至瓣膜处并继续沿大动脉移动，此时在A平面内可见一条大动脉从左、右心室发出，室间隔上部同时可见较大缺损［（c）］。在B平面内继续沿大动脉移动参考点，在A平面内可观察到从右心室发出肺动脉，内径狭窄，并可见肺动脉分叉［（d）］。AO—主动脉；LV—左心室；PA—肺动脉；RV—右心室；VALVE—瓣膜；VSD—室间隔缺损

三、表面渲染成像可诊断胎儿心脏瓣膜畸形

在轴位上采集胎儿心脏的容积数据，仪器自动进行重建并以多平面模式显示。此时进行表面渲染成像，可在3D格内得到感兴趣结构的三维立体图像。最为经典的应用为显示

胎儿心脏的瓣膜结构。调整渲染框的位置、大小及视角方向，可清晰显示胎儿心脏二尖瓣、三尖瓣、主动脉瓣及肺动脉瓣的解剖结构。图20-13清晰显示了胎儿二尖瓣及三尖瓣的三维立体图像。图20-14是一例胎儿完全房室间隔缺损的三维重建图像，可清晰显示一个房室环，房室瓣为共同房室瓣。图20-15显示了胎儿主动脉瓣二叶式畸形合并狭窄的三维立体结构。

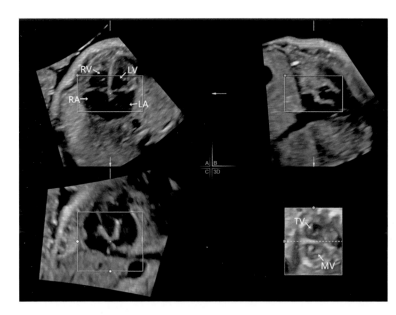

图20-13 正常胎儿心脏瓣膜的表面渲染成像图

正常胎儿心脏容积数据采集完毕后以多平面显像模式显示，采用表面渲染成像模式后，调整渲染框的位置及大小及感兴趣区的视角（观察方向由心尖部朝向房室环），于3D格内显示二尖瓣及三尖瓣的三维立体图像。可清晰地显示两个瓣环，二尖瓣及三尖瓣的瓣叶结构。LA—左心房；LV—左心室；MV—二尖瓣；RA—右心房；RV—右心室；TV—三尖瓣

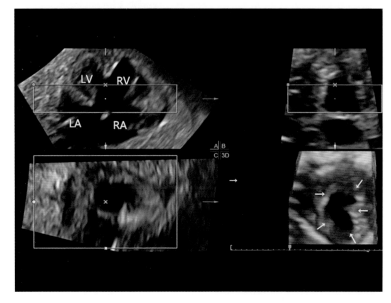

图20-14 完全房室间隔缺损的表面渲染成像图

完全房室间隔缺损胎儿心脏容积数据采集完毕后以多平面显像模式显示，采用表面渲染成像模式后，调整渲染框的位置及大小及感兴趣区的视角（观察方向由心尖部朝向房室环），于3D格内显示房室瓣的三维立体图像，可清晰地观察到仅有一个房室环、一组房室瓣，房室瓣由5个瓣叶（箭头所示）构成。LA—左心房；LV—左心室；RA—右心房；RV—右心室

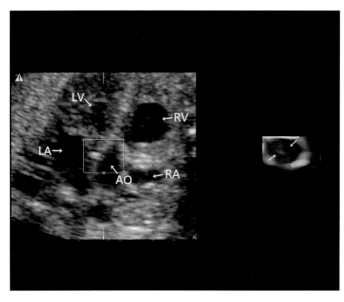

图20-15　主动脉瓣狭窄的表面渲染成像图

胎儿心脏容积数据采集完毕后以多平面显像模式显示,采用表面渲染成像模式后,调整渲染框的位置及大小及感兴趣区的视角,于3D格内显示主动脉瓣的三维立体图像,可清晰地观察到主动脉瓣开放呈"鱼口"状,为二叶式结构(箭头所示),瓣口面积狭小。AO—主动脉;LA—左心房;LV—左心室;RA—右心房;RV—右心室

四、反转模式显像显示胎儿大血管畸形

利用反转成像模式,心室壁等原高回声结构显示为无回声,而原为无回声的心腔大血管内的血液则显示为高回声,可较好地显示大血管的三维结构。图20-16利用反转模式显示了胎儿完全大动脉转位的三维立体结构,可清晰地显示主动脉与肺动脉的平行发出关系。图20-17则显示了主动脉与肺动脉均从右心室发出,结合二维图像可诊断胎儿右心室双出口,反转模式可显示主动脉与肺动脉的发出及空间位置关系。

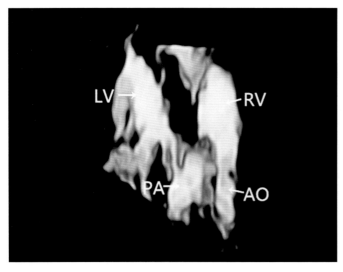

图20-16　完全大动脉转位的反转模式显像图

完全型大动脉转位胎儿心脏容积数据重建后,以反转模式显示主动脉与肺动脉的空间位置关系,可见两条大动脉平行发出。AO—主动脉;LV—左心室;PA—肺动脉;RV—右心室

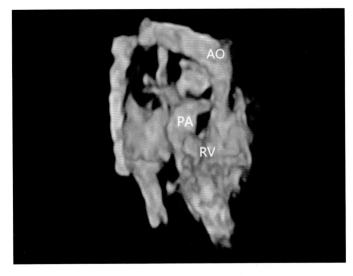

图20-17　右心室双出口的反转模式显像图

右心室双出口胎儿心脏容积数据重建后，以反转模式显示主动脉与肺动脉的空间位置关系，可见两条大动脉并行从右心室发出。AO—主动脉；PA—肺动脉；RV—右心室

五、利用彩色血流及高分辨血流成像模式显示胎儿大血管畸形

采集胎儿心脏容积数据时预先开启彩色多普勒（CDFI）或高分辨血流成像（HDFI），则所获取的容积数据带有血流信息，可清晰地显示胎儿大血管的空间走行和相互位置关系。图20-18及图20-19分别为STIC结合CDFI及HDFI技术显示胎儿完全型大动脉转位，可清晰显示主动脉与肺动脉平行发出。图20-20为一例胎儿右位主动脉弓合并左锁骨下动脉迷走的STIC-HDFI容积数据三维重建立体图像，可清晰显示主动脉弓及其分支的空间走行。

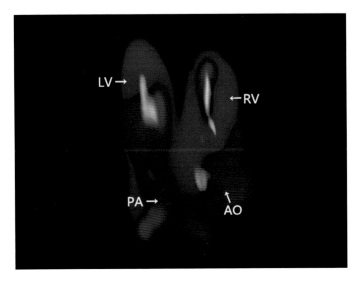

图20-18　胎儿完全型大动脉转位STIC-CDFI成像图

三维重建后显示主动脉和肺动脉分别从右心室及左心室发出，两条大血管平行发出。AO—主动脉；LV—左心室；PA—肺动脉；RV—右心室

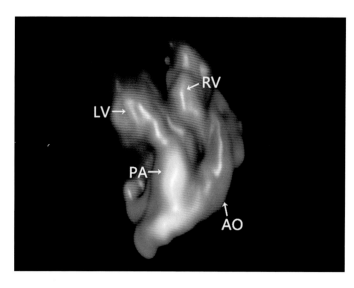

图20-19 胎儿完全型大动脉转位STIC-HDFI成像图

三维重建后显示主动脉和肺动脉分别从右心室及左心室发出，两条大血管平行发出。AO—主动脉；LV—左心室；PA—肺动脉；RV—右心室

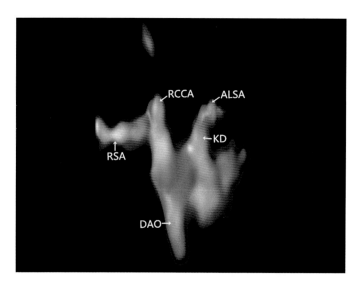

图20-20 胎儿右位主动脉弓合并左锁骨下动脉迷走的STIC-HDFI成像图

胎儿右位主动脉弓STIC-HDFI容积数据重建后显示主动脉及其分支的三维立体图像，清晰显示了左锁骨下动脉从Kommerell憩室发出。ALSA—左锁骨下动脉迷走；DAO—降主动脉；KD—kommerell憩室；RCCA—右颈总动脉；RSA—右锁骨下动脉

STIC结合HDFI对于显示静脉血流效果极佳，图20-21为一例胎儿心内型完全肺静脉异位引流的三维重建立体图像，可清晰显示肺静脉在心房后方汇合后汇入冠状静脉窦。图20-22为一例胎儿下腔静脉离断合并奇静脉延续的病例，同时该患儿还合并永存左上腔静脉。STIC-HDFI三维重建后清晰显示了相关静脉结构的走行和空间位置关系。

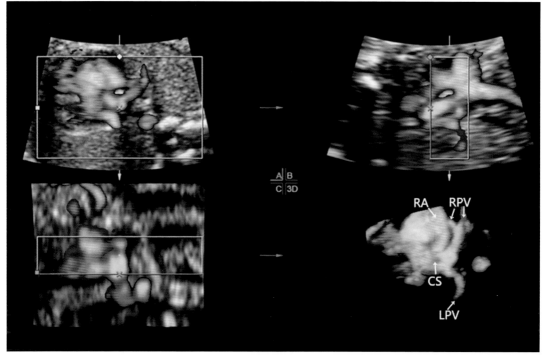

图20-21　胎儿心内型完全肺静脉异位引流的STIC-HDFI成像图

胎儿心内型完全肺静脉异位引流STIC-HDFI容积数据重建后的三维立体图像，清晰显示了左、右肺静脉在心房后方汇合后汇入冠状静脉窦。CS—冠状静脉窦；LPV—左肺静脉；RPV—右肺静脉；RA—右心房

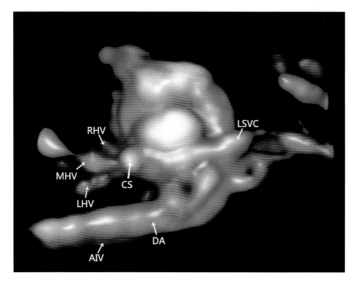

图20-22　胎儿下腔静脉离断合并奇静脉延续、永存左上腔静脉STIC-HDFI成像图

胎儿下腔静脉离断合并奇静脉延续、永存左上腔静脉STIC-HDFI容积数据重建后的三维立体图像，清晰显示了三条肝静脉直接汇入右心房，左上腔静脉汇入冠状静脉窦，与降主动脉平行另有一静脉血管为奇静脉。AIV—奇静脉；CS—冠状静脉窦；DA—降主动脉；LHV—肝左静脉；LSVC—左上腔静脉；MHV—肝中静脉；RHV—肝右静脉

六、利用B-flow模式显示胎儿大血管畸形

采集胎儿心脏容积数据时预先开启B-flow显像，则所获取的容积数据重建后可显示胎儿大血管的三维图像，由于B-flow技术不受多普勒频移的影响，显示血流的敏感度较高，对于显示低速血流效果良好，重建后的三维立体图像深度感较佳，但不能显示血流方向信息。图20-23为胎儿A型主动脉弓离断的STIC-B-flow容积数据重建后的三维立体图像，清晰显示了主动脉及其分支的走行及大血管的空间位置关系。

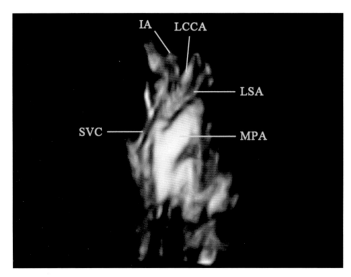

图20-23 胎儿A型主动脉弓离断的STIC-B-flow成像图

胎儿A型主动脉弓离断STIC-B-flow容积数据重建后的三维立体图像，清晰显示了主动脉发出后径直向上走行并发出三支头臂动脉，未见主动脉弓显示。主动脉与肺动脉的空间关系亦可清晰显示。IA—无名动脉；LCCA—左颈总动脉；LSA—左锁骨下动脉；MPA—主肺动脉；SVC—上腔静脉

总之，STIC技术的应用是胎儿心脏超声诊断领域的重大技术进展，使超声医生可以存储容积数据用以离线分析。由于容积数据中包含丰富的诊断信息，通过恰当的后处理分析可使超声医生获取胎儿心脏的标准诊断切面以及某些常规扫查所不能获取的切面。利用容积数据重建所获取的三维立体图像可更好地显示心脏大血管的空间位置关系，使超声医生更好地理解复杂畸形的解剖结构。同时，超声医生可利用三维图像更好地与心外科医生交流，方便多学科会诊。STIC技术的应用同时使远程会诊成为可能，基层医院的医生可以将获取的容积数据发送给上级医院的专家进行会诊，相信三维超声的应用可有效提高胎儿先心病的检出率和诊断准确率。

当然，STIC技术对超声医生的经验要求较高，容积数据的采集和后处理均有一定技巧。利用STIC技术获取胎儿心脏标准切面或诊断复杂先心病，国内外已有较多研究报道，但在国内基层医院的应用仍为空白，期望本章节的内容能引起广大产筛医生的兴趣，在将来能更广泛地将STIC技术应用于临床。随着技术的发展和革新，相信在未来容积探头的体积和重量能进一步减小，容积数据采集时间更快，三维后处理的软件更加智能化，以便

在日常临床工作中能更多地应用STIC技术。

（张颖）

参考文献

[1]　谢红宁. 三维超声在产前诊断中的应用. 北京: 人民卫生出版社, 2018.

[2]　Wang Y, Fan M, Amber S F, et al. Strategies for Accurate Diagnosis of Fetal Aortic Arch Anomalies: Benefits of Three-Dimensional Sonography with Spatiotemporal Image Correlation and a Novel Algorithm for Volume Analysis. Journal of the American Society of Echocardiography, 2018, 31(11): 1238-1251.

[3]　Sun X, Zhang Y, Fan M, et al. Role of four-dimensional echocardiography with high-definition flow imaging and spatiotemporal image correlation in detecting fetal pulmonary veins. Echocardiography, 2017, 34(6): 906-914.

[4]　Hu G Y, Zhang Y, Fan M, et al. Evaluation of fetal cardiac valve anomalies by four-dimensional echocardiography with spatiotemporal image correlation (4DSTIC). Echocardiography, 2016, 33(11): 1726-1734.

[5]　Zhang D Y, Zhang Y, Ren W D, et al. Prenatal Diagnosis of Fetal Interrupted Aortic Arch Type A by Two-Dimensional Echocardiography and Four-Dimensional Echocardiography with B-Flow Imaging and Spatiotemporal Image Correlation. Echocardiography, 2016, 33(1): 90-98.

[6]　Wang Y, Fan M, Amber S F, et al. Prenatal screening of fetal ventriculoarterial connections: benefits of 4D technique in fetal heart imaging. Cardiovascular Ultrasound, 2017, 15: 17.

[7]　Sun X, Lei W J, Wang Y, et al. Two- and four-dimensional echocardiography with high-definition flow imaging and spatiotemporal image correlation in the diagnosis of fetal isolated partial anomalous pulmonary venous connection. Echocardiography, 2018, 35(4): 566-570.